A Cura Pelo Yoga

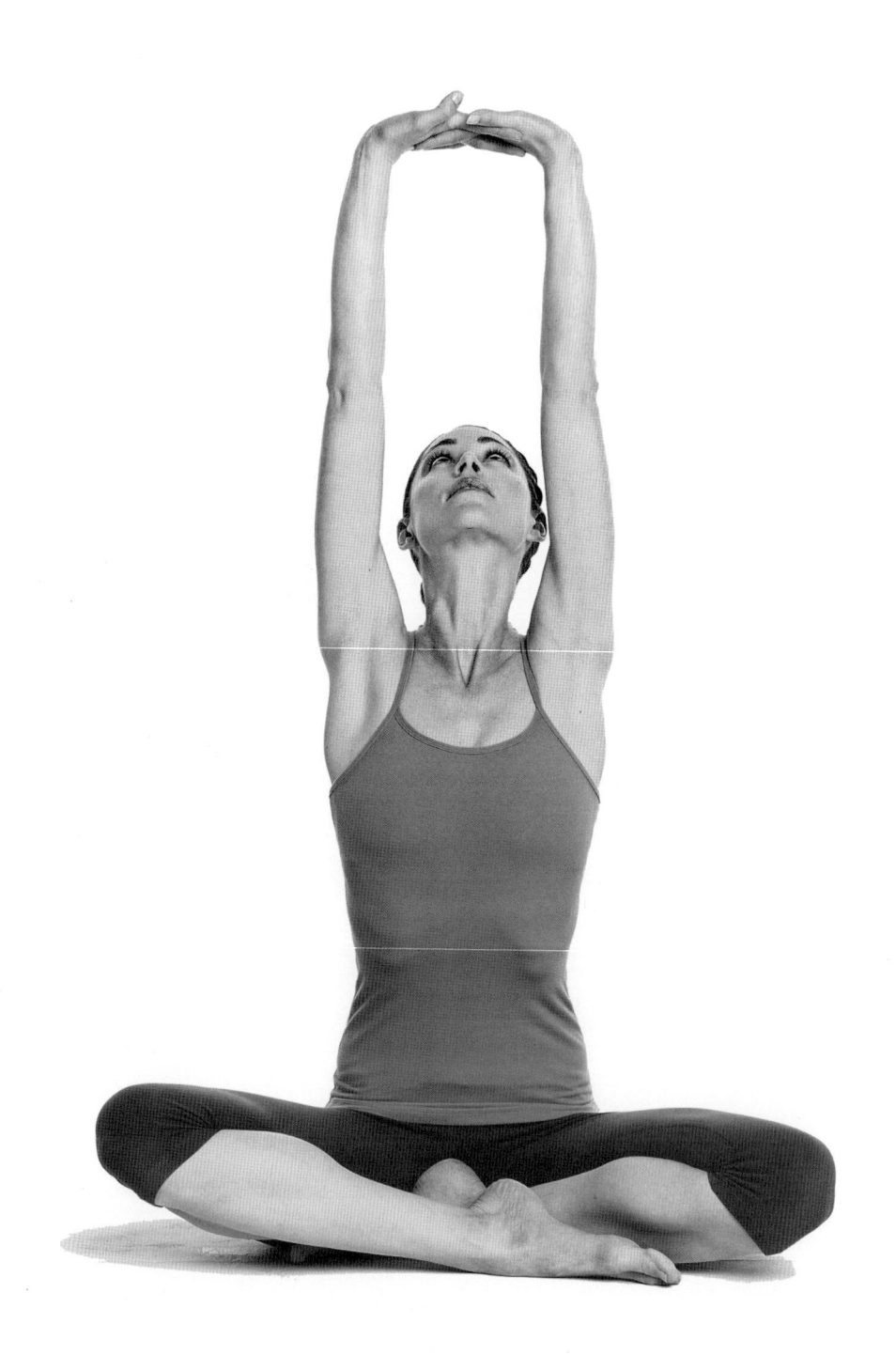

Tara Stiles

A Cura Pelo Yoga

Rotinas simples para superar
mais de 50 problemas
de saúde e viver livre da dor

Tradução:
JACQUELINE DAMÁSIO VALPASSOS

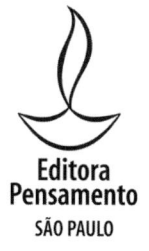

Editora Pensamento
SÃO PAULO

Título original: *Yoga Cures*.

Copyright © 2012 Tara Stiles.

Publicado mediante acordo com Three Rivers Press, um selo do The Crown Publishing Group, uma divisão da Random House, Inc.

Copyright da edição brasileira © 2014 Editora Pensamento-Cultrix Ltda.

Texto de acordo com as novas regras ortográficas da língua portuguesa.

1ª edição 2014.

4ª reimpressão 2021.

Design do livro: Lauren Dong
Fotos interiores e da capa: Justin Borucki
Design da capa: Jessie Sayward Bright

Todos os direitos reservados. Nenhuma parte deste livro pode ser reproduzida ou usada de qualquer forma ou por qualquer meio, eletrônico ou mecânico, inclusive fotocópias, gravações ou sistema de armazenamento em banco de dados, sem permissão por escrito, exceto nos casos de trechos curtos citados em resenhas críticas ou artigos de revista.

A Editora Pensamento não se responsabiliza por eventuais mudanças ocorridas nos endereços convencionais ou eletrônicos citados neste livro.

Editor: Adilson Silva Ramachandra
Editora de texto: Denise de C. Rocha Delela
Coordenação editorial: Roseli de S. Ferraz
Produção editorial: Indiara Faria Kayo
Editoração eletrônica: Fama Editora
Revisão: Nilza Agua e Vivian Miwa Matsushita

Dados Internacionais de Catalogação na Publicação (CIP)
(Câmara Brasileira do Livro, SP, Brasil)

Stiles, Tara

A cura pelo yoga : rotinas simples para superar mais de 50 problemas de saúde e viver sem dor / Tara Stiles ; tradução Jacqueline Damásio Valpassos. — 1. ed. — São Paulo : Pensamento, 2014.

Título original: Yoga cures.
ISBN 978-85-315-1887-4
1. Yoga – Aspectos da saúde 2. Yoga – Uso terapêutico I. Título.

14-09396 CDD-613.7046

Índices para catálogo sistemático:
1. Yoga : Promoção da saúde 613.7046

Direitos de tradução para o Brasil adquiridos com exclusividade pela
EDITORA PENSAMENTO-CULTRIX LTDA., que se reserva a
propriedade literária desta tradução.
Rua Dr. Mário Vicente, 368 – 04270-000 – São Paulo – SP
Fone: (11) 2066-9000
http://www.editorapensamento.com.br
E-mail: atendimento@editorapensamento.com.br
Foi feito o depósito legal.

Sumário

Prefácio de Deepak Chopra   7
Introdução   9

Parte 1: CAPRICHE NA POSE!   14
Capítulo 1 — O que é yoga?   16
Capítulo 2 — A conexão mente/corpo e a ciência por trás da cura pelo yoga   31
Capítulo 3 — Para começar, basta seguir sua intuição   41

Parte 2: LISTA COMPLETA DE CURAS   48

Acne   56
Alergias   58
Ansiedade   62
Ansiedade do viajante   65
Artrite   67
Baixa autoestima   69
Barriga saliente   71
Bolsas debaixo dos olhos e olheiras   74
Bumbum caído   76
Câimbras nos pés   79
Canelite   81
Celulite   82
Coração partido   85
Corpo de escritório   89
Coxas flácidas   91
Depressão   93
Desconforto da gravidez   95
Diabetes   98
Distúrbios da tireoide   99
Distúrbios estomacais   101
Dores de corrida   102
Dores e desconfortos   104

Enxaqueca   108
Estafa   109
Fibromialgia   111
Gripe   113
Insônia   115
Longas viagens de carro   117
Medo   119
Mente de escritório   122
"Mente de macaco" (mente inquieta)   124
Mente dispersa   126
Ombros curvados   128
Ondas de calor   130
Peitorais flácidos   132
Preguiça   134
Pressão alta   136
Procrastinação   139
Rabugice   141
Relaxe pra valer!   144
Resfriados   146
Ressaca   148
Rugas   151
Sedentarismo   153

Sobrepeso/obesidade   155
TDA/TDAH   161
Tensão   164
TPM e cólicas menstruais   166
Transtorno da compulsão alimentar periódica   167
Vertigem   170
Visão embaçada   172
Vontade de comer doces   174

Material extra: Crie em casa o seu próprio RETIRO DE YOGA   176
Retiro de limpeza e desintoxicação   178
Yoga da limpeza: Rotina da manhã   180
Yoga da limpeza: Rotina da noite   188
Retiro inspiracional   193
Yoga para inspiração: Rotina da manhã   196
Yoga para inspiração: Rotina da noite   204
Retiro de relaxamento, restauração e revitalização   208
Yoga para relaxamento: Rotina da noite   209
Yoga restaurador: Rotina da manhã   210
Yoga restaurador: Rotina da noite   212
Apenas mais algumas considerações antes de você fechar este livro   215
Compilação das posturas de yoga   216

Agradecimentos   239

Prefácio de Deepak Chopra

Trabalhar, criar uma família e lidar com uma economia incerta têm tornado o estresse uma parte "normal" da vida cotidiana da maioria das pessoas. Isso poderia explicar por que tantos americanos – cerca de 16 milhões, na última contagem – já começaram a fazer aulas de yoga ou a praticar yoga em casa. Para aqueles que procuram uma cura eficaz para a ansiedade ou problemas de saúde e um maior senso de conexão, o yoga proporciona benefícios reais e duradouros se praticado regularmente. Esse sistema antigo conecta a mente e o corpo por meio de uma série de posturas, exercícios de respiração e meditação. Ao alongar e tonificar os músculos, flexionar a coluna vertebral e focar a mente em seu interior, o yoga ajuda a reduzir o estresse. Isso pode causar um impacto benéfico na sua saúde geral, uma vez que o estresse desempenha um papel nada desprezível em muitas doenças. Estudos mostram, por exemplo, que o estresse crônico dobra o risco de um ataque cardíaco.

As pesquisas sobre os benefícios que a prática do yoga traz para a saúde ainda estão apenas no início. Entretanto, estudos piloto recentes apontam indícios promissores. Tem sido demonstrado que o yoga reduz a pressão arterial e a frequência cardíaca, o que pode ajudar a diminuir o risco de um indivíduo desenvolver uma doença cardíaca. Além disso, ele pode trazer outros benefícios para esse órgão vital: um estudo de 2006 constatou que o yoga ajudou a baixar os níveis de colesterol e a melhorar a circulação de pessoas com doença cardiovascular. Alguns hospitais têm incorporado o yoga em seus programas de reabilitação pós-cardíaca.

Embora a evidência do sucesso do yoga na redução da massa corporal seja controversa, um estudo revelou que o yoga de fato pode ajudar as pessoas a perderem peso, levando-as a um estilo de vida mais saudável. O estudo relatou que as pessoas que praticam yoga regularmente começaram a comer menos e mais lentamente, e a escolher alimentos mais saudáveis. Elas também mostraram menos sintomas de transtornos alimentares.

Muitas pessoas relatam que o yoga lhes dá uma sensação geral de bem-estar. As pesquisas mostram que isso pode ajudar também a aliviar tipos específicos de dor, incluindo enxaqueca, lombalgias, artrite e a dor durante o parto. Os pesquisadores não têm certeza de qual seja o mecanismo em ação, mas uma teoria é a de que as posturas de yoga atuem da mesma maneira que a massagem. As posturas de yoga enviam rapidamente o sinal de "pressão" para o cérebro através das fibras nervosas mielinizadas (revestidas), ao passo que o sinal para "dor" atinge o cérebro mais lentamente por meio das fibras nervosas menos mielinizadas. O sinal de "pressão" fecha os receptores para os estímulos da "dor". Outra teoria é a de que o yoga proporcione uma elevação nos níveis de serotonina, substância química antidor natural do corpo.

Ainda que mais pesquisas sejam necessárias nessas áreas, os praticantes de yoga também relatam que tiveram menos insônia e melhor saúde digestiva. As mulheres grávidas, em particular, parecem dormir mais comodamente quando fazem yoga. Elas também estão menos propensas a desenvolver pressão arterial elevada ou a ter partos prematuros.

Uma vez que o yoga, além do corpo, também envolve a mente, não é de surpreender que ele possa ajudar a reduzir a ansiedade e a depressão, especialmente em pessoas cuja ansiedade está relacionada com uma doença como o câncer. Um estudo piloto sugere que o yoga pode agir contra a depressão aumentando as ondas alfa no cérebro, que estão associadas com o relaxamento. Outra possibilidade é que o yoga reduza a quantidade de cortisol, um hormônio que o corpo libera em resposta ao estresse. Alguns cientistas acreditam que altos níveis crônicos de cortisol podem estar ligados à depressão, bem como à função imunológica prejudicada.

Se os potenciais benefícios à saúde que o yoga pode proporcionar não são suficientes para fazer você desejar experimentá-lo, considere isto: o yoga também pode deixar seu corpo tonificado e em forma, além de ajudá-lo a se movimentar com mais facilidade, especialmente à medida que envelhecer. Um estudo de 2007 sobre o Hatha Yoga mostrou que essa modalidade aumenta a força muscular, a flexibilidade e a resistência. Não é de surpreender que muitos atletas utilizem o yoga como treinamento complementar.

Embora o yoga não possa curar tudo o que o aflige — ou tornar seu chefe mais agradável — ele irá ajudá-lo a lidar melhor com o estresse e a encontrar mais facilmente um meio de se sentir de bem com a vida. E isso pode fazer uma grande diferença na sua saúde de um modo geral. Então, junte-se a nós, respire bem fundo e comece a trilhar o melhor caminho para a saúde e a felicidade.

Introdução

O yoga traz você de volta a si mesmo [...] que é onde todas as coisas boas estão.

Qualquer pessoa pode fazer yoga e colher todas as suas recompensas. Você não precisa ser capaz de dar um nó com o corpo ou passar um ano em silenciosa contemplação para usufruir de todos os incríveis benefícios da prática. Se você pode respirar, você pode fazer yoga. Simples assim. Se você acha que sabe o que é yoga, ou nunca tentou praticá-lo porque lhe parecia uma tolice da Nova Era, demasiado místico e cheio de cânticos e entoações do tipo Om (traduzindo: um saco!), então você deveria mesmo dar uma boa olhada neste livro. O yoga é muito mais legal e muito mais simples do que se pensa, e altamente eficaz no que pode fazer por sua vida e saúde.

O que você realmente precisa saber para começar?

Inspirar. Expirar. Repetir.

Não deixe ninguém enganar você. Não é muito mais difícil do que isso. Uma vez que tenha começado a focar a atenção na sua respiração, todo o resto irá se desdobrar com facilidade. Não há necessidade de colocar um grande mestre de yoga entre você e o que você precisa. Você mesmo pode ser seu mestre! Tenho certeza de que você já ouviu o velho ditado: "Aonde quer que você vá, lá estará você". Bem, é verdade. Sendo assim, podemos muito bem começar a fazer de onde nós estamos um ótimo lugar para se estar!

O yoga pode curar seu corpo, aquietar sua mente, e fazer sua energia disparar de volta aos níveis do jardim de infância! E se você está erguendo uma sobrancelha e se perguntando "Sério?", apenas continue lendo este livro. Que tal ser uma pessoa absurdamente feliz, com um corpo supersaudável e uma mente calma e focada? O yoga pode curar tudo, de depressão a ansiedade, de antigas lesões esportivas e dores nas costas a alergias, TPM, e até mesmo ressacas. Não consigo imaginar uma razão para que alguém não devesse, ao menos, experimentá-lo, considerando-se todos os incríveis e práticos benefícios que vêm junto com sua prática regular. E é isso o que este livro pretende abranger: curas fáceis e divertidas usando o yoga de uma maneira nova para ajudar a aliviar ou sanar queixas comuns.

Cura para estafa? Aqui tem.

Sofrendo de "sofá-letargia" (falta de vontade de sair do sofá)? Sim, damos um jeito nisso.

Sentindo-se o corcunda do inferno depois de uma semana no escritório? Suas costas estão rígidas, o pescoço dói, sente tensão nos ombros e os olhos ardem? Dê uma conferida aqui.

Sofrendo de embotamento (um cérebro pra lá de estressado, exausto e "frito")? Algumas posturas simples e respiração profunda podem ajudar.

Se você está precisando de uma pequena intervenção num ataque de pânico, dar uma levantada no bumbum flácido, corrigir ombros curvados, corpo de matrona, barriga saliente, ou se está sofrendo da síndrome do "não consigo alcançar os dedos dos pés", há algo aqui para você. Mas, *A Cura Pelo Yoga* também abrange os usuais vilões: hipertensão arterial, gripes, resfriados, vertigem, depressão, distúrbios da tireoide, TPM, artrite e muito mais.

Se você está se sentindo no limite, deixe que as mais de cinquenta curas e rotinas correlatas deste livro libertem e desestressem você.

UM POUCO SOBRE MIM

Sempre fui uma garota meio *hippie*, brincalhona, com jeito de moleque, que se sente muito mais confortável num conjunto de moletom do que com um caro traje apropriado para yoga. Não gosto de pensar em mim como uma professora, porque isso estabelece uma hierarquia professor/aluno que me faz sentir como se eu precisasse de uma régua e uma caderneta para circular pela sala de aula. Eu prefiro "instrutora de yoga". Posso ajudá-lo nessa caminhada, mas você não me deve nada. Nada de juramento de lealdade nem de consagrar a mim seu primogênito. Não. Basta fazer seu trabalho. Ser saudável e feliz. Isso já é recompensa suficiente para mim. No fim das contas, você é o seu melhor professor. Estou aqui apenas para auxiliá-lo em sua jornada de volta a si mesmo.

Meu objetivo é reconectá-lo a si mesmo, de modo a encontrar toda a intuição de que precisa para atingir o seu potencial e viver uma vida saudável, inspirada, criativa e alegre. Uma professora de yoga certa vez me disse que achava maravilhosa e muito útil a maneira como eu me conectava com as "pessoas comuns". Essa afirmação ilustra um dos principais problemas com a forma como o yoga evoluiu. O problema com esse modo de pensar é que não estamos separados das "pessoas comuns". Na verdade, todos nós somos pessoas comuns.

INSPIRAÇÃO ZEN

Imagine ter seu próprio espaço pessoal para respirar e que ele continua a se expandir cada vez que você praticar. Isso é yoga.

Nunca pensei em mim de qualquer outra maneira que não como interligada com todas as outras pessoas neste planeta. Eu dependo de você. Você depende de mim. Estamos todos conectados e é assim que as coisas são. Não há nada de místico nisso. É apenas a natureza. Quando ignoramos as leis da natureza, saímos do equilíbrio. Quando atuamos em harmonia com a natureza, nós nos sentimos conectados e em estado de completo envolvimento, o chamado estado de fluxo, no qual tudo começa a fazer sentido. Quando damos o nosso poder aos outros, um professor de yoga ou seja lá quem for, nós paramos de seguir nossa própria intuição e nos desconectamos de nós mesmos. Isso não é bom.

Minha vida me levou de garota *hippie* do interior a dançarina de balé e a modelo da Ford. Depois, YouTube, blogger, e dona de estúdio de yoga. E agora tenho a sorte de chamar Deepak Chopra de amigo, professor e aluno, e estou cercada por muitas pessoas incríveis que estão vivendo seus sonhos. Se eu posso viver minha vida de sonho, você também pode.

Você teve a sorte, quando era criança, de ter pelo menos uma pessoa que lhe tenha dito: "Você pode fazer o que quiser com sua vida!"? E, quando adulto, cercou-se de muitas pessoas que o encorajam e o apoiam em todos os seus empreendimentos? Se não, deixe-me ser essa pessoa. Todos os outros ao longo do caminho que lhe disseram que você nunca iria conseguir, bem, eles só terão razão se você deixá-los ter. Em última análise, você é a única pessoa que refreia ou impulsiona seus objetivos, desejos e sonhos.

O que isso tem a ver com o yoga e a cura por meio dele? Bem, é justamente aí que entra o yoga. Você faz o trabalho. Você obtém os resultados. Quanto mais você mergulhar em direção aos seus objetivos, mais vai perceber que o processo é o destino final. A grande notícia é que você começa exatamente de onde você está e, por isso, já está exatamente onde precisa estar.

Muitas vezes passamos a vida lutando para decorar e melhorar o nosso ambiente, obter uma casa maior, um carro melhor. Podemos passar nossa vida adquirindo coisas com as quais nos cercamos. Mas, quando fazemos yoga, voltamos nossa atenção para dentro e lembramos de que o nosso primeiro lar — nosso corpo e mente — precisa ser espanado, remodelado, renovado e cuidado para se manter forte. Quando nos preocupamos com nosso mundo interior, nosso mundo exterior reflete esse cuidado, e também tem uma base sólida para crescer. Mais uma vez, tudo o que você precisa saber para conseguir a vida, a saúde e o corpo que você almeja está aí dentro de você.

SEJA ABSURDAMENTE FELIZ

Todos nós já tivemos momentos em que nos sentimos absolutamente fantásticos. Mais do que fantásticos: invencíveis. Obscenamente felizes e cheios de vida. Talvez esse sentimento seja agora uma memória distante da infância, ou talvez esse tipo de sentimento aconteça às vezes, mas não com frequência. Quando você pratica yoga com regularidade, esses momentos absurdamente felizes começam a acontecer com mais frequência, até se emendarem e se tornarem sua vida. Você acha que estou prometendo muito? Não estou. Estamos todos "capacitados" a obter grandes conquistas, e essa capacidade pode ser reforçada com base no modo como vivemos.

O nervo vago se estende do interior do tronco cerebral até a barriga. *Vago* significa andarilho. O nervo percorre o corpo levando impulsos, seguindo seu caminho sinuoso através do abdômen, diafragma e peito, subindo pelo pescoço fora da medula espinhal e chegando ao cérebro. É literalmente aquilo que faz a conexão mente/corpo. A terapia de estimulação do nervo vago, na qual se emprega um dispositivo semelhante a um marca-passo implantado no peito, está à disposição de pacientes com epilepsia desde 1997. Também vem sendo considerada uma forma de tratamento para depressão clínica. Felizmente, existe uma maneira não invasiva de se estimular o nervo vago e ter nossa conexão mente-corpo funcionando a toda velocidade. A respiração Ujjayi no yoga, também conhecida como respiração Darth Vader, estimula o nervo vago, que literalmente desencadeia sinais que fazem você feliz. Quando você respira profundamente no yoga, o nervo vago envia mensagens entre o sistema nervoso central e os principais órgãos; o hormônio oxitocina é liberado, o que nos ajuda a relaxar e reduz os níveis de pressão arterial e de cortisol (sinônimo de estresse). Temos o nosso próprio sistema instantâneo antiestresse dentro de nós a qualquer hora. Tudo o que precisamos fazer para acessá-lo é respirar profundamente.

Chegamos ao mundo cheios de potencial bruto. O trabalho de nossa vida consiste ou em negar esse potencial e nos escondermos debaixo de tensão e medos, ou nos esforçarmos para cultivar a nossa individualidade e refinar nossos talentos e ver o que podemos fazer de nós mesmos.

Acredito firmemente que quando um número suficiente de pessoas compreender e experimentar o poder transformador e curativo da prática regular de yoga, nós nos tornaremos não só uma cultura exuberantemente saudável, mas também seremos mais compassivos para com nós mesmos e os outros, mais felizes, alegres e cheios de vida.

Pronto para experimentar?

Os Sete Grandes Benefícios do Yoga

Físico: Os movimentos de yoga esculpem um corpo esbelto, forte e confiante.

Mental: As respirações profundas fazem a mente voltar ao seu estado natural — calmo, focado e afiado.

Psicológico: Focar no interior ilumina nossos comportamentos e tendências. Os mesmos hábitos que temos no nosso tapete de yoga são os que possuímos em nossa vida. Vemos isso e ganhamos a liberdade de escolha. Quem eu quero ser? Temos que criar ou recriar a nós mesmos todos os dias. A prática regular lhe dá uma mente clara e a inspiração e coragem para expandir e melhorar sua vida constantemente.

Neurológico: Quando seu cérebro está "no yoga", seu sistema neurológico é levado de volta ao equilíbrio e fica condicionado a guiá-lo naturalmente em direção a um estilo de vida saudável. Nosso corpo está constantemente condicionado a tornar mais fácil seja lá o que nós praticarmos. Quando praticamos vida saudável e equilibrada, temos cada vez mais uma vida mais saudável e equilibrada.

Intuitivo: Quando há tensão no corpo e na mente, sua intuição fica enterrada e seu corpo muda para o "modo sobrevivência". A prática de yoga abre espaço em seu corpo fisicamente, libera a tensão e acalma a mente, propiciando que sua intuição aflore na superfície e o oriente.

Criativo: A criatividade põe-se a fluir quando o corpo e a mente começam a liberar bloqueios mentais. A criatividade não gosta de aparecer quando há estresse, seja de tensão física ou nebulosidade mental. Quando o estresse se dissolve, a criatividade pode sair para brincar.

Conectivo: O yoga é a prática de estar conectado. Ao escolher lidar com sua espiritualidade, quando pratica yoga, você se lembra de que todos estamos conectados, estamos aqui para nos ajudar mutuamente, e que temos muito potencial quando somos gentis com os outros.

Parte 1

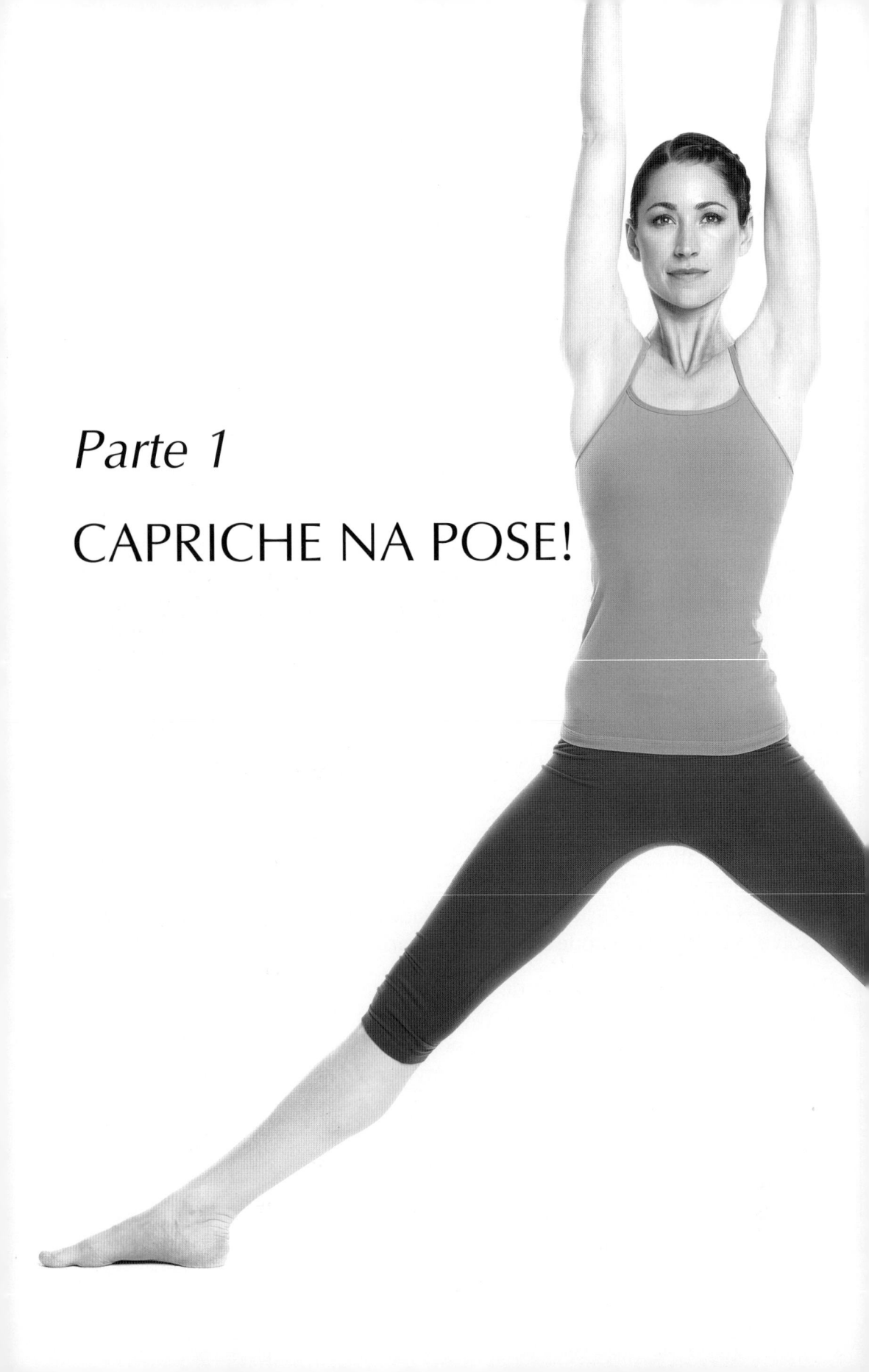

CAPRICHE NA POSE!

O yoga se baseia numa série de posturas fluidas que têm o propósito de curar seu corpo e sua mente, sendo a respiração o guia para o processo. As posturas são ricas em movimentos, não importa se a ação é passar para a próxima postura ou respirar enquanto mantém uma posição. Suas inspirações e expirações, completas e profundas, trazem vida às posturas e o conectam a todo o seu ser.

Quando você respira durante o movimento, as coisas fluem com facilidade. O corpo pode se abrir e se fortalecer sem resistência, e a mente se concentra e se acalma. É esse caráter de atenção à respiração e consciência tranquila dos movimentos que separa o poder terapêutico do yoga de outras formas de exercício físico, como esportes, ginástica e dança.

O yoga é uma meditação em movimento que une seu interior e exterior. Focar-se em sua respiração é o ponto-chave para qualquer estado de meditação. E isso também vale para o yoga. Nada no yoga é estático ou rígido.

A abordagem adequada para o alinhamento físico do corpo é importante por segurança e para propósitos terapêuticos, mas alcançar a boa forma extrema não é a meta. Quando você se movimenta com sua respiração, seu corpo lhe dirá até onde ele está pronto para ir, e você estará à vontade o suficiente para não tensionar ou forçar além desse ponto. Com o yoga, você começa exatamente do ponto em que está, e se torna diferente a cada dia.

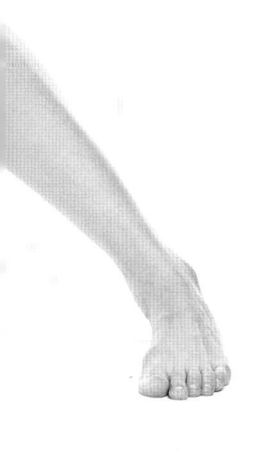

INSPIRAÇÃO ZEN

Não há pressa. Você tem a vida toda para praticar, então desfrute do ponto em que está agora. Você estará num lugar completamente diferente cada vez que praticar.

Capítulo 1

O que é yoga?

> ✳
>
> *Você não é apenas uma gota no oceano, você é todo o poderoso oceano numa gota.*
>
> — *Rumi*
>
> ✳

Yoga significa união. A palavra em sânscrito *yoga* possui muitos significados: unir, juntar, contemplar e ser absorvido. Quando o praticamos regularmente, unimos nossa mente, corpo e espírito. Conectamo-nos com nós mesmos e somos capazes de nos conectarmos mais significativamente com os outros e o mundo em que vivemos. É como convocar uma reunião com todo o seu ser de modo que você possa conhecer a si mesmo.

O yoga é o ato supremo de autocompreensão. É um mergulho profundo diário em nós mesmos, do qual retornamos revigorados e prontos para tudo o que vier. O yoga vai muito mais além do alongamento. A forma como você vive em seu corpo, como você vivencia isso, é a forma como você vive em sua mente, e o oposto também é verdadeiro. O que quero dizer com isso? Se sua mente está tensa, seu corpo está tenso, e isso o domina pelo resto de sua vida. Se sua mente está fora de equilíbrio, seu corpo está fora de equilíbrio, e sua vida pode sair do controle. Se sua mente está calma, aberta e focada, seu corpo e sua vida também refletem e se expandem em conformidade.

O yoga nos mostra como domar a mente para nos servir ao longo de nossa vida. Sem tais estímulos, a mente pode se desviar em várias direções destrutivas. Mantenha essa mente inquieta sob controle e seu potencial será ilimitado. As fronteiras desaparecerão e a vida se expandirá [...] quanto mais você praticar.

Por que acreditar em mim? Eu não sou a única a defender e explicar os benefícios do yoga. Muitos pesquisadores em todo o mundo têm estudado yoga e meditação. Eles apenas confirmaram o que nós que o praticamos já sabíamos: a prática regular de yoga reduz o estresse, acalma a mente, deixa-o mais feliz, alivia a dor, aumenta a acuidade mental, e previne e cura todos os tipos de aflições e enfermidades. O yoga é uma prática para viver uma vida melhor, uma respiração profunda de cada vez.

UMA BREVE — BEM BREVE — HISTÓRIA DO YOGA

Ninguém sabe exatamente quando a prática de yoga teve início, o que faz sentido, já que é algo que existe desde sempre e está dentro de todos nós. Tradicionalmente, o yoga é uma prática de união com o Absoluto, reconhecendo que o Absoluto está dentro de todos nós. O yoga unifica corpo, mente e espírito. Como o ar, a água e a terra, o yoga é um elemento que está contido em todos nós. No Vale do Indo, a noroeste da Índia, foram encontradas esculturas em pedra representando figuras em posturas de yoga que datam de 5 mil anos ou mais. Existe um engano comum de se achar que o yoga se desenvolveu a partir do hinduísmo. No entanto, as estruturas religiosas do hinduísmo desenvolveram-se muito mais tarde e incorporaram práticas e ideias que são tradições do yoga.

O yoga chegou aos Estados Unidos provavelmente no fim do século XIX, mas não se tornou amplamente conhecido até os anos 1960, quando ficou popular nas cenas do entretenimento, da cultura pop, dos *hippies* e intelectuais. O interesse de George Harrison pelo misticismo oriental foi desencadeado depois de conhecer Swami Vishnu Devananda, o fundador dos centros de yoga Sivananda em todo o mundo, que entregou a Harrison uma cópia de sua obra *The Illustrated Book of Yoga* quando os Beatles estavam numa locação nas Bahamas gravando *Help!*. Os Beatles começaram a estudar meditação transcendental com o Maharishi Mahesh Yogi em Londres e no País de Gales, e, eventualmente, em seu *ashram* em Rishikesh, no Himalaia. Aos Beatles se juntaram outros famosos que entraram na onda, como Mia Farrow, Donovan e Mike Love, dos Beach Boys.

Na mesma época, o professor de Harvard Richard Alpert, hoje conhecido como Ram Dass, conduzia meditação e experimentos psicodélicos em prisioneiros. Ao ser convidado a deixar Harvard por conta de seus experimentos heterodoxos, Alpert foi para a Índia, para encontrar-se com Neem Karoli Baba, que se tornaria seu guru e lhe daria o nome de Ram Dass, que significa "servo do Senhor Rama". Os yogues Sri Krishnamacharya, Swami Sivananda, Shri Yogendra e Swami Kuvalayananda realizaram esforços para incluir as mulheres e os estrangeiros, que haviam sido excluídos da prática. Eles também acreditavam que a filosofia indiana poderia coexistir com a ciência e a medicina ocidentais, uma ideia inovadora trazida até os dias de hoje. Swami Satchidananda, um dos alunos de Sivananda, demonstrou o yoga em Woodstock. A prática de yoga espalhou-se ainda mais profundamente pelo Ocidente quando o influente B.K.S. Iyengar começou sua relação professor/aluno com o famoso violinista Yehudi Menuhin em 1954. Hoje, mais de 6 bilhões de dólares são gastos por ano com yoga, e cerca de 15 milhões de pessoas nos Estados Unidos o praticam. Existem muitos estilos, e estilos híbridos, da prática de yoga.

As posturas são desenvolvidas para curá-lo de dentro para fora. Cada postura tem propósitos específicos e benefícios que vão desde melhorar a circulação e o metabolismo até regular a digestão, melhorar a amplitude de movimentos, o controle do corpo, o equilíbrio e muito mais. As posturas de yoga esculpirão aos poucos a otimização do funcionamento da mente e do corpo. Elas irão fortalecer, alongar e moldar seus músculos da melhor maneira para pôr em funcionamento todo o seu organismo. Uma vantagem adicional é que seu corpo se tornará energizado, fortalecido, definido e tonificado. Sua pele ficará radiante de frescor e vitalidade. As posturas, em suma, são desenvolvidas para construir reservas de energia em seu corpo de dentro para fora. Infelizmente, a história do yoga não ficou imune a retrocessos, mal-entendidos e corrupção. Deturpada por falsos gurus, conotação religiosa, tentativas de apropriação, estilos agressivos e pré-requisitos rigorosos, muitas pessoas têm sido excluídas dos enormes benefícios de uma prática que é uma dádiva para todos e está ao alcance de qualquer um.

Patanjali foi um sábio e estudioso que compilou um dos primeiros textos sobre yoga, os chamados Yoga-Sutras. Tais sutras tanto podem remontar ao século II ou I a.C., ou ao século V d.C., as datas exatas são desconhecidas. No texto, ele esboçou os Yamas e Niyamas que, juntos, formam um código de conduta ética que os yogues devem respeitar. Antes de falarmos sobre o código, quero fazer uma pausa por um momento para focar num determinado aspecto dele: o princípio *ahimsa*. Trata-se de uma observância nos Yamas que convida à prática da não violência. É um exercício de bondade para com todos os seres vivos, incluindo nós mesmos.

O yoga diz respeito a reconhecermos e sermos bons para nós mesmos, de dentro para fora. Não confunda ser bom para si mesmo com ser egoísta. Não podemos estender o amor aos outros se não amamos verdadeiramente a nós mesmos. Se somos constantemente duros conosco e nos julgamos o tempo todo, agimos de igual modo para com os outros. Estendemos aos outros o tratamento que damos a nós mesmos. Uma maneira fácil de ver como estamos tratando a nós mesmos é olhar para aqueles que estão à nossa volta. Eles são um reflexo do que está acontecendo conosco.

Todos nós, espero, já nos tratamos bem vez por outra e pudemos perceber, então, como essa sensação é boa. Quanto mais praticamos yoga, melhor nos sentimos e somos capazes de cultivar uma atitude permanente de bondade. Isso nos capacita a ter mais facilidade em todas as áreas de nossa vida.

Os Oito Membros do Yoga

Patanjali escreveu sobre o sistema conhecido como Ashtanga-Yoga, ou os oito membros do yoga. Eis as diretrizes éticas desenvolvidas por ele, a serem seguidas por qualquer praticante de yoga, incluindo você, se estiver inclinado a praticá-lo:

1. Yama: A disciplina, que nos permite nos abster da violência, da mentira e do roubo.

2. Niyama: As observâncias. Seguir um conjunto de determinadas regras que conduzem ao contentamento, à pureza e à tolerância.

3. Asana: Os exercícios físicos (posturas de yoga).

4. Pranayama: As técnicas de respiração.

5. Pratyahara: A preparação para a meditação, abstração da mente dos sentidos.

6. Dharana: Estado de concentração e de capacidade de focar a mente num objeto por um determinado tempo.

7. Dhyana: O ato de meditar, a capacidade de se concentrar em nada, ou nenhum objeto, por um período indeterminado.

8. Samadhi: Absorção. Estar presente, e a realização da natureza essencial do ser.

Acredito que quando o número de pessoas que praticam yoga atingir uma massa crítica, muitos dos nossos problemas de saúde física e mental coletivos começarão a desaparecer. Mas, para que o yoga realmente se torne popular, as pessoas precisam entender que a sua prática é algo acessível a todos.

Você não tem que seguir o caminho dos oito membros de Patanjali, ou mudar-se para um *ashram* para que o yoga beneficie sua vida. Você só precisa começar a praticá-lo. Simples. Fácil. Poderoso.

O que fazer em primeiro lugar? Respirar.

E depois? Observar.

OBSERVE SEM JULGAR

Observar sem julgar é a base para toda a meditação, incluindo o yoga que, afinal, é apenas uma meditação em movimento. O yoga torna-se realmente útil quando você consegue traduzir essa atenção e observação para todas as áreas de sua vida. Caso contrário, não passará de um monte de alongamentos e flexões, o que é bom e não tem nada de errado, mas esse não é, realmente, o objetivo.

> *Na meditação, podemos observar a coceira em vez de coçá-la.*
>
> *— Ram Dass*

Você é a mesma pessoa quer esteja no tapete de yoga ou fora dele. Praticar yoga é uma ótima oportunidade para observar seus hábitos e tendências. Você desiste com facilidade? Trabalha muito, mas não de maneira produtiva? Fica deprimido quando as coisas não dão certo? Fica se exibindo quando as coisas estão indo bem? Quando praticamos yoga, abrimos espaço para observar tudo isso sem julgamentos, para obter uma perspectiva e cultivar uma mudança positiva e duradoura.

Quando praticamos a observação sem julgamentos, proporcionamos a nós mesmos o espaço e o tempo para nos livrarmos do estresse de nos envolver emocionalmente com o momento e, simultaneamente, suavizamos o desejo de reagir meramente por impulso. Isso diminuirá o estresse e relaxará a origem da tensão. O estresse e a ansiedade crescentes podem aumentar a pressão arterial, afetar o sistema imunológico e, ao longo do tempo, causar doenças. Ainda bem que essas respirações longas e profundas estão à disposição para salvar o dia!

NÚMERO DO EQUILÍBRIO: ESTAR AQUI E AGORA

Quando você está perfeitamente equilibrado na postura da árvore, tudo é fácil: a respiração é profunda e relaxada e seus músculos estão trabalhando para você exatamente como você gostaria. É algo puro e simples. E eficiente. Quando você está tendo um dia maravilhoso, acontecem as mesmas coisas. Sua respiração torna-se relaxada, seu corpo trabalha em harmonia com sua mente; tudo simplesmente parece mais fácil, porque você está num estado de equilíbrio.

Por que o equilíbrio é importante? Do ponto de vista da lição de vida, tem a ver com aprender a se divertir sem envolver o ego. Digamos que você esteja fazendo uma postura de inversão. Na hora em que você pensa consigo mesmo "Uau, eu estou fazendo essa postura!", geralmente é o momento em que você irá desabar, desfazendo a postura. Você se afasta do momento e perde o equilíbrio quando julga e pensa sobre o que está fazendo em vez de vivenciar e apreciar o que está fazendo.

É isso que o yoga ensina. Como estar totalmente presente no agora, não importa a circunstância. Nós nos concentramos na respiração, porque cada inspiração cria mais espaço em nosso corpo. Nós nos concentramos no movimento, já que todo movimento nos lembra que cada momento convida a uma nova oportunidade para a mudança. Cada expiração nos permite deixar partir o momento que acaba de passar. Nossa atenção a cada respiração nos mantém no agora.

Aprender a apreciar o momento nos impede de viver em constante preocupação, com medo e tensão sobre as coisas que ainda não aconteceram e podem nunca vir a acontecer. Praticar yoga nos ajuda a nos desfazermos desses hábitos mentais nocivos e desencadeadores de estresse, que muitas vezes vamos colecionando sem saber, ao longo do caminho.

Mas, você deve estar se perguntando: "E se o agora é péssimo? Como viver o momento pode ajudar?" Quando sua vida não está em equilíbrio e você está lutando para alcançar a estabilidade, praticar a observação sem julgar realmente começa a ficar interessante [...] e é muito útil. De que forma? Porque você pode aprender a se distanciar da montanha-russa de suas emoções e circunstâncias, mas, ainda assim, aproveitar a vida.

Fugir da realidade por meio do álcool, do uso de drogas e até mesmo comendo em excesso são formas de afastar a incerteza e mascará-la temporariamente. Essas alternativas podem até parecer reconfortantes por um certo tempo, mas nem preciso lhe dizer que, uma hora ou outra, vão causar muito mais problemas do que jamais resolveram. Uma grande lição pode ser tirada ao se experimentar a incerteza e a calamidade com uma perspectiva sóbria. Os momentos mais caóticos são aqueles com os quais mais podemos aprender. Voltemos à postura da árvore. Quando a postura da árvore está se desestabilizando e você está caindo, sua perna está ardendo, e parece impossível manter qualquer tipo de estabilidade, pratique a observação sobre o que está acontecendo em vez de ficar envolvido pelas circunstâncias. Se você conseguir aprender a lidar com a respiração nesses momentos, seu corpo e sua mente farão o mesmo.

Todos os sistemas e processos do corpo — seus nervos, suas emoções — recebem instruções a partir do que está acontecendo com sua respiração. Quando sua respiração é relaxada e profunda, seu corpo funciona de forma eficiente e sua mente se acalma. Isso não significa que você e sua vida estarão em perfeito equilíbrio (seja na postura da árvore ou em qualquer outro lugar), mas você estará mais bem equipado para lidar com as trepidações e os terremotos que são acrescentados à mistura.

Você pode sair de uma postura da árvore confortavelmente, ou com frustração e um sentimento de derrota. Como também pode levar um tombo na vida e decidir sacudir a poeira — com uma risada ou um grunhido de irritação — e se levantar, ou pode ficar lá mesmo, caído, e desistir. Depende apenas de você. É a sua vida [...] e a sua prática. E, como eu disse antes, o que você pratica no tapete de yoga é o que você acaba fazendo em sua vida.

Qualquer uma das posturas de yoga poderia ter sido usada nessa analogia. A forma como você pratica é muito mais significativa do que quais movimentos de yoga você consegue ou não fazer. Uma postura da árvore bem-sucedida provavelmente não mudará sua vida. Aprender a manter a respiração relaxada, longa e profunda em quaisquer circunstâncias? Isso certamente mudará.

ENCONTRE O SEU PROPÓSITO

Vou desafiá-lo cada vez mais a imaginar o yoga como algo além das posturas e até mesmo da respiração. Gostaria de persuadi-lo a expandir sua ideia do que o yoga pode fazer por você além das respirações profundas, das posturas como a do cachorro olhando para baixo, da sensação de bem-estar, apesar de o yoga também se basear em todos os itens anteriores. E se você pudesse praticar e desfrutar de todos os benefícios do yoga e da meditação a cada momento durante toda a sua vida? Imagine ter um tempo extra para tomar decisões, mais espaço dentro do seu corpo e da mente, e a capacidade de se sentir energizado, criativo, forte, aberto e inspirado ao longo do dia.

Quanto mais entramos em sintonia, mais nos sentimos ligados, mais saudáveis nosso corpo e mente ficam, e mais inspirados e conscientes nos tornamos. É como alimentar uma lâmpada recarregável sem limites para o brilho e a qualidade do bulbo. Você é a lâmpada. O yoga é a energia. Suas possibilidades são infinitas.

Quando você está em estado de fluxo, você entra em equilíbrio e experimenta felicidade, saúde e alegria. A prática de yoga é elaborada para mantê-

---

INSPIRAÇÃO ZEN

Experimente fazer isso agora. Pare apenas por um momento o que quer que você esteja fazendo. Feche os olhos e volte sua atenção para dentro. Comece a observar sem se envolver. Note as sensações à medida que vêm e vão. Faça isso por um minuto, três vezes ao dia. Você desfrutará de uma tranquila sensação de bem-estar.

-lo no estado de fluxo, de modo que você possa experimentar saúde, felicidade e alegria durante toda a sua vida. A prática de yoga limpa as impurezas que se acumulam todos os dias em você como poeira. A prática de yoga faz você se lembrar de sua verdadeira natureza, traz você de volta para a felicidade, saúde e alegria. Você não chegou a este mundo cheio de preocupações. O yoga mostra como dissolver qualquer obstáculo que o esteja impedindo de viver o seu pleno potencial.

O yoga está ao seu lado o tempo todo!

DESCUBRA O SEU YOGA

Do mesmo modo que a água e o fogo, o yoga foi descoberto, não inventado. Você não pode saber como é a água até beber um pouco. O mesmo acontece com o yoga. Quando você o pratica, entende. Quando faz yoga, você se sente incrivelmente fantástico. Quando praticá-lo com frequência por um longo tempo, você irá se sentir invencível, como um super-herói. Ao longo dos anos, como acontece com muitas tradições e sistemas que fazem as pessoas sentirem-se bem (muitas vezes as religiões), determinadas pessoas começaram a construir camadas complicadas em cima do yoga, colocando-se em posições de poder como guardiões dos segredos. Isso tende a corromper as pessoas, bem como tornar confusas as próprias tradições.

Em muitas tradições antigas, o yoga tem sido passado de guru para discípulo. O guru é alguém que adquiriu entendimento e está vivendo a experiência do yoga. O aluno vai até o guru buscando orientação. Qualquer bom guru irá sempre direcionar você de volta para si mesmo, direcioná-lo para dentro.

O yoga está à disposição de todas as pessoas. Somos nossos próprios mestres e temos o que precisamos para ser saudáveis e felizes dentro de nós. Temos que ficar ligados nisso hoje — não copiando o que um antigo guru disse que deveríamos fazer, mas fazendo yoga. Ponto final. Orientação adequada e professores são úteis, mas seu melhor professor é você mesmo. Todas as respostas estão dentro de você.

A prática de yoga deve fundamentá-lo e trazer para fora o que há de melhor em você. Ela não tem a intenção de tirá-lo de sua vida ou afastá-lo dela. Você não tem que viver uma ideia de yoga que pode estar por aí girando em torno do passado; você não tem que viver o yoga de outra pessoa. Você não tem que mudar seu nome para algo em sânscrito, adotar uma nova identidade e isolar-se num *ashram* para viver seu yoga. Sua prática de yoga está lá para centrá-lo e fazer aflorar o melhor de você por toda a sua vida, começando exatamente do ponto onde você está agora.

TEMPO PARA PRATICAR YOGA

Todas as posturas de yoga foram elaboradas e refinadas para atender às necessidades do corpo e da mente. Yoga é uma prática em constante evolução, que você pode adaptar às suas próprias necessidades e exigências. Temos hoje necessidades diferentes das que os yogues tinham há milhares de anos. Os yogues antigos nunca tiveram de lidar com a síndrome do túnel do carpo, com olhos irritados por telas de computador e os quadris enrijecidos pelo fato de trabalharem o dia todo sentados. Para eles bastava praticar a meditação regularmente e sentir-se em paz com o mundo.

O yoga funciona. Ele pode nos curar se estivermos à vontade com o nosso corpo e prestarmos atenção à nossa respiração. Ele não funciona impondo ou forçando posturas. Há tantas variações e opções de posturas que você pode permanecer onde está e nunca se preocupar em pressionar seu corpo a fazer algo com que não se sinta bem. Ao praticar yoga, você vai sentir os músculos trabalhando e sua mente se concentrando, mas você deve ser capaz de ficar relaxado e à vontade durante toda a prática.

A prática de yoga à vontade é muito mais útil do que a prática da frustração. Quando algo frustrá-lo ou apresentar-se como um enorme obstáculo, simplesmente recue, recupere o fôlego, fazendo a respiração voltar a um ritmo longo e profundo e, em seguida, volte ao que está fazendo.

Se a porta estiver aberta, entre. Se estiver fechada, bata e espere algumas respirações. Se permanecer fechada, você pode voltar outro dia. Quando você pratica confortavelmente, no fim as coisas não se mostrarão tão desafiadoras, porque você mudou sua abordagem. Se você forçar os músculos perseguindo determinada postura, poderá até alcançar a posição correta, mas estará tão retesado que sua energia será como uma bola de estresse, sua pressão arterial estará elevada, sua mente tão tensa que você não conseguirá se concentrar, e terá o corpo tão rígido que não poderá se mover. É um erro acreditar que é melhor forçar do que buscar tranquilamente o seu caminho até determinada postura [...] o mesmo acontece na vida. Quando se move com tranquilidade, você fica à vontade. Sem afobação, você vai fazer mais com menos esforço. Você obterá resultados mais rápido. É uma ilusão acreditar que a tensão e o esforço desmedido são o caminho.

O que mais você precisa saber antes de começar? Você sabe como respirar, observar, ir com calma [...] mas, e agora? Onde você "coloca" seu corpo durante tudo isso? É o que veremos a seguir.

O ALINHAMENTO COMEÇA AQUI: ALINHAMENTO ESSENCIAL

Existem algumas dicas de alinhamento simples que podem ser úteis em sua prática. Com elas em mente, você pode experimentar o yoga de forma integral e divertir-se sem se machucar.

Sempre prefira recuar em vez de forçar a barra

Embora eu tenha acabado de dizer isso, vale a pena repetir: vá com calma. Você deve ser sempre capaz de manter uma conversa informal durante o yoga. (Não que você deva conversar com seus vizinhos durante a prática de yoga, mas o estado de sua respiração deve ser fácil e não tenso.) Quando você sentir sua respiração ficar forçada e curta, saia da postura, ou descanse até que possa respirar fundo novamente. A postura da criança é uma ótima posição para recuperar o fôlego.

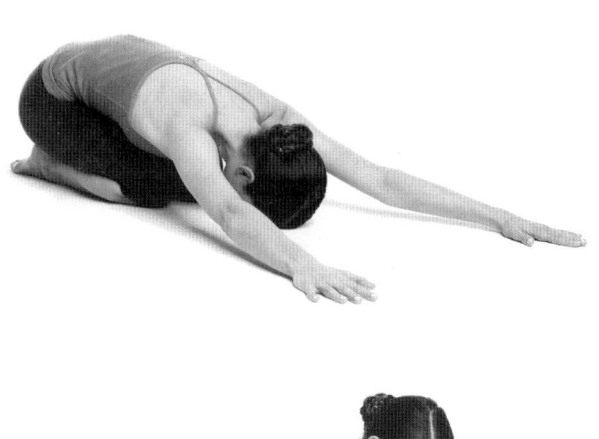

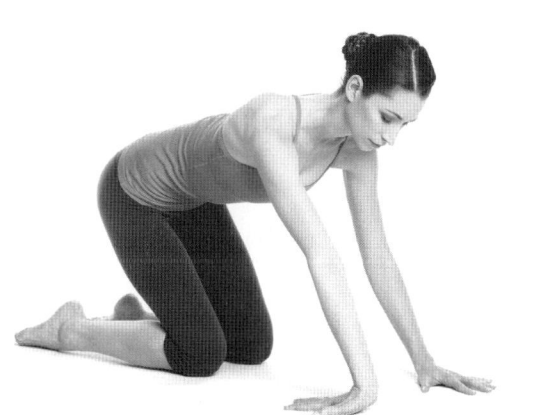

POSTURA DA CRIANÇA

Suavemente, fique de quatro. Relaxe os quadris e sente-se sobre os calcanhares. Descanse a testa no chão e respire profundamente, expandindo as costas. Fique assim durante cinco respirações longas e profundas.

PULSOS SAUDÁVEIS E FORTES
De quatro, relaxando o pulso

Várias posturas de yoga são obtidas apoiando o peso do corpo nos braços. Então adquira o hábito de aquecer os pulsos antes de começar a praticar, a fim de evitar dores e lesões. Se você passa muito tempo trabalhando no computador, é bom fazer este exercício diariamente para manter os pulsos saudáveis. Quando o estiver praticando, afaste bem os dedos, como se estivesse cavando a areia molhada. O objetivo é dar às suas mãos uma base forte e firme.

SINTA SEUS PÉS
Postura da montanha

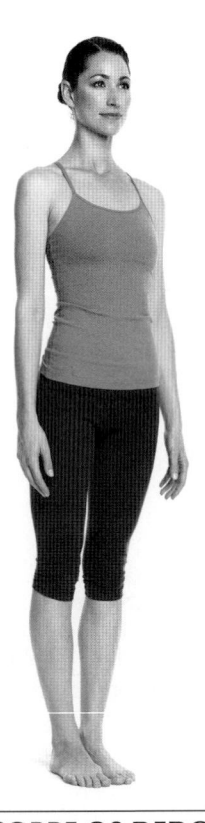

Seus pés são seu apoio em várias posturas. Certifique-se de que você está firme sobre eles! Posicione-se sobre seu tapete de yoga. Deixe os pés paralelos e ligeiramente afastados, na largura dos ossos do quadril. Certifique-se de que seus pés não estejam muito separados. Você pode verificar se o espaçamento está correto colocando dois punhos entre os pés. Essa é mais ou menos a largura dos ossos do seu quadril. Feche os olhos e concentre a atenção em sua respiração. Prolongue e aprofunde suas inspirações e expirações e continue a respirar nesse ritmo lento e agradável por cinco respirações completas. Delicadamente, abra os olhos.

JOELHOS SOBRE OS DEDOS DOS PÉS
Guerreiro 2

Esta regra de alinhamento é boa para a saúde dos joelhos e outras articulações. Nas posturas do guerreiro e em outras posturas em pé você precisa se certificar de que os joelhos estão alinhados com os tornozelos, não apontando para dentro ou para fora, ou ultrapassando os dedos dos pés. Você pode até não sentir tensão nos joelhos imediatamente se comprometer seu alinhamento, mas, com o tempo, o desalinhamento causa desgaste. Então, certifique-se de verificar sempre o alinhamento de seus joelhos com os tornozelos.

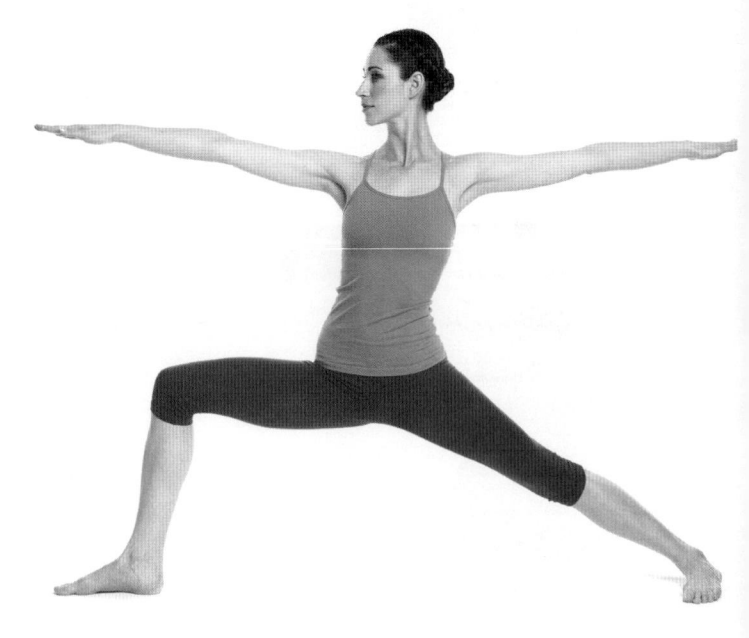

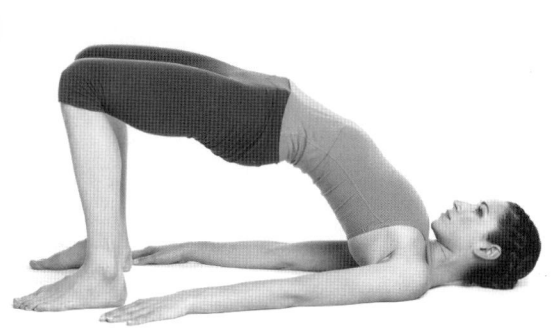

ALONGAMENTO DA COLUNA
Ponte

O yoga é baseado na criação de espaço no corpo. A maioria das posturas envolve a coluna vertebral, sejam elas de flexão para a frente, torção ou de flexão para trás. Tenha sempre em mente a criação de mais espaço entre as vértebras, em vez de torcer e esmagar a coluna vertebral. Ao arquear o corpo, o cóccix tem que estar paralelo ao chão e o peito elevado. Tente evitar comprimir e afundar a parte inferior das costas. Certifique-se de estender uniformemente toda a coluna vertebral, da parte de trás do pescoço até o cóccix. O alongamento da coluna eliminará vários problemas nas costas.

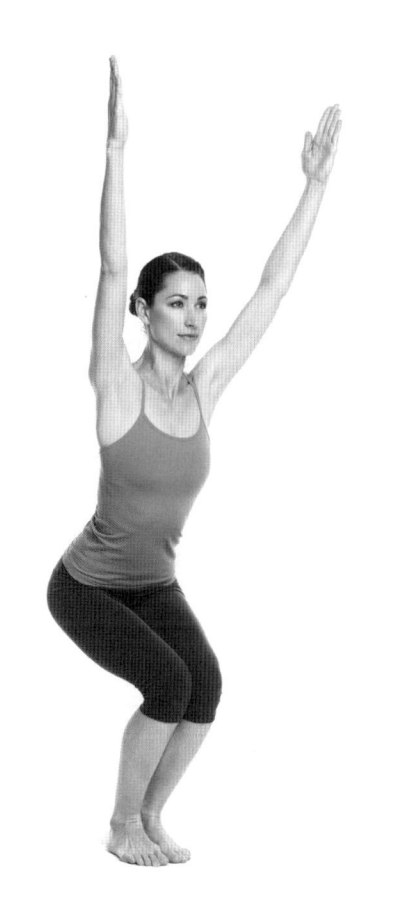

NÃO CONTRAIA OS MÚSCULOS
Cadeira

Seus músculos vão fazer o que eles precisam fazer para manter a postura. Não há necessidade de contrair os músculos para manter uma posição. Envolva os músculos que precisar para cada postura e descanse os que não forem necessários. Você vai perceber que o corpo consegue trabalhar com muito mais eficiência quando você evita contrair e flexionar os músculos enquanto se movimenta. E, não se preocupe, você ainda estará fazendo todo o exercício de que precisa. Nada de fazer flexão nessa postura, isto é: não é necessário levantar e abaixar repetidas vezes.

Lembre-se sempre de respirar

Depois de ficar de olho no seu alinhamento, não se esqueça de voltar a atenção para a respiração e de sentir cada postura e movimento. Quando você está focado na respiração, ela se torna a orientadora das posturas. Todos os movimentos fluem da respiração como uma onda. Seu corpo assume uma leveza e uma sensação de eficiência e facilidade e sua mente se acalma. Sempre que você perder o controle da respiração, simplesmente oriente sua atenção para ela. A respiração sempre estará lá, esperando para que você a siga.

Uma boa orientação para a respiração é expandir, alongar e fortalecer seu corpo com cada inspiração, e liberá-lo e relaxá-lo a cada expiração. Enfrentar os desafios torna-se muito mais fácil quando você coloca sua respiração para trabalhar a seu favor dessa maneira. Para ter força duradoura, é preciso começar por incorporar a flexibilidade. Quando prendemos a respiração, ficamos tensos. O corpo torna-se rígido, a mente torna-se lenta, e as coisas podem sair do controle. Respirações profundas permitem que o corpo trabalhe com eficiência e a mente se concentre de forma calma. Quando você prende a respiração e tenta forçar os movimentos, não obtém muito resultado, exceto muito esforço, aumentando a tensão e o estresse que podem ocasionar lesões e levar ao hábito de forçar os limites. Quando você respira com facilidade, as posturas acontecem sem problemas, e, quando não acontecem, você aprende a ter a paciência necessária que lhe permite respirar através da tensão.

O que mais você precisa se lembrar antes de começar? É tudo uma questão de se CUIDAR...

CUIDE DE SI MESMO; O YOGA ACOMPANHARÁ

Se você tiver clareza, atenção, relaxamento e calma, estará a meio caminho andado para se sentir muito bem com o yoga. Lembrar-se dessas quatro condições, lembrar-se de se CUIDAR, pode ajudá-lo a cada passo do caminho.

Clareza. Saiba o que você está fazendo e por quê. Você está praticando para se curar de uma doença específica, para aliviar o estresse, ou outra coisa? Suas razões podem mudar diariamente, porém, considerar quais são elas é muito útil. Formar uma intenção e abordar sua prática com clareza irá ajudá-lo a começar e manter-se na direção certa.

Atenção. A esta altura você já sabe que a atenção é a base do yoga. Manter a atenção em sua respiração durante a meditação e o yoga (meditação em movimento) requer prática. Sempre que sua atenção divagar, simplesmente guie-a de volta.

Relaxamento. É interessante que precisemos aprender a relaxar. Consumimos um bocado de nossa vida tensos, em preparação para a "batalha" de cada dia, com nossas famílias, chefes ou lista de afazeres. Quando liberamos a tensão, afastamo-nos dessa guerra, temos mais espaço em nosso corpo e mente. E sim, mais uma vez, tem tudo a ver com a respiração. Respirar fundo, prestando atenção, conduz diretamente ao relaxamento.

Calma. Encontrar tranquilidade em seu corpo e mente é essencial no yoga. Quando sua respiração tornar-se mais superficial e mais rápida, saiba que você sempre pode fazê-la voltar a ser profunda e longa. Volto a lembrar que seu corpo e sua mente irão acompanhar sua respiração. Então, controle-a em vez do contrário. E, novamente, não segure a respiração, apenas preste atenção nela [...] os pulmões irão se expandir por conta própria.

Você deseja descobrir no que mais o yoga pode ajudar se praticado regularmente? Confira no capítulo seguinte: trata-se de uma espiada na ciência e em algumas pessoas reais que já foram beneficiadas pela prática de yoga. Você precisa lê-lo antes de iniciar as curas? Não [...] e sim. Não, porque as posturas funcionarão quando você for fazê-las. Ponto final. Sim, porque com uma compreensão clara de por que você está fazendo alguma coisa, você extrai mais, vai mais longe e chega lá mais rápido.

Guia de Bolso do Yoga:
Cinco passos que você não pode esquecer

Passo 1. Torne-se um observador
É muito interessante sair de si e observar-se. A cada vez, você aprende algo novo. Observar suas ações tira você do modo "reagir". Você ganha mais tempo para perceber o que está acontecendo e para ajustar-se de acordo.

Passo 2. Assista, não julgue
Enquanto faz isso, lembre-se: não julgue. Você pode aprender muito mais sobre seus hábitos e comportamentos se puder simplesmente observar sem julgar. Isso não significa abandonar toda a capacidade de discernir o que é bom do que não é! Significa apenas fazer uma pausa da reação imediata, apenas para assistir.

Passo 3. Espere
A razão pela qual isso é chamado de prática é porque requer prática. Todos os dias você tem que mantê-la. No começo, pode não parecer que muita coisa está acontecendo. Mas, se você persistir, seu corpo vai se abrir e fortalecer, e sua mente vai se acalmar e assentar. Tenha paciência consigo mesmo. O yoga nem sempre funciona no ritmo que você espera dele. Dê tempo ao tempo para que suas lições frutifiquem. Aprecie o processo. Lembre-se de que a vida é uma obra em andamento e você está bem no meio dela sempre [...] razão pela qual o progresso às vezes é difícil de ser percebido.

Passo 4. Persista
Se você sentir vontade de desistir, porque nada de bom parece estar acontecendo, continue praticando. As coisas estão mudando em seu corpo e mente. Confie no processo. Confie em si mesmo. Nenhum dos dois o desapontará.

Passo 5. Não se preocupe
Não há nada com que se preocupar. Você está exatamente onde precisa estar, e tem todas as ferramentas de que precisa.

Quando você acalma sua mente, tudo se abre. O estresse desaparece, as preocupações se dissolvem, o corpo fica incrivelmente saudável e seus níveis de energia disparam. A única coisa que interpõe seu caminho é seu próprio pensamento limitante sobre si mesmo. Lembra-se do que eu disse antes? Que você tem tudo isso dentro de si? Você tem. Sempre. Você só precisa se acalmar e prestar atenção pra valer.

Capítulo 2

A conexão mente/corpo e a ciência por trás da cura pelo yoga

Você já pode ter tido a experiência de estar mal-humorado antes de uma aula de yoga e sair dela sentindo-se como uma pessoa completamente diferente, feliz da vida. Qual a razão disso? A meditação e o yoga podem realmente mudar seu cérebro em nível celular. Hoje, contamos com estudos científicos interessantes que explicam como o yoga faz isso e como se dão as curas obtidas por meio dele. Neste capítulo, compartilharei um pouco das pesquisas mais interessantes que encontrei sobre o "porquê". Muito disso tem a ver com o controle que temos sobre nosso corpo e mente, e até sobre nossos genes, ao praticar yoga.

PRATICAR COMO UM MONGE

Os cientistas estudaram oito monges budistas tibetanos que tinham praticado a meditação da compaixão por pelo menos 10 mil horas. Usando uma varredura do cérebro chamada ressonância magnética funcional, os pesquisadores identificaram as regiões que estavam ativas durante a meditação da compaixão. Em quase todos os casos, os monges tiveram atividade mais reforçada nessas regiões do cérebro do que os novatos usados como controle. A atividade no córtex pré-frontal esquerdo (o qual se acredita ser o centro das emoções positivas, como a felicidade) suplantava a atividade do lado direito (local das emoções negativas e da ansiedade). Se você está coçando a cabeça um pouco, tentando entender o que isso significa, eu resumo: os monges eram mais felizes, seus cérebros eram mais felizes. E um cérebro mais feliz significa um cérebro mais saudável. Isso significa um corpo mais saudável, também.

Esse estudo deixou muitos cientistas animados sobre as capacidades do nosso cérebro, porque mostrou que ele possui neuroplasticidade (ou, em outras palavras, que é flexível e moldável). O cérebro é capaz de mudar sua estrutura e função ampliando e fortalecendo os circuitos usados frequentemente, e encolhendo ou enfraquecendo aqueles que raramente são usados. Podemos realmente mudar e melhorar nosso estado de espírito e nosso cérebro por meio do yoga; quanto mais praticamos, melhor nos sentimos.

LIMITADO PELOS SEUS GENES?

Muitos cientistas também estão se concentrando recentemente em epigenética, o estudo dos mecanismos moleculares pelos quais o meio controla a atividade genética. O que isso significa para nós? Eles estão descobrindo o poder da conexão mente/corpo, ou o que os yogues têm perseguido ao longo dos tempos. Por gerações, crescemos ouvindo que estamos presos às características com as quais nascemos. Que somos um produto dos nossos genes. Quer seja o gene da magreza, o gene da obesidade, o gene do câncer ou o gene do diabetes, disseram-nos que fossem quais fossem os problemas de saúde que nossos pais e avós ou as gerações anteriores haviam tido, também os compartilharíamos. Agora, através da ciência da epigenética, estamos aprendendo que é muito mais complexo do que isso. Afirmar que somos apenas um produto dos nossos genes simplesmente não condiz com a verdade.

A boa notícia: não é tanto uma questão sobre com que genes nascemos, mas sobre como você se comunica com seus genes através de seu estilo de vida, dieta e ambiente. Faz muito sentido, na verdade, que sejamos capazes de mudar a nível genético, uma vez que somos seres vivos, que respiramos e somos mutáveis, não estátuas de pedra.

Vários estudos têm mostrado agora que a mudança de estilo de vida pode causar alterações na expressão gênica. Estresse, toxinas e comportamentos nocivos ativam trocas químicas que ligam e desligam os genes; e o oposto também é verdadeiro. E adivinhe só que prática reduz o estresse, toxinas e comportamentos nocivos para a saúde? Isso mesmo, você adivinhou: o yoga. Mas isso não é tudo. Segundo o Dr. Frank Lipman, fundador e diretor do Eleven

Dá-lhe GABA!

Pesquisadores da Escola de Medicina da Universidade de Boston descobriram que, para praticantes de yoga experientes, os níveis cerebrais de GABA aumentam 27% depois de uma sessão de yoga. GABA é um dos quatro neurotransmissores primários do nosso cérebro. Ele trabalha para reduzir o estresse e a ansiedade, bem como para regular os outros neurotransmissores. Isso sugere que a prática de yoga deve ser explorada como tratamento para distúrbios associados com baixos níveis de GABA, como depressão e ansiedade. Esses resultados também explicam o sentimento de felicidade que advém uma hora ou mais após a prática de yoga.

Wellness Center, na cidade de Nova York, e um pioneiro nos campos da medicina integrativa e funcional, "Imergir seus genes no ambiente certo (em termos de nutrição, emoções e pensamentos) irá ativar os genes da saúde e desativar os genes da 'doença'". Seus genes são controlados por uma "codificação" que lhes diz para ser ou não ser expressados – e pesquisadores acreditam que essa expressão pode ser quase totalmente controlada por seu ambiente e estilo de vida. Além disso, a forma como você se prepara para expressar seus genes durante a vida vai ser passada para seus filhos. É o que se chama de herança epigenética.

Em suma, nós somos muito mais responsáveis por nossas ações e comportamentos, e seus consequentes resultados, do que pensávamos anteriormente! Isso é ao mesmo tempo animador e um pouco assustador, porque não podemos pôr a culpa em outra pessoa. Mas não é melhor estar no controle do que sentir-se como uma marionete controlada pelos genes da família?

Agora que sabemos que temos a capacidade de mudar nossos genes, nosso cérebro e toda a nossa vida, como podemos fazer isso? Eu sei que você já sabe a minha resposta, e acabou de vislumbrar os estudos científicos que a fundamentam: por meio do yoga. Comprometer-se a uma prática regular de yoga é uma das melhores coisas que você pode fazer por si mesmo, seus filhos e netos – durante a sua vida!

O yoga nos ensina a viver em paz com nós mesmos. Aprendemos a usar nosso corpo de forma eficaz, enquanto lavamos o estresse do dia a dia, antes que ele se acumule dentro de nós e cause estragos. Aprendemos a relaxar e a focar nossa mente para que possamos nos concentrar totalmente em nossas tarefas quando necessário e a relaxar completamente quando quisermos. Menos estresse significa melhores escolhas em geral, pois, quanto mais feliz você é, menos "necessidade" você tem de buscar conforto nos lugares errados. Mas, falaremos disso mais tarde.

CURA SIMPLES, PODEROSAS POSSIBILIDADES

É muito simples. O yoga cura. Mas você tem que praticá-lo regularmente, pelo menos três ou quatro vezes por semana, para que ele funcione com você. Uma vez que fizer dele um hábito, notará o desejo de praticá-lo todos os dias, mesmo que isso signifique dez minutos de meditação num dia, uma hora de yoga físico no outro. O que e quanto tempo você pratica podem variar, mas a constância é essencial.

A abordagem mente/corpo na medicina passou de um movimento marginal subutilizado a uma complementação regular no atendimento médico tradicional no Ocidente. É agora mais comumente chamada de medicina integrativa, e é uma abordagem que visa tratar a pessoa por inteiro. A medicina integrativa, um casamento da medicina alternativa com a convencional, é a chave para solucionar o nosso mau estado de saúde coletivo. Curiosamente, as abordagens que foram categorizadas como alternativas, como a chinesa, a tibetana, e os medicamentos ayurvédicos, a massagem terapêutica, a homeopatia, a meditação e o yoga, tudo antecedeu em milhares de anos a medicina ocidental convencional. O mais antigo e sábio tem algo a dizer quando se trata de desenvolver e promover práticas de saúde. A abordagem integrativa constrói uma ponte entre o convencional e o alternativo para se encontrar uma solução viável, conservando a integridade de cada método.

Observação sem julgamento, o princípio básico tanto do yoga como da ciência, une as duas disciplinas numa abordagem sustentável, de cura. Muitas vezes, a resposta correta é a mais óbvia. Num duelo de banjos, os instrumentos podem competir para invalidar a importância de cada um ou colaborar para produzir uma linda música. Muitas vezes, uma batalha pode ser vencida unindo-se forças. A batalha para se conseguir tirar nossa saúde da sarjeta é uma que vale a pena. Ainda melhor do que isso, utilizando a abordagem da calma e do relaxamento, você pode dissolver a doença e mudar seus genes e seu destino, substituindo doenças crônicas por uma vida longa, repleta de saúde, felicidade e vitalidade.

MENTE (SOBRE) É MATÉRIA

Todos nós já ouvimos ou usamos a frase "mente sobre matéria". Ela é frequentemente usada quando estamos tentando vencer uma circunstância difícil. A prática de yoga nos mostra que nossa mente e nosso corpo não apenas estão ligados, como também estão interligados e afetam um ao outro de maneiras muito complexas, que a ciência mal começou a explorar, que dirá explicar. Entretanto, você pode experimentar a interligação mente/corpo por meio do yoga.

Você pode mudar o estado do seu corpo e da sua mente por meio do yoga. Você pode até ser muito específico e adequar a prática a fim de atender as necessidades de sua vida, até mesmo as necessidades de cada dia e momento. Por exemplo, se você se sentir ansioso ou nervoso sobre um evento futuro, técnicas calmantes como a respiração das narinas alternadas e algumas posturas sentadas com flexões laterais e para a frente podem ajudar a equilibrar o sistema nervoso, acalmar a mente, e dissolver a ansiedade a cada inspiração e expiração.

Mesmo uma simples variação na posição das mãos durante a meditação pode ajudar. Quer um impulso extra de energia? Experimente meditar com as palmas das mãos voltadas para cima sobre as coxas. Precisa de equilíbrio e apoio? Coloque as palmas das mãos voltadas para baixo.

Se você se sentir tonto ou um pouco confuso e sem foco, algumas posturas de yoga direcionadas para o aumento de fluxo sanguíneo, como a postura da cabeça e torções, seguidas de meditação, podem aguçar seu foco e dar-lhe uma energizada sem efeitos colaterais. Se você precisa perder peso, a prática regular de yoga vai reprogramar sua mente para realmente ansiar por alimentos que são saudáveis para você. Praticar a postura da vela pelo menos uma vez por dia vai regular a glândula tireoide, que controla seu metabolismo. A postura também acalma a mente, o que ajuda a reduzir os comportamentos ansiosos e compulsivos, incluindo reações exageradas. Não há nada melhor do que a prática regular de yoga para se obter uma saúde radiante. Suas curas são infinitas.

Cada pessoa tem uma experiência única e individual com cada prática. É por isso que penso que dizer a alguém o que deveria estar sentindo não é uma das melhores maneiras de ensinar e compartilhar o yoga. São os nossos próprios sentimentos – nossa intuição, consciência e capacidade pessoal – que lideram o caminho para a cura. Não vou instruí-lo sobre o modo como você deve se sentir, mas vou ensinar técnicas específicas que o levarão a conectar-se consigo mesmo. As respostas virão até você quando estiver no caminho certo.

O que mais o yoga pode curar?... Bem, quase tudo!

A CURA PELO YOGA: DOENÇAS CRÔNICAS

Em 2007, Kyeongra Yang, da Escola de Enfermagem da Universidade de Pittsburgh, publicou um artigo na revista *Evidence-Based Complementary and Alternative Medicine* analisando estudos publicados sobre o uso do yoga para reduzir a obesidade, a pressão arterial elevada, os altos níveis de glicose e o colesterol alto – principais fatores de risco para doenças, incluindo as cardíacas, derrame e diabetes. Os estudos que Kang analisou constataram que a prática regular de yoga reduz o peso corporal, a pressão arterial, o colesterol, a glicemia e os níveis de estresse. O yoga estimula a atividade física, uma dieta saudável, a melhora do humor, um sentimento de autoeficiência, e uma forte qualidade de vida geral. Os estudos levaram em consideração uma variedade de práticas de yoga, incluindo posturas físicas e técnicas de meditação.

Não é segredo que são as companhias farmacêuticas que financiam uma grande quantidade de pesquisas. O objetivo disso: descobrir um lucrativo "santo graal" das drogas que elimine os sintomas ou cure doenças causadas por um estilo de vida pouco saudável. Muitas vezes, essas drogas funcionam e podem ser bastante úteis para ajudar a prolongar a vida ou suprimir sintomas, mas as drogas muitas vezes também têm efeitos colaterais desagradáveis e prejudiciais, e por si sós raramente são uma cura completa.

Ao contrário das drogas, o yoga não tem efeitos colaterais nocivos, quando praticado com atenção e cuidado. Vez por outra, as pessoas até podem se machucar numa aula de yoga, mas isso acontece, na maioria das vezes, porque elas não estão prestando atenção e tentam forçar posições para as quais ainda não estão prontas. O verdadeiro segredo do yoga consiste em prestar atenção exatamente no que está acontecendo com você e, então, agir em conformidade.

Temos escolha quando se trata da maneira como vivemos e como pensamos, e de promover a nossa saúde e a saúde do mundo. Podemos apontar o dedo e culpar o sistema por suas práticas desleais e corruptas. Ou podemos cuidar de nossa própria saúde e da saúde de todos aqueles que se preocupam em viver uma vida saudável, em vez de depender de pílulas para consertar coisas que poderiam muito bem ter sido evitadas, para começo de conversa. Então, em vez de apenas reclamar do sistema em que vivemos, no qual as empresas farmacêuticas surgem com uma pílula mágica para corrigir cada problema, podemos começar a mudar a nós mesmos e o nosso mundo [...] uma respiração de cada vez. O trabalho eficaz é sempre interno. Lembre-se, tudo acontece com uma respiração de cada vez.

A CURA PELO YOGA: MELHORANDO O SEU HUMOR

A prática do yoga tem efeitos profundos sobre o humor. Falo por experiência própria quando afirmo que você pode estar tendo um dia muito ruim, ou estar num péssimo estado de espírito, dirigir-se a uma aula de yoga e, depois de mais ou menos uma hora, sentir-se completamente diferente e num estado de espírito muito mais leve. A prática regular estabilizou meu humor, e mudou tudo para melhor.

Não que a prática de yoga coloque você numa espécie de coma emocional, no qual você não sente nada. É exatamente o contrário! O yoga nos permite ver as coisas com mais clareza e ganhar espaço para nos movimentarmos dentro de nossa vida emocional. O yoga nos dá a perspectiva para observar o que gostaríamos de fazer, sem ficarmos enredados e consumidos no momento. Os resultados dessa perspectiva equilibrada podem ser enormes em quase todos os aspectos da nossa vida. Somos mais produtivos no trabalho quando estamos menos envolvidos emocionalmente, menos tensos e preocupados. Podemos cultivar relacionamentos duradouros e significativos quando temos um pouco de distanciamento de nossas emoções e por conta disso somos capazes de nos comunicar com compaixão, foco e facilidade.

Pesquisadores australianos da Universidade de Deakin, em Melbourne, realizaram um estudo utilizando o yoga tanto como terapia preventiva como para tratamento dos sintomas de doença mental. Os participantes passaram por um programa de yoga de seis semanas, que incluiu técnicas de respiração; posturas de yoga elaboradas para aumentar a força, a vitalidade e a flexibilidade; e relaxamento guiado e meditação. O objetivo era ver se os participantes aumentariam sua resistência ao sofrimento emocional, desenvolvendo uma maior tranquilidade, autoaceitação, uma perspectiva mais equilibrada da vida e melhora na concentração — coisas que os pesquisado-

CURAS DA VIDA REAL:
O transtorno obsessivo-compulsivo (TOC) de Dave

Apresento-lhes o caso de Dave, um praticante de yoga Strala* (um dos primeiros adeptos, dos tempos em que eu dava aulas de yoga no meu apartamento). Dave sofria havia algum tempo de TOC, um transtorno de ansiedade em que uma mente hiperativa frequentemente elege obsessões e rituais arbitrários para se manter ocupada. As pessoas que têm TOC relatam que, às vezes, o cérebro se parece um pouco com um jogo de pinball, quicando de um assunto para o outro, fora de controle.

Dave diz que teve uma melhora de 60 a 70% em seus sintomas do TOC ao longo dos últimos dois anos de prática esporádica de yoga. Ele acha que a respiração e a meditação são as atividades mais diretamente úteis para desacelerar seu cérebro.

Se você pesquisar na Internet sobre conexões entre TOC e yoga, como fez Dave, poderá encontrar informações sobre os benefícios da meditação e a respiração das narinas alternadas (uma técnica que é um grande tratamento para a ansiedade, entre outras coisas), mas, provavelmente, não achará nada sobre a grande eficácia do yoga no controle desse transtorno. O que você encontrará será uma enorme quantidade de sites médicos e uma enorme quantidade de medicamentos disponíveis como escolhas preferenciais para o tratamento do TOC. Que mal há em dar ao yoga uma chance, como Dave fez, para ver se esse tratamento "das antigas" não pode ajudar?

---

* Strala é uma palavra sueca e significa "que irradia luz". Foi o nome escolhido por Tara Stiles e seu marido, Michael Taylor, para batizar o estúdio de yoga que o casal fundou em Nova York, depois que se conheceram. Em 2010, o estilo de yoga criado e ensinado por Stiles, mais acessível, e baseado exclusivamente nos aspectos físicos e nos benefícios para a saúde, sem preocupações filosóficas ou espirituais, passou a ser conhecido como yoga Strala.

res acreditavam que poderiam ser alcançadas com o yoga. Eles compararam sintomas de estresse, ansiedade e depressão em três grupos: praticantes regulares de yoga, iniciantes que começavam a praticar o yoga como terapia para a depressão e o estresse, e um grupo de controle que não praticava yoga. O estudo também analisou a percepção dos participantes da espiritualidade intrínseca (um sentido inerente de conexão ou plenitude espiritual) antes e depois da prática de yoga por seis semanas.

Quando os três grupos de estudo foram comparados ao final de seis semanas, os novatos do grupo de yoga tinham, em média, níveis mais baixos para os sintomas de depressão, ansiedade e estresse do que antes do início do estudo. Não é de surpreender que as pessoas que já praticavam yoga e as do grupo de controle não apresentaram nenhuma mudança. Além disso, os participantes do grupo de yoga iniciante apresentaram, conforme eles mesmos relataram, um aumento de conexão espiritual.

A CURA PELO YOGA: DORES E DESCONFORTOS

No dia a dia, a prática regular de yoga melhora sintomas e muitas vezes pode reverter completamente quadros de dores no corpo resultantes tanto do excesso de trabalho sedentário, atrás das mesas dos escritórios — por exemplo tensão no pescoço, ombros, quadris e pulsos — como também de outros tipos de dores: nas costas, ciáticas, lesões esportivas, ou até mesmo problemas causados pela prática incorreta de yoga. Até mesmo dores, desconforto e diminuição da amplitude de movimentos causados pela artrite e fibromialgia têm sido mitigados pelo yoga.

Cientistas da Universidade Johns Hopkins, em Baltimore, dividiram um grupo de trinta adultos sedentários com artrite reumatoide (AR) em dois subgrupos: um participou de um programa de oito semanas de yoga e o outro foi colocado numa lista de espera e serviu como controle. As pessoas do grupo de yoga participaram de duas aulas de uma hora por semana e foram instruídas a praticar em casa também. Posturas tradicionais de yoga foram modificadas conforme a necessidade para acomodar eventuais limitações físicas devido à doença. Também foram incluídos nas sessões a respiração profunda, relaxamento e técnicas de meditação. A equipe de pesquisa descobriu que aqueles que participaram de oito semanas de yoga apresentaram significativamente menos sensibilidade e inchaço nas articulações do que tinham antes de iniciar as aulas. O grupo da lista de espera não apresentou mudanças relevantes.

CURAS DA VIDA REAL: O acidente de carro de Heidi

Heidi Kristoffer, uma professora de yoga, curou o trauma e limitações dramáticas de seu corpo por meio do yoga. Ela havia sofrido uma hérnia de disco no pescoço devido a um acidente de carro e, até onde conseguia se lembrar, achava que tinha apenas as costas "ruins" e que sua dor era normal. Depois de um tempo, Heidi começou a ser afligida pela ciática do lado esquerdo. Foi quando os médicos descobriram que ela tinha realmente quebrado as vértebras L2 e L3 de sua coluna vertebral. Como as fraturas não haviam sido diagnosticadas na ocasião do acidente, ela não pudera se curar corretamente, e os médicos achavam que nunca mais o faria. Um deles chegou a dizer a Heidi que nunca tinha visto alguém de pé com o tipo de dano que ela sofrera, quanto mais se locomovendo e se movimentando. Uma coisa que os médicos estavam de acordo era que o yoga havia sido benéfico para ela e provavelmente a salvara de mais danos.

Heidi conseguiu evitar a cirurgia fortalecendo os músculos em torno da coluna vertebral que mantêm tudo no lugar. Quanto mais ela trabalhava no fortalecimento, focava-se no alinhamento e prestava atenção no seu corpo, mais forte e mais saudável suas costas foram se tornando. Agora, Heidi acorda todos os dias livre da dor, feliz e animada com a vida.

James Carson, PhD, pesquisador e psicólogo da Oregon Health and Science University, em Portland, recrutou pessoas portadoras de fibromialgia para uma aula de yoga semanal de duas horas e descobriu que sintomas como dor, fadiga e rigidez foram reduzidos em 30% em mais da metade dos participantes. Um grupo de controle continuou seu regime regular de tratamento e não relatou nenhuma mudança nos sintomas. Carson acredita que o programa de yoga utilizado no estudo é uma forma de baixo impacto para os pacientes de fibromialgia se movimentarem, e praticar yoga pode até mudar a forma como o sistema nervoso central responde à dor.

QUAL VAI SER O SEU TIPO DE "CONSERTO": VOCÊ MESMO OU UMA PÍLULA?

As histórias que eu incluí neste capítulo são apenas um pequeno apanhado do que escutei no meu estúdio; há muito mais. De um amigo com esclerose múltipla que encontrou ajuda para a espasticidade dos músculos a alguém que afirma que o yoga cura até psoríase.

Existe uma pílula para corrigir praticamente tudo o que acontece de errado com seu corpo ou sua mente. Há comida rápida, barata e viciante disponível onde quer que olhemos. Existem dietas que prometem a perda de peso em excesso em questão de dias. Há equipamentos de ginástica que garantem minimizar seu esforço físico enquanto você obtém um corpo forte, magro e tonificado. Entretanto, nenhuma dessas soluções é sustentável. Na verdade, elas lhe trazem problemas de saúde, falta de força e de sabedoria. Mas, com a prática correta de yoga, a história é outra.

Quando fazemos yoga, percebemos que somos um todo expansivo e maleável: corpo, mente e espírito são totalmente nossos para moldá-los. A partir dessa constatação, podemos começar a abordar nossa vida de uma maneira consciente e fundamentada, que é útil para se viver uma vida mais saudável, feliz e repleta de alegria.

Já que não podemos nos dividir em mente e corpo, é muito útil tratar a pessoa como um todo, em vez de partes individuais. As curas que você vai encontrar nas páginas seguintes abordam todo o seu ser. Seu corpo e sua mente estão interligados, por isso é importante abordar seu ser como um todo, em vez de isolar problemas e doenças. É claro que curar partes individuais é útil quando se trata de lidar com um corte no dedo ou um osso quebrado, mas, no caso de doenças mais complexas como estresse, insônia e depressão, é essencial levar o todo em conta. Cada vez mais médicos de formação ocidental estão recomendando yoga, meditação e técnicas de relaxamento para promover a saúde, e também prevenir e curar males e doenças. Ao longo do tempo em que venho ensinando, tenho percebido uma grande mudança. Médicos têm recomendado aulas de yoga a seus pacientes acometidos por toda sorte de problemas, de dores nas costas a ansiedade, de pressão alta a obesidade, e até mesmo como auxílio complementar em doenças tão graves como o câncer.

Depois dessa breve caminhada através das pesquisas que têm sido realizadas, você agora já sabe que meditação, yoga, relaxamento e outras técnicas visuais podem trazer importantes benefícios para quem as pratica.

Como eu disse antes, a ciência finalmente está se aproximando do que os praticantes de yoga sabem há tanto tempo: que ele sempre foi capaz de curar o corpo e a mente. O yoga é algo que pertence a todos nós, por isso todos temos o poder de nos curar. Quanto mais pesquisas ilustrarem o poder de cura do yoga, mais oportunidades nossa geração e gerações vindouras terão de acessar seu próprio agente de cura interno e desfrutar de uma transformação radiante em sua saúde. Ok, é melhor eu parar por aqui. Sei que parece que estou me deixando levar pela empolgação, e tanto papo já está se tornando um pouco enfadonho. Mas, como acabei de mostrar, você não tem que acreditar em mim: confie na ciência e confie em si mesmo. Sua saúde vai agradecer por isso.

Agora que você já sabe que quer experimentar o yoga, por onde começar? Basta ir para a próxima página [...] e seguir sua intuição.

Capítulo 3

Para começar, basta seguir sua intuição

Pensar é útil na nossa vida cotidiana, em que temos de resolver problemas, tomar decisões e atravessar a rua. Mas, para construirmos as ferramentas que precisamos para curar a nós mesmos – intuição, sensibilidade e consciência de si mesmo –, precisamos acalmar nossa mente. A resposta para isso? Está bem diante do seu nariz.

A maior parte do tempo, o que fazemos é andar por aí sem prestar atenção no que fazemos, forçando os músculos e nosso caminho para dentro e através das coisas. Quando nos concentramos na respiração, começamos com a quantidade de ar que colocamos para dentro. Mais ar significa que tudo se torna mais leve, mais fácil e mais eficiente, como uma brisa morna e agradável soprando pela casa do seu corpo.

Quando aprendemos a prestar atenção em nossa respiração, acabamos trazendo um sopro de ar fresco para outros setores da nossa vida, também. A vida muda, se expande, torna-se mais fácil, mais leve e mais divertida à medida que trazemos para ela mais fôlego, espaço, luz [...] ar. Coisas boas.

Respirar é algo que todo mundo deve fazer para se manter vivo. Meditação é algo que qualquer um pode fazer para se desenvolver. Você pode meditar por cinco segundos, cinco minutos ou uma hora. Use o pouco ou muito tempo que tiver. Arranje mais tempo, se puder. Os benefícios da meditação são surpreendentes e variam de uma sensação de calma à redução do estresse, ao aumento da concentração e criatividade, e à dissolução de impulsos negativos, bem como a criação de um poderoso senso de conectividade e propósito. Se você escolher experimentar e começar a colher os benefícios da concentração na respiração, é de esperar que você passe a dedicar tempo a isso mais frequentemente.

O que é a meditação? Simplesmente, é acalmar a mente, observando a respiração, em vez de nos deixar levar por nossas preocupações e pensamentos frenéticos e caóticos. E essa é uma prática poderosa. Ela nos conecta com nosso âmago. Quanto mais fazemos isso, mais nos damos conta de que tudo o que precisamos está dentro de nós.

Algo interessante acontece quando mudamos de alguém que está respirando para alguém que está observando a respiração ir e vir. Passamos para o "modo observador". No momento em que nos tornamos conscientes de nossa respiração, começamos a abrir espaço para que a mente se acalme. Nossos batimentos cardíacos se tornam mais lentos e temos espaço para respirar. Observação torna-se meditação.

HORA DE PRATICAR YOGA: SEGUINDO SUA RESPIRAÇÃO

Vamos agora abordar brevemente algumas coisas que acontecem com a respiração, tanto quando está sob controle como quando está descontrolada. Vamos discorrer sobre algumas técnicas que são úteis se você estiver praticando yoga, relaxando em casa ou indo para o trabalho.

Respiração curta, rápida e fora de controle

Todos nós experimentamos esse tipo de respiração, seja quando estamos subindo correndo um lance de escada, envolvidos numa discussão acalorada, ou ouvindo alguma notícia emocionante. Quando a respiração se torna curta e rápida no yoga, isso é um sinal para você recuar de determinada postura física até que você consiga prosseguir prolongando e aprofundando a respiração. No caso de a respiração se tornar curta e rápida, leve o tempo que precisar para regulá-la novamente.

Da próxima vez que você subir correndo uma escada ou estiver apressado para chegar a algum lugar, observe sua respiração. Se estiver curta e rápida, detenha-se um momento para trazê-la de volta a um ritmo mais calmo. Se você conseguir manter uma respiração calma e profunda mesmo quando estiver fazendo coisas difíceis, isso se traduzirá em inúmeros benefícios em todos os setores de sua vida.

Respiração tranquila

Espera-se que esse seja o tipo de respiração que se tenha durante a maior parte do dia, quando estamos em repouso. Inspirações e expirações fáceis e tranquilas. Esse é um bom ponto de partida quando você estiver praticando meditação. Você pode permanecer com a respiração serena enquanto medita, ou aprofundar e alongar suas inspirações e expirações ainda mais. Não há uma maneira absoluta de se meditar; é bom estar ciente de algumas opções e, claro, estar ciente de sua respiração.

Experimente agora: Sente-se confortavelmente e apenas observe sua respiração. Não tente guiá-la. Basta sentir-se à vontade com ela e com você mesmo. Se sua atenção divagar, simplesmente traga-a de volta suavemente.

Respiração longa e profunda

Essa é a respiração desejada quando se pratica yoga ativamente. Quando você inspira e expira profundamente, seus músculos podem trabalhar com eficiência e sua mente consegue se acalmar. Permita que os movimentos partam de sua respiração longa e profunda e, então, tudo o que você fizer com seu corpo fluirá com mais facilidade. Tente evitar ultrapassar seus limites e forçar o corpo. Se perceber que está forçando a barra, sua respiração provavelmente estará mais curta. Quando a respiração diminuir, simplesmente guie-a de volta.

Experimente agora: Sente-se ereto e confortável. Feche os olhos e comece a prestar atenção na sua respiração. Prolongue e aprofunde suas inspirações e expirações, estabelecendo um ritmo agradável, cheio, profundo e uniforme. Continue respirando nesse ritmo por alguns minutos. Como você se sente?

Respiração Darth Vader

A respiração Ujjayi – apelidada de respiração Darth Vader porque quando você a pratica soa como o vilão de Guerra nas Estrelas – concentra a mente durante a prática de yoga e da meditação, e também estimula especificamente o nervo vago, que desencadeia sinais no corpo que fazem você feliz.

Experimente agora: Sente-se ereto e confortável. Feche os olhos e comece a prestar atenção na sua respiração. Prolongue e aprofunde suas inspirações e expirações, estabelecendo um ritmo agradável, cheio, profundo e uniforme. Contraia a parte de trás da garganta um pouquinho de modo que, ao inspirar e expirar, você produza um som de assobio suave. Continue respirando dessa maneira por alguns minutos. Como você se sente? Alguma diferença em relação ao exercício anterior, apenas com respirações longas e profundas?

Respiração das narinas alternadas

A respiração das narinas alternadas acalma o sistema nervoso, alivia a ansiedade, limpa a congestão e deixa você sentindo-se muito feliz [...] mesmo depois de apenas alguns minutos de inspiração e expiração. É ótimo praticar a respiração das narinas alternadas todos os dias, mesmo que só por alguns instantes. Se você estiver indo para uma reunião ou evento que o está deixando ansioso, faça a respiração das narinas alternadas por alguns instantes

antes para aliviar o estresse. Ela também é perfeita para a prática da meditação para centrar o corpo e concentrar a mente. Quando você está sofrendo de um resfriado, alergia ou qualquer congestão nasal, faça-a todos os dias enquanto estiver enfrentando esses desagradáveis sintomas.

Experimente agora: Sente-se ereto e confortável. Com a mão direita, curve os dedos indicador e médio em direção à palma. Você vai usar o dedo anular e o polegar, pois o espaço entre eles é perfeito para acomodar o nariz. Essa posição da mão vai ajudá-lo a alternar as narinas enquanto inspira e expira.

Pressione o dedo anular sobre a narina esquerda e inspire pela narina direita, contando até quatro. Feche a narina direita com o polegar de modo que ambas as narinas permaneçam fechadas. Conte até quatro prendendo o ar. Solte o dedo anular e deixe todo o ar sair pela narina esquerda, contando até quatro. Inverta o padrão começando por inspirar pela narina esquerda, mantendo ambas fechadas, e expirando o ar pela narina direita. Repita toda a operação durante três a cinco minutos.

Respiração do fole

A respiração do fole é ótima para limpar todo o organismo, tanto física quanto mentalmente. Você vai realizar expirações curtas e rápidas pelo nariz, deixando as inspirações acontecerem naturalmente. A respiração do fole possibilita uma limpeza rápida nos sistemas circulatório e nervoso, junto com um impulso de energia.

Experimente agora: Sente-se ereto e confortável. Inspire longa e profundamente. Expire fortemente pelo nariz, deixe a inspiração seguir naturalmente e repita a operação num ritmo mediano por alguns segundos. Se você se sentir confortável, comece a acelerar o ritmo até que esteja expirando muito rapidamente. Tente continuar durante trinta segundos a um minuto. Quando estiver pronto para terminar, abrande as expirações gradualmente até que possa retomar a respiração normal e profunda.

Respiração do fogo

Se você está sempre com frio e precisa se aquecer rapidamente, a respiração do fogo é a técnica ideal. A respiração do fogo gera calor e aumenta seu nível de energia. Depois de alguns segundos dessa respiração você vai se sentir renovado e energizado. A respiração do fogo oxigena o sangue, ajudando a desintoxicar e remover os resíduos de forma mais eficaz. Também equilibra o sistema nervoso, massageia os órgãos internos e melhora o sistema digestivo.

Experimente agora: Sente-se ereto e confortável. Inspire longa e profundamente. Expire o ar por completo. Comece a inspirar e expirar muito rápido, como se estivesse bufando.

Durante esses momentos em que estamos concentrando nossa atenção na respiração, nós nos distanciamos da maneira como vivenciamos o tempo no restante do dia. O tempo literalmente parece passar mais vagarosamente durante a meditação, e, quando você sai dessa meditação da respiração, a quantidade de tempo que passou ou deixou de passar pode surpreendê-lo. Alguma vez você já teve uma experiência na qual o tempo pareceu desacelerar significativamente ou até mesmo ficar parado? Atletas referem-se a esse fenômeno como "estar na zona", uma espécie de transe, de concentração automática que possibilita um nível de *performance* mais elevado. Depois de Michael Jordan marcar 35 pontos na primeira metade de um jogo ele disse: "Não dá para explicar. Parece que o tempo para. Não tinha como errar, é como se eu não pudesse perder. Estou na zona".

Todos nós temos a capacidade de entrar nesse estado, cultivando a prática regular de meditação. E a boa notícia é que ele só melhora. Quanto mais você praticar, mais completa e poderosa será essa sensação!

Por que isso é tão importante? Por causa do efeito dominó que advém com a atenção consciente voltada para nós mesmos. Continue lendo. Antes de chegarmos às curas, gostaria de "ligar os pontos" do yoga um pouco mais, com o objetivo de formar a figura total, que é uma vida saudável.

O EFEITO DOMINÓ

Com a prática regular de yoga, podemos gerenciar o estresse, bem como aprender a deixar de lado as coisas que contribuem para ele, para começo de conversa. Podemos purificar o corpo e a mente numa base regular. Podemos evitar que muitas doenças venham a se instalar e lidar muito melhor com as que aparecerem.

Quanto mais praticamos yoga e meditação, mais nos tornamos sensíveis aos alimentos que são bons para nós. Uma coisa realmente transformadora e que acontece com muita frequência quando alguém inicia a prática regular de yoga é que o desejo por alimentos não muito saudáveis de fato se redireciona para aqueles que são nutritivos e curativos.

CURAS DA VIDA REAL:
A transformação de Leslie, do bacon para o brócolis

Leslie entrou no estúdio de yoga e decidiu que iria praticá-lo todos os dias durante duas semanas. Ela tinha acabado de ser demitida e queria começar uma rotina que a fizesse sentir-se bem com seu corpo e mente. Seus hábitos alimentares não eram dos melhores. Em casa, ela costumava fazer um lanche de bacon entre as refeições, e na hora das refeições regulares comia um monte de alimentos fritos e salgados. Ela mencionou depois de apenas uma semana de yoga que seus desejos mudaram drasticamente. Leslie percebeu que quando saía das aulas queria comer algo fresco. Ela começou a preparar legumes e verduras para si mesma. Também sentiu vontade de cozinhar sua própria comida, e não comprar algo pronto para viagem, como se costuma fazer quando se come fora todos os dias, e que era seu hábito pré-yoga.

A transformação de Leslie do bacon para o brócolis não foi surpreendente e tampouco inusitada. Praticar yoga chama a atenção para o que você sente e para o que você precisa para se sentir bem. O corpo e a mente querem combustível saudável. Na maior parte do tempo, não costumamos nos dar o que realmente precisamos, porque estamos fora de contato com o que realmente queremos!

Quanto mais praticamos yoga, mais somos atraídos para outras práticas saudáveis. Você não apenas irá naturalmente começar a desejar alimentos mais saudáveis, como irá querer se cuidar melhor, passar mais tempo de qualidade com amigos e familiares, e até mesmo tornar-se mais sensível às maravilhas da vida diária. Todo esse lance de respirar e prestar atenção faz maravilhas.

HORA DE PRATICAR YOGA: QUAIS HÁBITOS ESTÃO AJUDANDO/PREJUDICANDO VOCÊ?

Neste exercício, você vai precisar de uma folha de papel e algo para escrever. Tire alguns momentos para refletir sobre terapias consagradas que você adotou e usa em sua vida. Pode ser a prática de yoga, leitura, um tipo de exercício ou atividade artística, longas caminhadas com os amigos, ou uma dica fantástica que um amigo próximo ou membro da família passou para você.

De um lado do papel, liste todas as práticas e hábitos de vida saudáveis que você incorporou à sua vida e o beneficiam numa base diária. Não precisa ser nada supersério. Pode ser tão simples como tomar um banho quente de banheira para relaxar no fim de uma longa semana.

Agora, do outro lado do papel, escreva hábitos que você tem e que não são os melhores, aqueles que gostaria de mudar em sua vida. A lista poderia incluir itens como diminuir o estresse, comer menos alimentos processados, beber menos álcool, ou questões maiores, como parar de fumar ou encontrar alternativas para medicamentos, se possível.

Agora que você tem suas duas listas, observe sem julgar qual é a mais longa. São os hábitos saudáveis ou os hábitos que você gostaria de mudar? Basta olhar, sem julgar.

Agora que você tem seus hábitos bem diante de você, é hora de começar a trabalhar. Se você tem um monte de práticas listadas no lado saudável, decida como você irá mantê-las integradas a sua vida e acrescentar outras mais, se possível. Seja específico, como "Vou meditar por dez minutos antes de ir dormir esta noite" ou "Vou preparar um jantar saudável de brócolis e quinoa hoje à noite". Pense em maneiras de compartilhar seus hábitos saudáveis com pessoas próximas a você. Precisamos manter vivos esses comportamentos positivos, passando-os para os outros.

Agora, se os hábitos que você gostaria de mudar pesam mais em sua lista, está tudo bem, também. Começamos de onde estamos e, como eu já disse, estamos sempre exatamente onde precisamos estar. Então, vamos bolar um plano.

Começando agora mesmo, decida sobre uma coisa que você gostaria de mudar. Não precisa ser algo drástico. Pode ser tão simples como prometer que, pelo resto do dia, sempre que você sentir que está ficando estressado irá prestar atenção à sua respiração por cinco longas e profundas respirações. Ou talvez, por hoje, você não vai comer nenhum alimento processado, e tentará fazer a mesma coisa amanhã. Sejam quais forem seus desafios, decida aceitar um deles hoje. Insufle vida nova nele e você irá transformá-lo em algo bonito [...] assim como você próprio irá se transformar.

INSPIRAÇÃO ZEN

Respire fundo. O momento presente é onde tudo está sempre acontecendo e onde você precisa estar. Cada respiração traz você direto ao presente.

Parte 2
LISTA COMPLETA DE CURAS

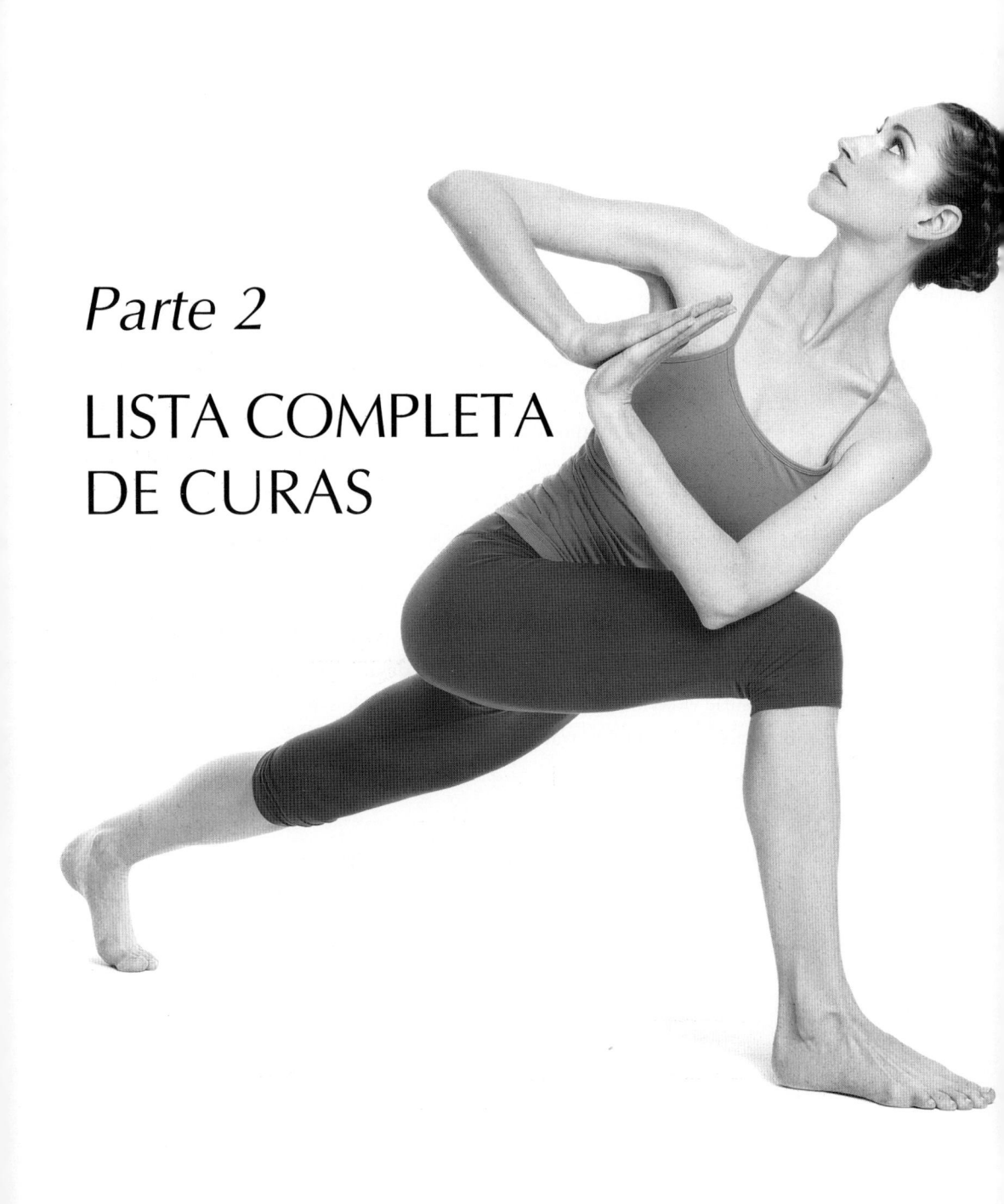

Quando já estamos sentindo dor, uma cuidadosa atenção é necessária para a transcendermos e começar a cura.

Uma coisa importante sobre o yoga: seu foco está em nós, em vez de simplesmente sobre os nossos problemas. Com ele, tratamos nosso eu por completo, e não uma doença. Quando você cura com yoga, está curando a raiz de tudo o que está no caminho. Não é simplesmente uma questão de mascarar o problema sem tocar a causa, um tipo de abordagem que muito frequentemente resulta em mais problemas e efeitos colaterais pipocando em outros lugares.

As posturas de yoga, os movimentos e as técnicas de respiração são elaborados para curar seu corpo, criando intrincados padrões que corrigem desequilíbrios no sistema nervoso no nível celular. As posturas são desenvolvidas para regular a tireoide, o fluxo sanguíneo, o sistema digestivo, e até mesmo a atividade cerebral. O yoga ajuda você a se reconstruir e revigorar-se de dentro para fora. Quem não merece isso? Ser saudável e feliz. Ele funciona para mim [...] mas isso acontece porque, como eu já disse antes, o yoga cura.

Frequentemente, a mais simples das respostas para um problema está bem diante do nosso nariz. Com o yoga, a resposta encontra-se ainda mais perto do que isso. Está simplesmente dentro de nós.

> *Tudo é possível. Se você acha que pode ou acha que não pode, você tem razão.*
>
> — Henry Ford

Eu amo o caráter universal dessa citação de Henry Ford porque abrange muitas coisas, inclusive a capacidade de cura do yoga. O yoga tem a ver sobretudo com o que está acontecendo em sua mente. Se você acredita que algo é possível, então ele pode ser. Se você acredita que algo é impossível, então ele o é para você, até que você mude sua mente. E a chave é que ninguém pode mudar sua mente para você, apenas você.

O yoga nos ensina a estar à vontade em nosso corpo e mente. Se pudermos aprender a ficar à vontade, nossos sistemas muscular, circulatório, imunológico, nervoso e hormonal podem funcionar muito bem e nos manter radiantes e saudáveis ao longo de toda a nossa vida. Por outro lado, quando nosso corpo e nossa mente estão tensos, esgotados e estressados, todos os tipos de coisas começam a dar errado.

Se você não acreditar que pode fazer isso, não vai funcionar. Então, sugiro que comece a acreditar em si mesmo. Vou guiá-lo na direção das técnicas que podem funcionar para você, mas você tem que fazer o trabalho por conta própria. Acreditar em si mesmo é seu melhor remédio.

Ferramentas para a prática

Algumas coisas que você pode querer ter à mão para auxiliá-lo enquanto você pratica:

2 blocos de yoga: Você pode encontrá-los na maioria das lojas de *fitness*, e, claro, *on-line*. Blocos de yoga são de grande auxílio para muitas posturas. Se você não tiver blocos de yoga, não se preocupe, pode substituí-los por algumas almofadas firmes na maioria das posturas.

1 cobertor: Pode ser qualquer cobertor no qual você não se importe de deitar em cima.

1 tapete de yoga: Você provavelmente vai querer um tapete sobre o qual praticar, a fim de contar com algum acolchoamento e evitar sair deslizando. Se você não tiver um tapete de yoga, pode praticar onde quer que esteja — no piso de madeira, sobre o carpete ou um tapete qualquer. Basta que dê para ajoelhar com facilidade!

MAIS UMA COISA...

As curas a seguir são destinadas a inspirar você a forjar e manter um caminho duradouro de radiante saúde em sua vida. Espero que elas aliviem dores, reduzam o estresse, aliviem a tensão e promovam a saúde, felicidade, bem-estar e paz de espírito em você.

Essas curas não são elaboradas para ser um conserto rápido ou um paliativo para uma questão premente, nem uma substituição a outro cuidado e atenção à sua saúde e bem-estar. Por favor, use sempre o bom senso ao praticar yoga, e também quando autodiagnosticar sintomas.

Para o yoga curar, você tem que ser constante, honesto consigo mesmo e estar envolvido. O que é importante para a cura é a maneira como você executa as posturas, não basta apenas colocar seu corpo em determinada posição. Ao prestar muita atenção na sua respiração e no seu todo, você estará no caminho para se curar de muitos dos pequenos problemas da vida e até mesmo alguns dos grandes. Mesmo quando a cura não é possível, o yoga pode nos ajudar a ganhar perspectiva e viver a vida da melhor forma possível, sejam quais forem as nossas condições.

Cada cura mencionada neste livro ilustra algumas posturas-chave do yoga, selecionadas para se obter um efeito específico, ou um conjunto de efeitos, em seu corpo e mente. Seja qual for o objetivo, aliviar alergias, acne, TPM ou ressacas, essas curas são um trampolim para uma saúde e uma felicidade fantásticas. Pense nessas curas como diferentes portões de entrada para uma vida repleta de energia, vigor e entusiasmo.

Essas curas vão funcionar se você tiver paciência, paz de espírito, corpo relaxado, respiração compassada, e, mais uma vez, se você prestar muita atenção.

Por favor, respeite seu corpo, vá com calma, e, é claro, divirta-se. O yoga é para ser agradável. Desfrute da sua respiração. Desfrute de seu corpo. Aproveite a conexão consigo mesmo. Agora, vamos fazer um pouco de yoga!

YOGA DIÁRIO

Para colhermos os inúmeros benefícios do yoga é importante que sua prática seja diária. Se você está enfrentando uma doença, está trabalhando em direção a um objetivo pessoal, ou simplesmente deseja manter sua saúde e felicidade, a constância é essencial.

Se você é novo na prática do yoga e está oprimido pela ideia de rolar sobre o tapete de yoga todos os dias por toda a eternidade, em vez disso, comece com uma meditação muito simples todos os dias. Leva apenas um instante observar a respiração e, uma vez embarcando nessa, você provavelmente ficará viciado. A prática regular logo será tão natural como acordar de manhã. Tire um tempo para si mesmo. Sua saúde e sua felicidade valem a pena. Eu prometo, você não vai se arrepender.

Aquecimento

Antes de cada rotina, se você preferir acrescentar um aquecimento, sugiro que passe alguns minutos em meditação sentada. Em seguida, dedique alguns minutos de saudações ao sol, assim você pode ficar centrado e conectado com sua respiração e começar a acordar e sentir todo o seu corpo. Cada vez que você praticar vai se sentir diferente, então, permita que seu corpo se afaste e se ajuste adequadamente, dependendo de como você se sente.

Meditação sentada

Sente-se bem ereto, da maneira mais confortável possível. Relaxe os ombros, de modo que eles fiquem longe de suas orelhas. Descanse as mãos sobre as coxas (palmas para cima ou para baixo, o que for mais confortável para você) e feche os olhos. Comece a concentrar a atenção em sua respiração. Observe o ar entrar na inspiração e sair na expiração. Acalme a mente no espaço entre elas. Comece a prolongar e aprofundar suas inspirações e expirações, estabelecendo um ritmo lento e fácil de respirar. Se um pensamento começar a entrar na sua mente, simplesmente observe-o como uma nuvem passando. Deixe o pensamento passar e volte para sua respiração. Continue observando a respiração por três a cinco minutos. Você pode usar um cronômetro se julgar conveniente, ou pode simplesmente sentir e constatar depois quanto tempo se passou realmente quando você abrir os olhos. Qualquer das duas maneiras é útil.

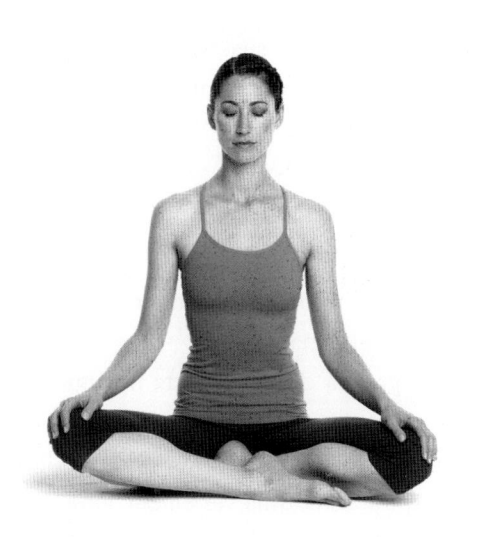

Saudações ao sol

Há muitas variações de saudações ao sol. Esta é uma versão muito simples, elaborada para alongar todo o seu corpo. Mova-se suavemente entre cada uma dessas posturas. Sinta-se livre para adicionar ou subtrair movimentos, dependendo de como você gostaria de personalizar sua prática. Em algumas das posturas você respirará ou com inspirações profundas ou com longas expirações, e poderá manter algumas das posições de uma até cinco respirações completas, ou mais, se preferir. O mais importante é encontrar o jeito certo para você ao longo da sequência, permitindo que seu corpo se mova com facilidade, e desfrutando da sensação de se mover suavemente através do espaço. Cada inspiração cria espaço e extensão em seu corpo e mente. Cada expiração libera tensão e move você para aquele novo espaço. Quanto mais profundamente você respira, mais você se abre. Então, respire total e profundamente e aproveite o passeio!

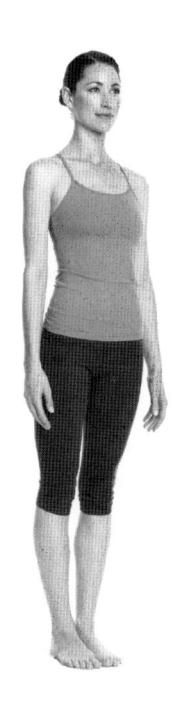

Postura da montanha

Posicione-se sobre a ponta do tapete de yoga. Pés paralelos e ligeiramente afastados, na largura dos ossos do quadril. Certifique-se de que seus pés não estejam muito separados. Você pode verificar colocando dois punhos entre os pés. Feche os olhos e concentre a atenção em sua respiração. Prolongue e aprofunde suas inspirações e expirações, e continue a respirar nesse ritmo lento e agradável por cinco respirações completas. Delicadamente, abra os olhos.

De pé, braços erguidos

Inspire e estenda os braços para o alto, enchendo todo o espaço com sua respiração e seu movimento. Relaxe o cóccix para baixo e estufe o peito. Mantenha os ombros relaxados e baixos e olhe para cima, mantendo o rosto e a testa relaxados.

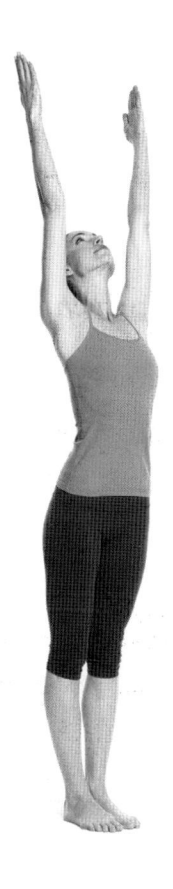

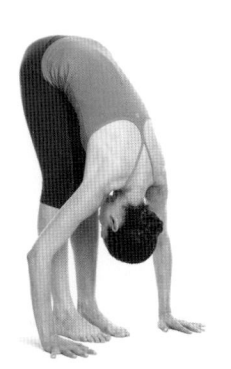

De pé, corpo flexionado para a frente

Expire e flexione o tronco para a frente sobre as pernas. Deixe a cabeça e o pescoço relaxados e pesados. Se os tendões estiverem muito esticados, mantenha uma ligeira flexão dos joelhos para lhes dar um pouco mais de espaço para relaxar e alongar. Pressione as pontas dos dedos das mãos no chão.

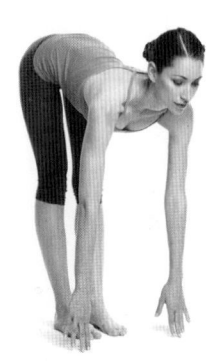

De pé, corpo flexionado para a frente em arco

Inspire, olhe para a frente e estique as costas, de modo que elas fiquem praticamente na horizontal. Deixe os dedos tocarem o chão. Se os tendões estiverem muito esticados, pressione as mãos levemente sobre as canelas para obter um alongamento agradável da coluna.

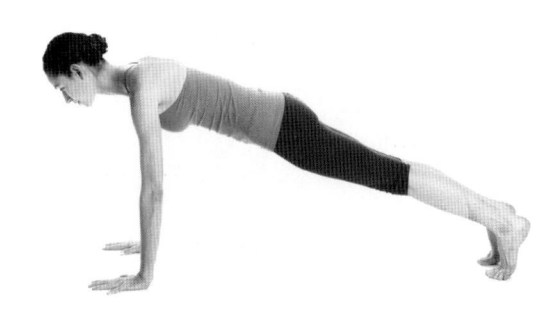

Prancha

Flexione os joelhos até pressionar as palmas das mãos no chão. Apoiado nas mãos, estique os pés para trás, formando uma linha reta com o corpo do topo da cabeça até os calcanhares. Mantenha o abdômen confortável e firme e empurre a frente das coxas para cima. Mantenha a postura durante cinco respirações longas e profundas. Se for muito puxado para você, abaixe os joelhos suavemente até o chão.

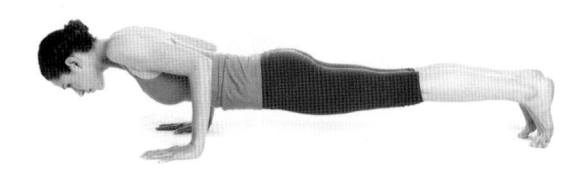

Prancha com flexão

Você pode fazer isso com os joelhos erguidos ou abaixados. Ouça seu corpo. Dobre os cotovelos para trás e abaixe o corpo até a metade em linha reta, de modo que os braços fiquem paralelos ao chão. Se flexionar até a metade for muito puxado para você, simplesmente abaixe lentamente até encostar a barriga no chão, dobrando os cotovelos para trás.

Cobra

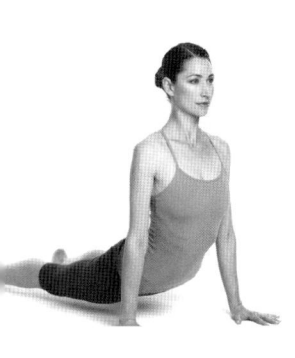

Abaixe os joelhos suavemente até o chão. Se você fez prancha com os joelhos baixos, então eles já estarão posicionados. Abaixe os ombros e estufe o peito entre os braços com uma grande inspiração. Estique os braços quanto for possível sem causar desconforto, mantendo os ombros para baixo. Se com os braços esticados você sentir pressão nas costas, flexione os cotovelos e continue a erguer o peito entre os braços até onde for confortável. Não se acanhe de acrescentar um movimento se ele for necessário para você manter a postura e aliviar as costas. Balance um pouco o tronco de um lado para o outro se você se sentir bem com isso. Lembre-se, mantenha o corpo confortável, nunca forçado ou tenso.

Postura da criança

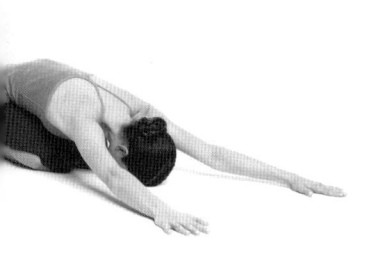

Saia da postura da cobra até o corpo estar flexionado e os quadris apoiados delicadamente sobre os calcanhares. Os braços devem ficar esticados e em repouso ao longo de cada lado da cabeça. Descanse a testa no chão e respire profundamente, sentindo as costas expandirem. Mantenha a postura por cinco respirações longas e profundas. Observe as sensações em seu corpo enquanto elas chegam e vão gentilmente, da mesma forma que você observou seus pensamentos passarem como nuvens antes. Faça três respirações bem longas e profundas aqui.

Cachorro olhando para baixo

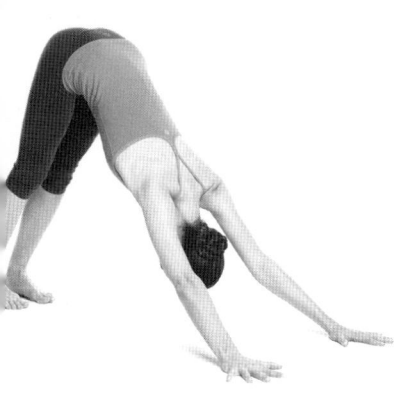

Abra as mãos e afaste os dedos, como se estivesse cavando a areia molhada, erga os quadris, dobre os dedos dos pés e olhe para baixo. Apoie os calcanhares no chão, relaxe os ombros, a cabeça e o pescoço. Faça alguns movimentos fáceis durante a postura para incentivar o corpo a se alongar e impedir que ele fique preso numa posição estática. Balance suavemente de um lado para o outro. Mantenha a postura por cinco respirações longas e profundas.

Quando estiver pronto, direcione lentamente seus pés até as mãos e retorne à postura. Coloque-se de pé, uma vértebra de cada vez. Uma vez ereto, inspire e erga os braços para fora e para cima, preenchendo todo o espaço com o corpo todo. Ao expirar suavemente, solte os braços para baixo, nas laterais. Repita esta simples saudação ao sol cinco vezes ou mais para trazer um pouco de calor ao corpo e calma à mente.

Acne

Para alguns de nós, a acne fez parte das agruras da adolescência; outros lutam com a acne até hoje, em suas vidas adultas. Ambas as situações podem causar estresse, o que leva a mais e piores fugas. Sabemos por experiência que o yoga reduz o estresse, e sabemos também que muitas pessoas que praticam yoga regularmente têm aquele "brilho do yoga" (sua pele tem aparência hidratada e fresca). Você já se perguntou como algumas pessoas conseguem essa aparência radiante? Não é por meio de cremes caros, Botox ou cirurgias. Apenas yoga [...] e todas as atividades saudáveis para as quais a prática regular de yoga naturalmente o conduz.

A acne se forma quando as glândulas nos folículos da pele produzem sebo, um óleo que lubrifica a pele. Quando o sebo percorre seu caminho até a superfície, carrega consigo células mortas da pele. Quando a mistura entope um poro, as bactérias proliferam, causando inflamação e acne. O yoga consegue ajudar por causa da conexão entre a acne e o estresse. O hormônio que caminha lado a lado com a sensação de estresse é o cortisol. Quando você está estressado, as glândulas suprarrenais o liberam, o que desencadeia uma série de reações em seu corpo, incluindo um aumento da produção de sebo. Muito sebo significa poros entupidos e acne. Agora você conhece mais uma razão pela qual deve reduzir o estresse; boa aparência é um grande benefício, mas sentir-se menos estressado não tem preço.

A Cura da Acne pelo Yoga

Níveis de estresse elevados fazem com que todo tipo de coisas não muito boas aconteçam quimicamente em nosso corpo. Esses gatilhos de estresse podem enfraquecer nosso organismo e, eventualmente, doenças podem se instalar. A acne é um resultado relativamente benigno do estresse e não há nenhum mal em tentar o yoga como tratamento, já que é amplamente aceito que a prática regular de yoga é capaz de reduzir os níveis de estresse.

Tente fazer a seguinte rotina o mais frequentemente possível. Três vezes por semana é um ótimo começo! Ela é elaborada para colocá-lo em algumas posturas simples que exigem que seus músculos trabalhem para você, enquanto desafiam sua mente a ficar calma. Se você consegue sentir-se confortável durante uma postura de prancha, por exemplo, vai sentir facilidade na maior parte de outras circunstâncias em sua vida. Então, mãos à obra em busca de uma vida mais livre da acne e do estresse.

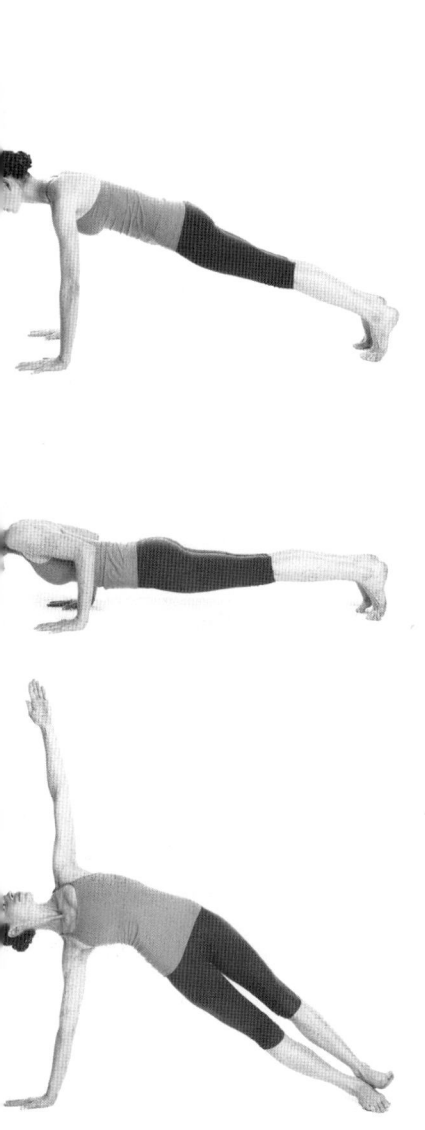

Prancha

Fique de quatro. Certifique-se de que seus pulsos estão alinhados com os ombros e os joelhos com os quadris. Abra as mãos e afaste os dedos, como se estivesse cavando a areia molhada. Dobre os dedos dos pés e estique as pernas e os braços, formando uma linha reta com o corpo do topo da cabeça até os calcanhares. Mantenha o abdômen confortável e firme, e empurre a frente das coxas para cima. Mantenha a postura durante cinco respirações longas e profundas. Se for muito puxado para você, abaixe os joelhos suavemente até o chão. Certifique-se de sempre poder respirar facilmente durante essa postura.

Prancha com flexão

Você pode fazer isso com os joelhos erguidos ou abaixados, para uma variação menos difícil. Ouça seu corpo e faça os ajustes que ele está pedindo. Dobre os cotovelos para trás e abaixe o corpo até a metade em linha reta, de modo que os braços fiquem paralelos ao chão. Mantenha o corpo numa linha reta e eleve-o novamente apoiando-se nos braços esticados.

Prancha lateral

A partir da postura da prancha, apoie-se na mão direita, erga os quadris levemente, e role para a borda externa do pé direito. Estenda o braço esquerdo para o alto, de modo que ele fique reto e alinhado com seus ombros. Olhe para a mão esquerda. Você pode manter os pés como eles estão, empilhados um sobre o outro, se você se sentir estável; ou, se isso for puxado demais para você, abaixe o joelho direito para que você possa sentir-se mais estável. Fique assim por duas inspirações e expirações longas e profundas. Role de volta à postura de prancha e tente fazer a mesma coisa com o outro lado.

Arco

A partir da postura da prancha, flexione os cotovelos e abaixe lentamente até estar deitado sobre a barriga. Flexione os joelhos e, estendendo os braços para trás, segure as laterais externas dos tornozelos com as mãos. Pressione suavemente os pés contra as mãos. Seu corpo se erguerá e as costas vão arquear. Não force as costas, use a pressão dos pés em suas mãos para posicionar o corpo de maneira que ele possa se mover facilmente com a respiração. Fique assim por três respirações longas e profundas e, depois, abaixe o corpo lentamente. Se não conseguir pegar os dois pés ao mesmo tempo, tente com um de cada vez.

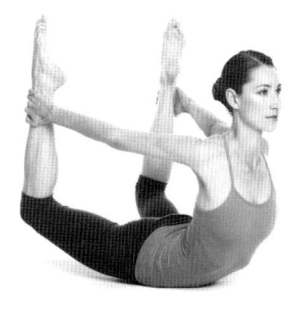

Alergias

Sejam elas sazonais ou daquelas que atacam durante o ano inteiro, sofrer de alergias não é nada divertido. Coriza, espirros, congestão nasal, perda de sono e concentração difusa são sintomas que podem ser reduzidos e, muitas vezes, afastados inteiramente pela prática regular de yoga e algumas técnicas de respiração específicas. As alergias são agravadas pelo estresse, que provoca reações fisiológicas que incluem a liberação de hormônios do estresse e histamina, o que desencadeia inflamação. "O relaxamento diminui a reação de estresse agudo e, assim, reduz os sintomas alérgicos", diz o Dr. Jeff Migdow, diretor de formação de professores de Prana Yoga no Open Center, em Nova York, e também médico holístico no Kripalu Center for Yoga and Health, em Lenox, Massachusetts.

A Cura da Alergia pelo Yoga

Para curar alergias com yoga, é preciso acalmar o sistema nervoso para que o corpo possa começar a funcionar corretamente outra vez. Podemos usar nossa prática de yoga como uma ferramenta para ver se estamos forçando a respiração e o corpo, causando agravamento no quadro e comprometendo nosso organismo, ou se estamos muito calmos e relaxados enquanto vivemos/praticamos. Calma e relaxamento são o objetivo. Não se ganha pontos extras no yoga por forçar a barra e a musculatura.

Esta rotina foi elaborada para acalmar o sistema nervoso, expandir os pulmões e reforçar a imunidade; os três juntos podem ajudar a aliviar os sintomas da alergia. É útil praticar essas técnicas regularmente, mesmo quando você não sentir os sintomas da alergia, para que possa continuar a reforçar sua imunidade e a melhorar sua saúde geral e bem-estar. Prevenir é sempre o melhor remédio. Faça esta rotina diariamente quando estiver sentindo sintomas de alergia, e três vezes por semana, quando não estiver.

Respiração do fole

Comece com a meditação sentada. Depois de alguns minutos de meditação, você estará pronto para começar a respiração do fole, o que aumenta o oxigênio e diminui o dióxido de carbono no sangue, limpa os sistemas do corpo e a mente.

Certifique-se de permanecer numa posição sentada confortável. Esta técnica pode ser bastante intensa, por isso, o melhor, com toda a certeza, é não ficar de pé.

Você vai expirar de maneira curta e rápida pelo nariz. Suas inspirações vão acompanhar as expirações naturalmente, mas não force a inspiração. Comece devagar e trabalhe para levar a respiração a um ritmo mais rápido.

Inspire longa e profundamente. Expire fortemente pelo nariz, deixe a inspiração seguir naturalmente e repita a operação num ritmo médio por alguns segundos. Se você se sentir confortável, comece a acelerar o ritmo até estar expirando muito rapidamente. Tente continuar assim por trinta segundos a um minuto. Quando estiver pronto para terminar, abrande suas expirações gradualmente até você poder retomar a respiração normal e profunda.

Respiração das narinas alternadas

Esta técnica de respiração proporciona alguns benefícios maravilhosos: acalma o sistema nervoso, limpa os pulmões, acalma a mente e melhora o descanso e o relaxamento.

Sentado, curve os dedos indicador e médio da mão direita em direção à sua palma. Para este exercício, você vai usar o dedo anular e o polegar, pois o espaço entre eles é perfeito para acomodar o nariz.

Pressione o dedo anular sobre a narina esquerda e inspire pela narina direita, contando até quatro. Feche a narina direita com o polegar de modo que ambas as narinas permaneçam fechadas. Conte até quatro prendendo o ar. Solte o dedo anular e deixe todo o ar sair pela narina esquerda, contando até quatro. Inverta o padrão começando por inalar pela narina esquerda, mantendo ambas fechadas, e expirando o ar pela narina direita. Repita toda a operação durante três a cinco minutos.

Elevação peitoral sentada

A partir da posição sentada e confortável, mova os braços para trás e pressione os dedos no chão, ao lado dos quadris. Inspire e delicadamente estufe o peito. Sinta o alongamento da coluna. Se for fácil para você, erga os quadris para alongar ainda mais o peito e a coluna vertebral. Abaixe os quadris suavemente enquanto expira. Repita esse movimento mais duas vezes.

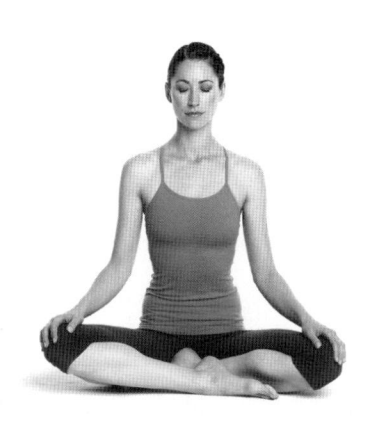

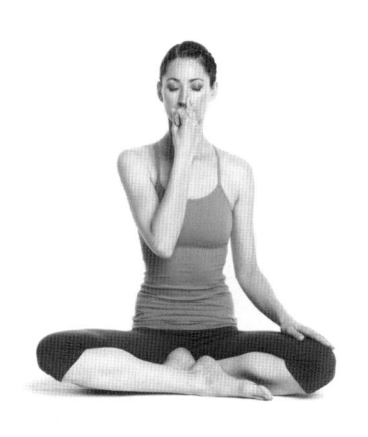

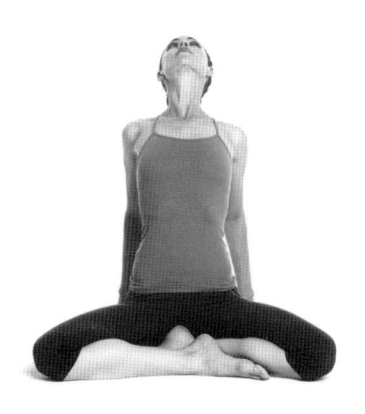

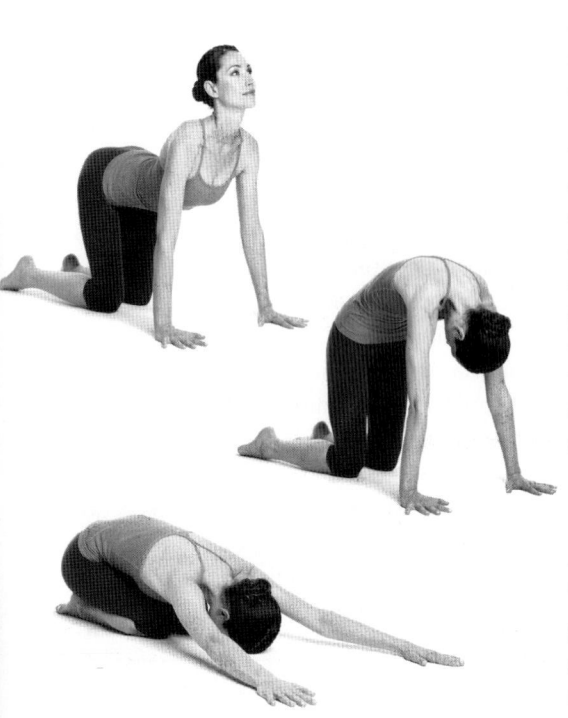

Gato/Vaca

Da postura de elevação peitoral sentada, fique de quatro com os pulsos alinhados com os ombros, e os joelhos com os quadris. Abra as mãos e afaste os dedos, como se estivesse cavando a areia molhada. Leve a coluna para uma posição neutra e faça algumas respirações longas e profundas. Enquanto inspira, solte a barriga no chão, permitindo que suas costas arqueiem para baixo, e olhe para cima, entrando na postura da vaca. Ao expirar, curve as costas para cima, como um gato, e olhe para si mesmo. Repita esse padrão várias vezes, movendo-se junto com sua respiração. Tente evitar forçar seu corpo para conseguir ficar na posição; em vez disso, respire profundamente e permita que seu corpo se abra para onde sua respiração pode levá-lo agora mesmo.

Postura da criança

Suavemente, fique de quatro. Relaxe os quadris e sente-se sobre os calcanhares. Descanse a testa no chão e respire profundamente, expandindo as costas. Fique assim por cinco respirações longas e profundas.

CURAS DA VIDA REAL: A luta de Justin com as flores

Eu aguardava numa sala de espera num dia de primavera em Manhattan e um jovem chamado Justin estava sentado na recepção, espirrando muito. Havia um lindo arranjo de flores naturais ao lado dele em sua mesa. Ele olhou para mim e disse que nada estava funcionando. Ele estava tomando tudo que era remédio para alergias, e todos os dias os sintomas continuavam a piorar. As flores eram as culpadas naquele momento, mas ele disse que estava espirrando o dia todo, mesmo longe delas. Sugeri levar as flores para a mesa da sala de espera, e ele achou que era uma ótima ideia. Peguei-as e as troquei de lugar. O rapaz comentou que sua mente estava um pouco enevoada e ele se sentia péssimo. Perguntei-lhe se ele estava interessado em aprender uma técnica de respiração que eu achava que poderia ajudá-lo. O rapaz me disse que estava disposto a tentar qualquer coisa. Expliquei-lhe a técnica da respiração das narinas alternadas e a praticamos juntos por cerca de dois minutos. Ele afirmou que se sentia muito melhor depois de apenas aqueles dois minutos e iria continuar praticando em seus intervalos no trabalho e em casa. Se dois minutos podem ajudar, imagine o que uma prática diária consegue fazer!

Preparação para a postura da cabeça

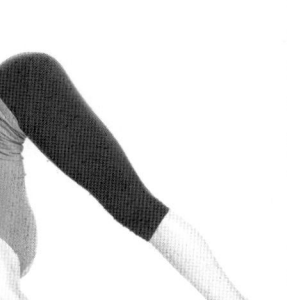

As posturas da cabeça são muito divertidas e ótimas para você. Acalmam o cérebro, aliviam o estresse, estimulam as glândulas hipófise e pineal, fortalecem os pulmões, e são de uso terapêutico para asma e sinusite. Como se preparar para executá-las?

Entrelace os dedos frouxamente e apoie as laterais de suas mãos no chão. Coloque a parte superior da cabeça no espaço formado por suas mãos em concha. Fique assim por algumas respirações até sentir-se confortável. Se não funcionar, recue e retorne à postura da criança. Dobre os dedos dos pés, estique as pernas e erga os quadris em direção ao céu. Nessa posição, você estará recebendo muitos dos benefícios proporcionados pela postura da cabeça sem que seus pés deixem o chão. Fique assim por dez respirações longas e profundas e, quando estiver pronto, suavemente abaixe os joelhos até o chão e relaxe na postura da criança.

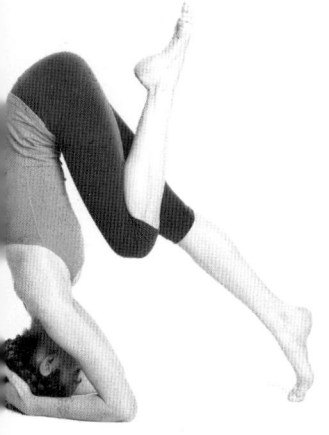

Postura da cabeça

Aprender a postura da cabeça geralmente leva tempo, por isso, lembre-se de ter paciência e também se divertir no processo.

Se você estiver confortável na posição de preparação para a postura da cabeça, comece a trazer os pés em direção ao corpo, de modo que seus quadris se alinhem ao longo dos ombros e as costas estejam retas. Fique assim por algumas respirações. Se você se sentir bem, dobre um joelho, trazendo o calcanhar para o quadril. Traga-o de volta para baixo e tente a outra perna. Se você ficar estável com uma perna, tente as duas pernas ao mesmo tempo. Quando os calcanhares estiverem puxados em direção aos quadris e você se sentir firme e estável, lentamente estique as pernas para cima. Fique assim por vinte respirações longas e profundas. Quando você estiver pronto para descer, abaixe lentamente uma perna de cada vez e descanse na postura da criança por algumas respirações.

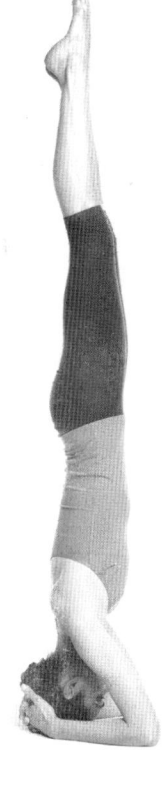

Ansiedade

Todos nós experimentamos alguma ansiedade de tempos em tempos. Se estamos estressados com relação a um evento ou prazo, o resultado de um teste, ou na expectativa de uma reunião importante, a maneira como lidamos com os sentimentos que cercam esses momentos é importante. O estresse faz parte da vida e não desaparece necessariamente no momento em que começamos a prática regular de yoga. Mas nós aprendemos a lidar com ele muito melhor. O yoga nos proporciona espaço físico e mental entre nós e uma potencial situação estressante.

Num estudo alemão publicado em 2005, 24 mulheres que se descreveram como "emocionalmente perturbadas" fizeram duas aulas de yoga de noventa minutos por semana durante três meses. Um grupo de controle manteve as atividades normais e não começou qualquer programa de redução de estresse durante esse tempo. Ao final do período de três meses, as mulheres do grupo de yoga relataram melhoras no estresse, depressão, ansiedade, nível de energia, fadiga e bem-estar. Seus níveis de depressão melhoraram em 50%, os de ansiedade em 30%, e os de bem-estar geral em 65%. O grupo de controle não relatou melhora.

A Cura da Ansiedade pelo Yoga

Se as tensões da vida diária são um pouco ou muito esmagadoras, o yoga pode ajudar a aliviar um bocado a ansiedade e fazê-lo sentir-se bem novamente.

Essa rotina foi elaborada para aliviar o excesso de tensão no corpo e na mente. Faça-a diariamente para aliviar a ansiedade e acalmar a mente.

CURAS DA VIDA REAL:
O transtorno de ansiedade de Tyler

Tyler começou a praticar yoga para se exercitar. Ele logo descobriu, após algumas aulas, que o yoga o ajudou a relaxar e a lidar com os sentimentos de ansiedade avassaladora que tinha diariamente. Tyler também logo aprendeu que o yoga é muito diferente de outras formas de exercício com que tinha se envolvido, como musculação e corrida. Ele descobriu que quando começou a aprimorar seu corpo orientado pela respiração, em vez de querer que sua mente comandasse a aquisição de músculos, passou por uma profunda sensação de relaxamento. Por meio do yoga, tornou-se capaz de cultivar a habilidade duradoura de relaxar e ficar bem com seu corpo e sua mente.

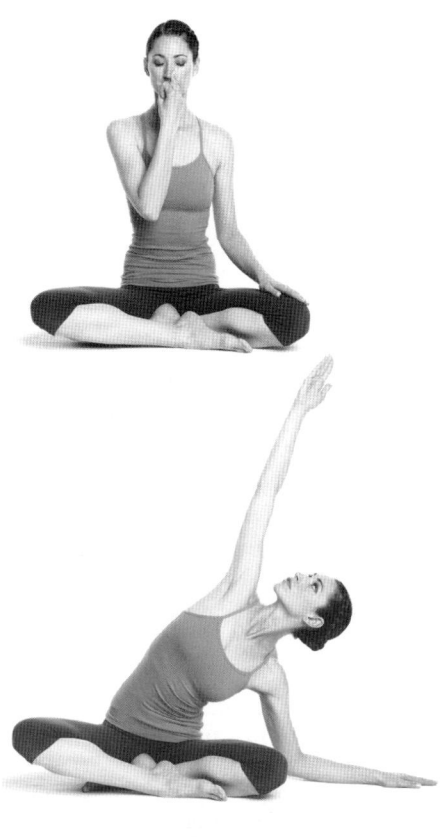

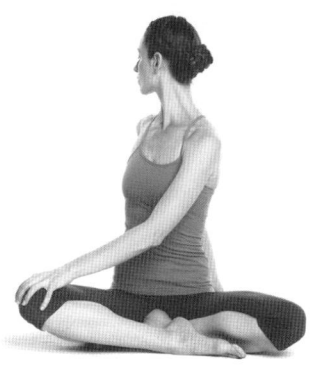

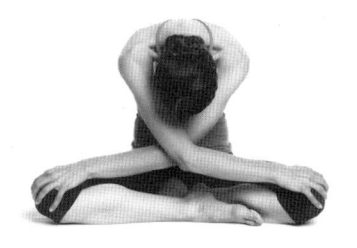

Respiração das narinas alternadas

Comece com alguns momentos de meditação sentada. Permaneça sentado. Com a mão direita, curve os dedos indicador e médio em direção à palma.

Pressione seu dedo anular sobre a narina esquerda e inspire pela narina direita, contando até quatro. Feche a narina direita com o polegar de modo que ambas as narinas permaneçam fechadas. Conte até quatro prendendo o ar. Solte o dedo anular e deixe todo o ar sair pela narina esquerda, contando até quatro. Inverta o padrão começando por inalar pela narina esquerda, mantendo ambas fechadas, e expirando o ar pela narina direita. Repita toda a operação durante três a cinco minutos.

Suave curvatura lateral sentada

Permaneça sentado, incline-se suavemente para o lado esquerdo e pressione a palma da mão e antebraço esquerdo no chão, ao lado do corpo. Estenda o braço direito reto para cima. Fique assim por três respirações longas e profundas e, em seguida, tente com o outro lado.

Torção sentada fácil

Fique sentado, inspire e levante o braço esquerdo. Ao expirar, segure o joelho direito com a mão esquerda. Pressione os dedos da mão direita no chão, por trás dos quadris. Inspire e sente-se ereto. Expire e torça o tronco ainda mais para a direita.

Sentado com os braços cruzados, segurando os joelhos

A partir da postura da torção sentada, mantenha a mão esquerda sobre o joelho direito, inspire, erga o braço direito, cruze-o e segure o joelho esquerdo. Suas mãos devem estar agora segurando os joelhos opostos. Relaxe o tronco para a frente, sobre as pernas. Relaxe a cabeça e o pescoço. Fique assim por três respirações longas e profundas e, em seguida, role lentamente para se sentar. Realize os mesmos movimentos começando com a postura da torção sentada fácil do outro lado.

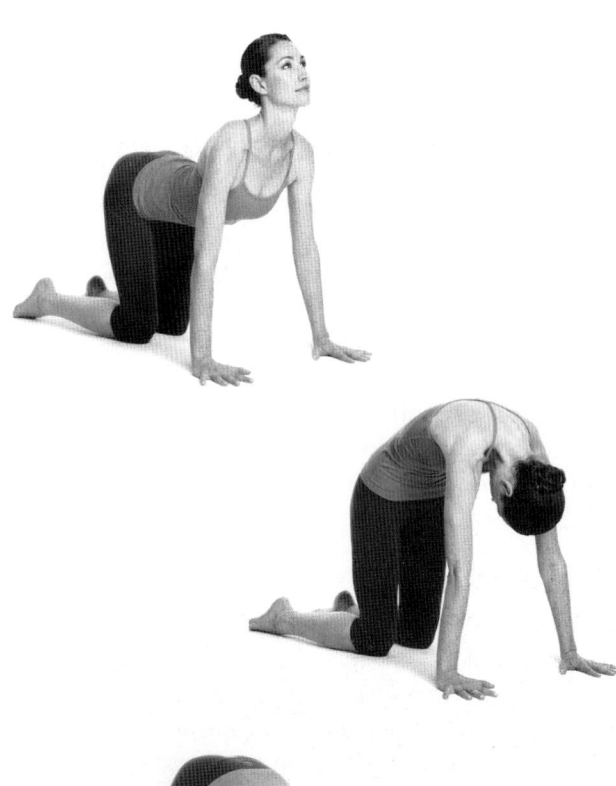

Gato/Vaca

Fique de quatro com os pulsos alinhados com os ombros e os joelhos com os quadris. Abra as mãos e afaste os dedos, como se estivesse cavando a areia molhada. Leve a coluna para uma posição neutra e faça algumas respirações longas e profundas. Enquanto inspira, solte a barriga no chão, permitindo que suas costas arqueiem para baixo, e olhe para cima, entrando na postura da vaca. Ao expirar, curve as costas para cima, como um gato, e olhe para si mesmo. Repita esse padrão várias vezes, movendo-se junto com sua respiração. Tente evitar forçar seu corpo para conseguir ficar na posição; em vez disso, respire profundamente e permita que seu corpo se abra para onde sua respiração pode levá-lo agora mesmo.

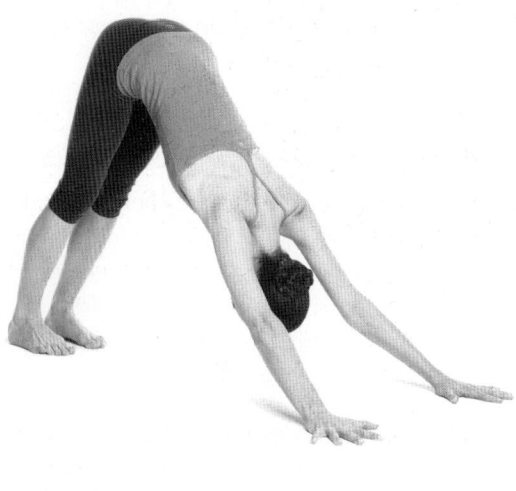

Cachorro olhando para baixo

No auge de sua próxima inspiração na postura da vaca, com as costas arqueadas e olhando para cima, dobre os dedos dos pés, eleve os quadris e assuma a postura do cachorro olhando para baixo. Apoie os calcanhares no chão, relaxe os ombros, a cabeça e o pescoço. Fique assim por cinco respirações longas e profundas.

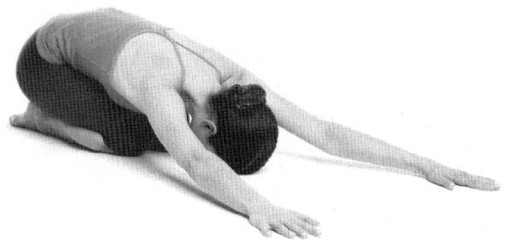

Postura da criança

Da postura do cachorro olhando para baixo, abaixe suavemente os joelhos até o chão, desloque o quadril para trás até sentar-se sobre os calcanhares, e relaxe a testa no chão. Fique assim por cinco respirações longas e profundas.

Ansiedade do viajante

As viagens aéreas podem causar grande ansiedade. Viajar, voar, o estresse dos aeroportos, filas, multidões, ou apenas ficar preso num avião por horas: entre a partida e a chegada, oportunidades para o estresse se acumular não faltam.

Medo de voar é, essencialmente, um transtorno de ansiedade. Podemos controlar nossos medos, concentrando nossa atenção na respiração.

Mesmo se você tem pouco ou nenhum medo de voar, estar num avião, especialmente se você é um viajante regular, pode cobrar um preço à sua saúde. A pressão da cabine, estar confinado numa poltrona por horas e o oxigênio reciclado não são as condições ideais para o nosso corpo ou mente. Felizmente, existem algumas técnicas e posturas simples de yoga que você pode fazer no próprio assento no avião, e que irão liberar a tensão em seu corpo e acalmar sua mente.

A Cura da Ansiedade do Viajante pelo Yoga: O Yoga do Avião

Você pode fazer esta rotina no seu assento no avião. Ela irá reduzir a ansiedade e alongar a coluna vertebral. Além disso, tente levantar-se e andar um pouco. Em voos longos, procure se levantar e andar a cada hora. Não tenha vergonha de se colocar na postura da árvore enquanto espera na fila para o banheiro. Quem sabe seus companheiros de viagem não se animam e queiram participar também!

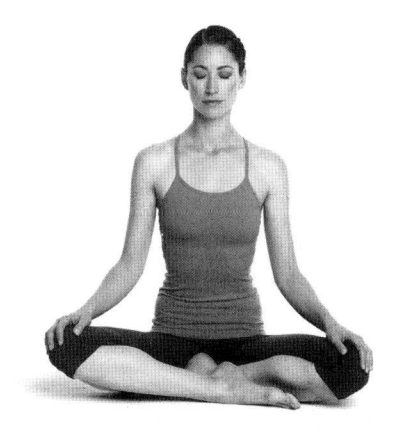

Meditação sentada

Sente-se ereto em seu assento com os pés plantados no chão, os joelhos virados para a frente e alinhados com os dedos dos pés. Relaxe os ombros, de modo que fiquem afastados das orelhas. Descanse as mãos em suas coxas e feche os olhos. Comece a concentrar a atenção em sua respiração. Observe o ar entrar na inspiração e sair na expiração. Acalme a mente no espaço entre elas. Comece a prolongar e aprofundar suas inspirações e expirações, estabelecendo um ritmo lento e fácil de respirar. Se um pensamento começar a entrar na sua mente, simplesmente observe-o como uma nuvem passando. Continue observando a respiração por três a cinco minutos.

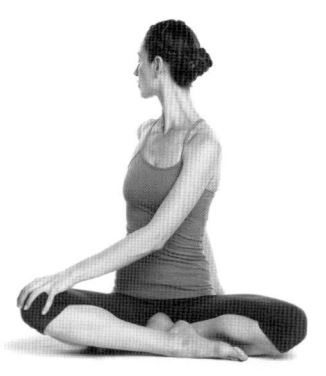

Torção sentada fácil

A partir da posição sentada e confortável, inspire e erga o braço esquerdo. Ao expirar, descanse a mão esquerda sobre o joelho direito. Pressione as pontas dos dedos da mão direita no assento, atrás dos seus quadris. Inspire e alongue o tronco, deixando-o bem ereto. Expire e torça o tronco para a direita. No fim da expiração, volte o tronco para o centro e repita o mesmo movimento e padrão de respiração com o outro lado.

A Cura da Ansiedade do Viajante pelo Yoga: O Yoga do Hotel

Quando você chegar ao seu destino, tente arrumar um tempinho para fazer yoga no seu quarto de hotel, ou onde quer que você esteja hospedado. Mesmo cinco minutos de simples saudações ao sol irão ajudar a reenergizar o corpo e regularizar novamente sua circulação. O yoga também é um ótimo remédio para o *jet lag*!

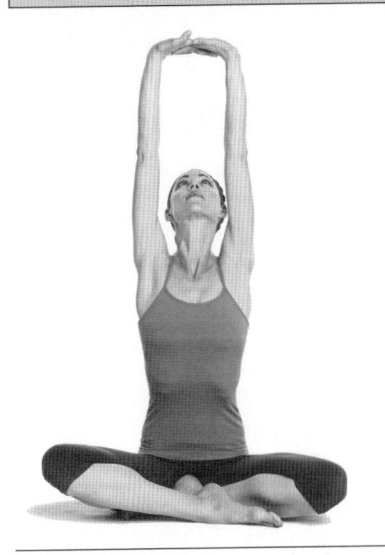

Sentado, pressionando as palmas das mãos

Sentado, entrelace as mãos, estique os braços para cima e pressione as palmas das mãos para o alto. Relaxe os ombros para baixo, em direção às costas, e olhe para cima, para seus dedos. Fique assim por três respirações longas e profundas, e suavemente relaxe as mãos para baixo, ao lado do corpo.

Pernas apoiadas na parede

Depois de fazer suas saudações ao sol, relaxar com as pernas apoiadas numa parede regularizará seu fluxo sanguíneo e reduzirá a pressão em seu corpo, enquanto, simultaneamente, acalmará sua mente. Sente-se de frente para uma parede. Encoste os quadris nela. Deite-se de modo que o tronco fique perpendicular à parede. Apoie as pernas na parede. Fique assim por cinco minutos.

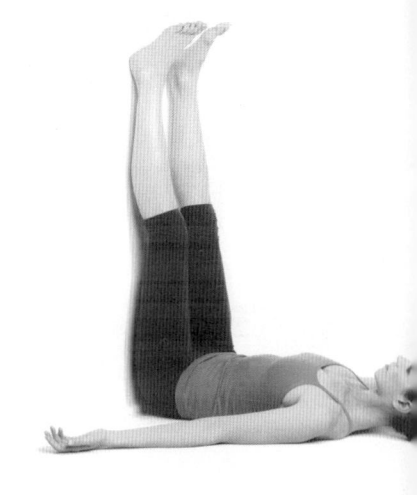

Artrite

Se você tem artrite, a prática de yoga pode ajudar a aliviar a dor nas articulações, inchaço, rigidez e limitação dos movimentos. Um estudo recente, realizado nos Emirados Árabes Unidos, examinou 47 pacientes com artrite reumatoide que completaram doze sessões de Raja Yoga (uma modalidade suave de yoga). O autor do estudo, o Dr. Humeira Badsha, disse: "Embora nosso estudo tenha sido realizado com um pequeno grupo de pacientes, os resultados mostram benefícios claros para aqueles que praticam yoga regularmente. Acreditamos que a prática de yoga por um longo tempo pode de fato resultar em melhoras significativas e esperamos que nosso estudo leve a mais pesquisas sobre os benefícios do yoga para a artrite reumatoide".

A meditação também se mostrou útil para ajudar as pessoas a lidar com a artrite. "A meditação está se tornando cada vez mais popular como forma de tratar a doença crônica, como a dor causada pela artrite", disse o Dr. Christopher Brown, que conduziu um estudo sobre os efeitos da meditação em quem sofre de artrite. "Os resultados do estudo confirmaram, como suspeitávamos, que a meditação pode afetar o cérebro. A meditação treina o cérebro para estar mais focado no presente e, portanto, a gastar menos tempo antecipando futuros eventos negativos. Pode ser por isso que a meditação é eficaz em reduzir a recorrência de depressão, que torna a dor crônica consideravelmente pior."

A Cura da Artrite pelo Yoga

Para aliviar a artrite, pratique a meditação pelo menos uma vez por dia por cinco a dez minutos. Empenhe-se em meditar duas vezes por dia, quando acordar e antes de dormir, para obter melhores resultados.

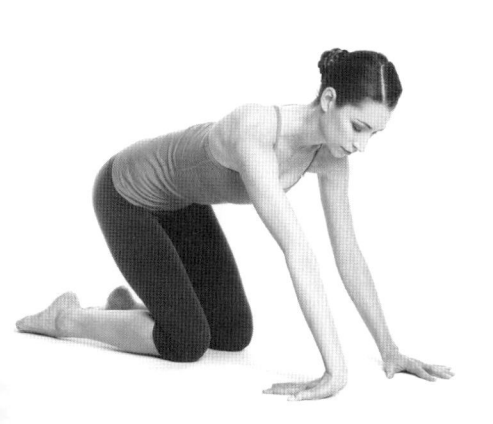

De quatro, com soltura de pulso

Fique de quatro. Certifique-se de que seus pulsos estejam alinhados com os ombros, o mesmo para seus joelhos e quadris. Abra a mão separando bem os dedos. Vire a mão direita para a direita o máximo que der, de modo que a base do pulso fique virada para a frente e os dedos estejam de frente para seu corpo. Pressione a palma da mão no chão. Com cuidado, coloque peso sobre o pulso e role a mão, respirando profundamente em todas as áreas rígidas que você encontrar. Fique assim por cinco respirações longas e profundas e, em seguida, faça o mesmo com a outra mão.

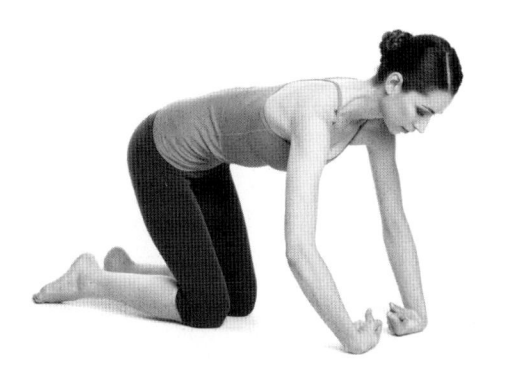

De quatro, com soltura de punho

Fique de quatro, feche as mãos em punhos apertados, dobre os cotovelos para os lados, e coloque o topo das mãos no chão, com os dedos voltados uns para os outros. Comece a esticar os cotovelos, o máximo que puder, sem forçar, mantendo os punhos apertados. Você deve sentir um estiramento no topo de seus pulsos.

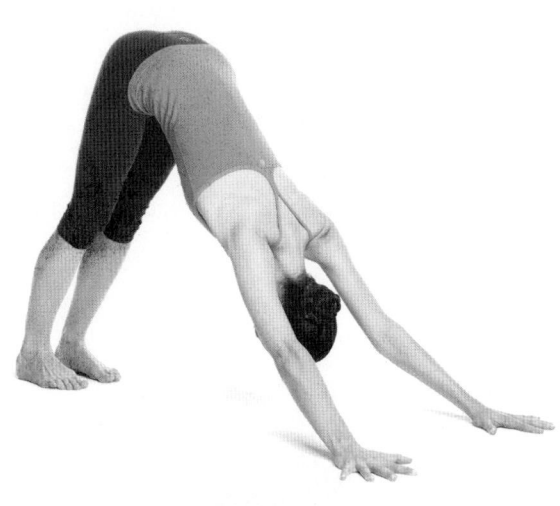

Cachorro olhando para baixo

Partindo da posição de quatro, dobre os dedos dos pés, levante os quadris, e assuma a postura do cachorro olhando para baixo. Apoie os calcanhares no chão, relaxe os ombros, a cabeça e o pescoço. Fique assim por cinco respirações longas e profundas.

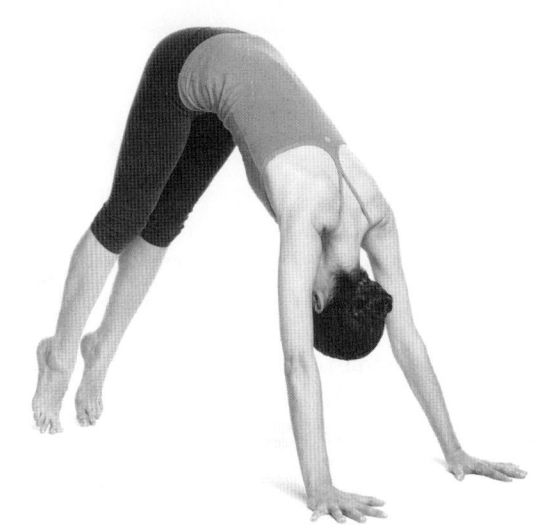

Cachorro olhando para baixo com calcanhares levantados

Partindo da postura do cachorro olhando para baixo, inspire e ponha-se nas pontas dos pés, elevando os calcanhares e quadris bem alto. Expire e abaixe as costas para a postura do cachorro olhando para baixo. Repita mais duas vezes.

Baixa autoestima

A prática regular de yoga é conhecida por elevar os níveis reduzidos de autoestima e devolver você a um bom e saudável estado de confiança. Prestar atenção em como se sente em cada postura, concentrar-se na respiração e manter o foco em seu interior em vez de no exterior ajudará você a eliminar as preocupações, medos e pensamentos negativos sobre si mesmo. O fato é que tudo de que você precisa está lá dentro, e sempre esteve; você é maravilhoso exatamente como é. Às vezes nos esquecemos, mas o yoga está aí para nos lembrar. Temos apenas que nos pôr de pé novamente e prestar atenção.

A Cura da Baixa Autoestima pelo Yoga

A cura da baixa autoestima pelo yoga envolve uma série de posturas em pé. Quando você fica em pé, presta atenção, respira e sente sua força, você é lembrado de que é forte e capaz de qualquer coisa para a qual direcione suas intenções. Quanto mais você praticar, mais confiança construirá. Cuidado, daqui a pouco você pode começar a se sentir um super-herói com todo esse yoga!

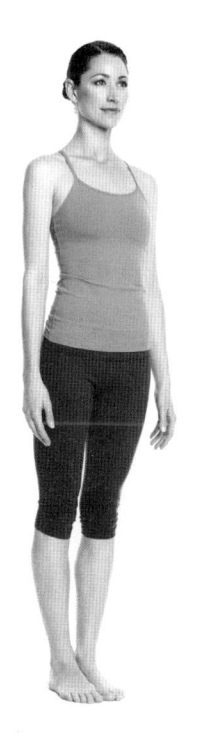

Postura da montanha

Posicione-se sobre a ponta do tapete de yoga. Pés paralelos e ligeiramente afastados, na largura dos ossos do quadril. Certifique-se de que seus pés não estejam muito separados. Você pode verificar colocando dois punhos entre os pés. Feche os olhos e concentre a atenção em sua respiração. Prolongue e aprofunde suas inspirações e expirações, e continue a respirar nesse ritmo lento e agradável por cinco respirações completas. Delicadamente, abra os olhos.

Guerreiro 2

Afaste bem as pernas. Posicione os dedos do pé direito voltados para a frente e os dedos do pé esquerdo ligeiramente para o lado de modo que os quadris e ombros fiquem virados para a esquerda. Abra os braços esticados e afaste-os do tronco, com o braço direito na sua frente e o esquerdo atrás de você, com as palmas para baixo. Olhe por cima da mão da frente. Flexione o joelho direito para que a coxa fique paralela ao chão. Fique assim por dez respirações longas e profundas.

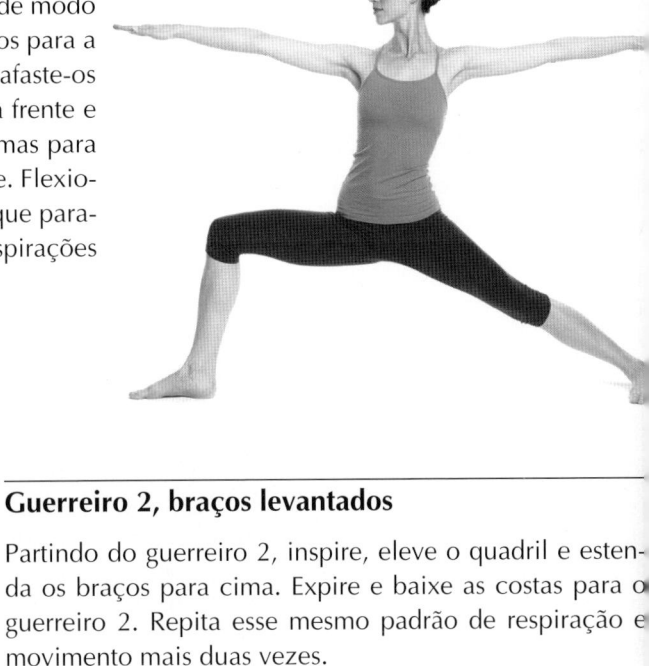

Guerreiro 2, braços levantados

Partindo do guerreiro 2, inspire, eleve o quadril e estenda os braços para cima. Expire e baixe as costas para o guerreiro 2. Repita esse mesmo padrão de respiração e movimento mais duas vezes.

Guerreiro 1

Partindo do guerreiro 2, traga seus quadris e ombros para a frente. Ajuste os pés de modo que o arco do pé de trás fique alinhado com o calcanhar do pé da frente. Fique assim por dez respirações longas e profundas e faça a rotina do outro lado.

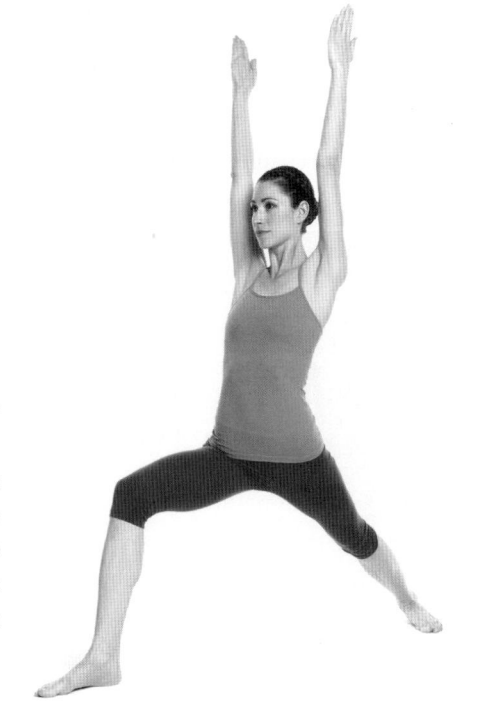

Barriga saliente

Seja ela causada por comer demais ou beber demais, ou mesmo se for apenas uma questão de gordura localizada, alguns movimentos simples de yoga podem ajudá-lo a fortalecer essa região do corpo, achatar sua barriga, e deixá-lo sentindo-se forte e confiante. Tenho certeza de que você não vai se surpreender se eu disser que a melhor maneira de alcançar esse objetivo é por meio da prática regular das posturas. Tais posturas são um ótimo começo, mas faça-as todos os dias para fortalecer essa região de dentro para fora. Sabemos também que o efeito do yoga sobre a conexão mente/corpo nos ajuda a fazer melhores escolhas alimentares, por isso, manter uma prática regular vai colocar você no clima para se alimentar de forma saudável e beber menos, e, como resultado, também diminuir a barriga.

A Cura da Barriga Saliente pelo Yoga

A melhor maneira de achatar a barriga saliente é fazer muito yoga. É importante envolver o corpo inteiro no processo para reduzir o excesso de peso em todos os lugares. Fortalecendo seu núcleo, será mais fácil fortalecer e tonificar o restante do corpo, porque você estará mais estável e mais energizado.

Esta rotina foi elaborada para envolver os músculos de todo o corpo e concentrar a mente. Você estará trabalhando a região da barriga, mas, ao mesmo tempo, também trabalhará os grandes músculos das coxas e ombros, e todos os pequenos músculos entre eles. Movimente-se no ritmo de sua respiração e tente fazê-lo como se estivesse deslocando-se dentro da água, utilizando o mínimo esforço muscular que precisar. Faça a rotina diariamente.

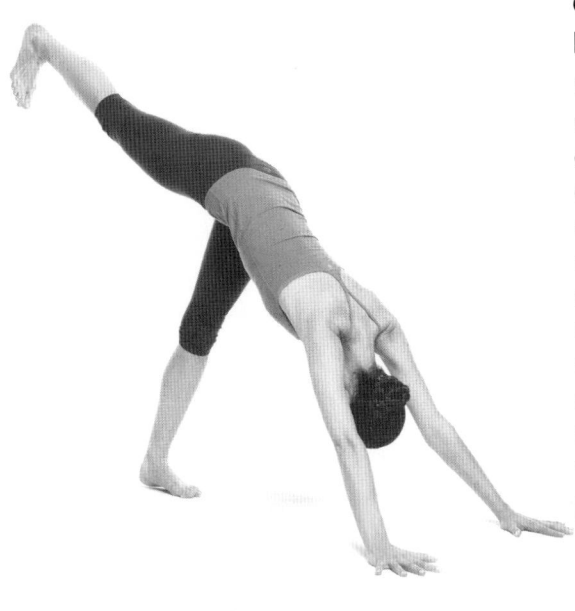

Cachorro olhando para baixo com a perna esticada

Fique de quatro. Separe bem os dedos das mãos. Dobre os dedos dos pés, erga os quadris e coloque-se na postura do cachorro olhando para baixo. Apoie os calcanhares no chão, relaxe os ombros, a cabeça e o pescoço. Fique assim por cinco respirações longas e profundas. Inspire e levante a perna direita esticada. Mantenha os quadris encaixados, de modo que os dedos do pé direito estejam apontando para baixo, em direção ao chão. Sinta a parte posterior da coxa enquanto eleva a perna esticada e erga um pouco mais a perna. Pressione com firmeza o chão com as mãos, de modo uniforme. Fique assim por três respirações longas e profundas.

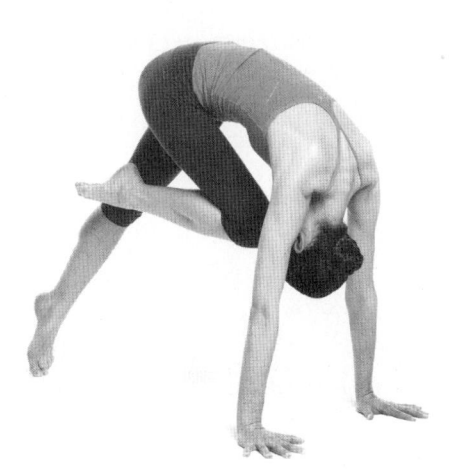

Cachorro olhando para baixo com o joelho tocando a testa

A partir da postura do cachorro olhando para baixo com a perna esticada, eleve bem o quadril e a barriga e faça o joelho direito tocar a testa. Fique assim durante uma longa inspiração e expiração, e retorne à postura do cachorro olhando para baixo.

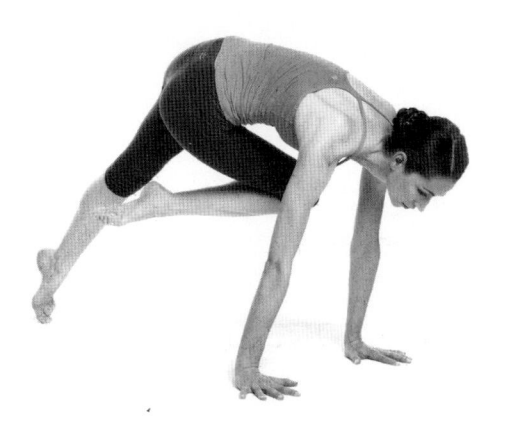

Cachorro olhando para baixo com o joelho apontando para o braço oposto

A partir da postura do cachorro olhando para baixo com a perna esticada, mantenha o quadril e a barriga elevados e faça o joelho direito apontar para a parte superior do braço esquerdo. Fique assim durante uma longa inspiração e expiração, e retorne à postura do cachorro olhando para baixo. Abaixe a perna direita, retornando à postura do cachorro olhando para baixo, e repita as três posturas com a perna esquerda.

Barco

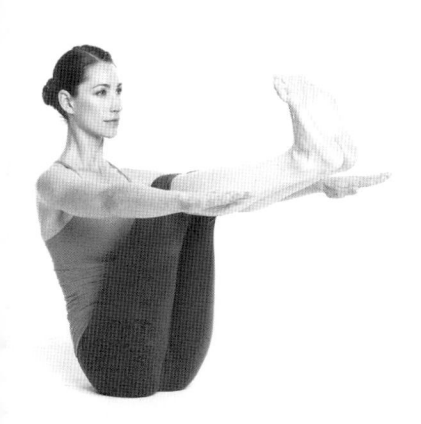

Sente-se sobre os quadris, mantenha as costas eretas, incline-se ligeiramente para trás, contraia a barriga, e levante as pernas de modo que as panturrilhas fiquem paralelas ao chão. Se achar muito puxado, segure os tornozelos para apoio. Fique assim por dez respirações longas e profundas.

Elevação e abaixamento de pernas

Deite-se de costas. Levante as pernas juntas. Mantenha a parte inferior das costas relaxadas no chão, abaixe lentamente as pernas, interrompa o movimento antes que os tornozelos toquem o chão e, lentamente, volte a erguer as pernas. Repita esse movimento outras dez vezes. Se esse movimento pinçar ou machucar suas costas, sente-se sobre as costas das mãos, com os braços debaixo do corpo, e flexione os joelhos ligeiramente. Você não deve sentir dor nenhuma nas costas enquanto faz esse movimento, por isso, ajuste-o conforme a necessidade. Quando terminar, abrace os joelhos em seu peito e balance suavemente de um lado para o outro.

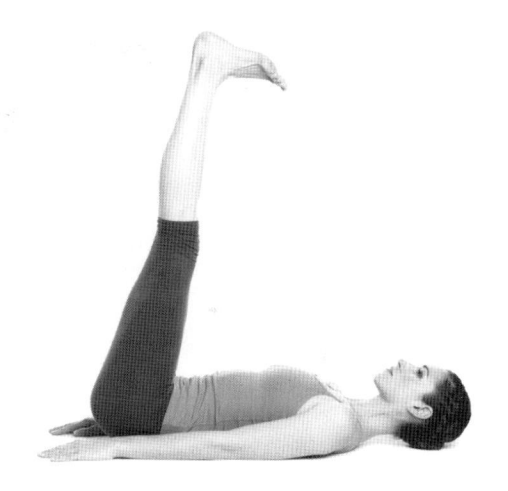

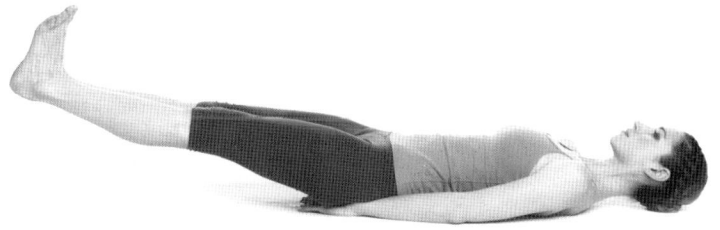

Bolsas debaixo dos olhos e olheiras

As causas mais comuns para as bolsas debaixo dos olhos e olheiras são a falta de repouso suficiente ou de nutrição adequada. Alimentos salgados e processados podem causar retenção de líquido e piorar o inchaço nos olhos. Alguns especialistas dizem que as bolsas debaixo dos olhos são uma parte natural do processo de envelhecimento, causadas pelo enfraquecimento dos ligamentos, que fazem a gordura natural sob os olhos avançar e formar inchaços em formato de bolsas. É muito bom saber que o yoga pode reverter os efeitos do envelhecimento.

Como já disse repetidas vezes, a prática regular de yoga faz você gravitar naturalmente em direção a escolhas alimentares mais saudáveis e também o ajuda a dormir muito melhor; por isso, você estará a caminho de eliminar os olhos inchados e as olheiras assim que pisar o tapete de yoga. A chave é continuar a praticar todos os dias. Só funciona se você praticar.

A Cura das Bolsas Debaixo dos Olhos e das Olheiras pelo Yoga

A cura das bolsas debaixo dos olhos e das olheiras pelo yoga consiste, em primeiro lugar, em dar uma olhada em como você está vivendo sua vida. Se você puder dormir mais, alimentar-se de forma mais saudável, beber mais água, e ter pensamentos mais felizes e menos estressantes, comece por isso. Inversões literalmente levam mais sangue para a cabeça e melhoram a saúde e a aparência da pele do rosto. Toda vez que sua cabeça está abaixo do coração no yoga, você está melhorando o fluxo sanguíneo e rejuvenescendo a pele do rosto. Inversões e algumas outras posturas calmantes incluídas aqui irão lhe render os maiores benefícios.

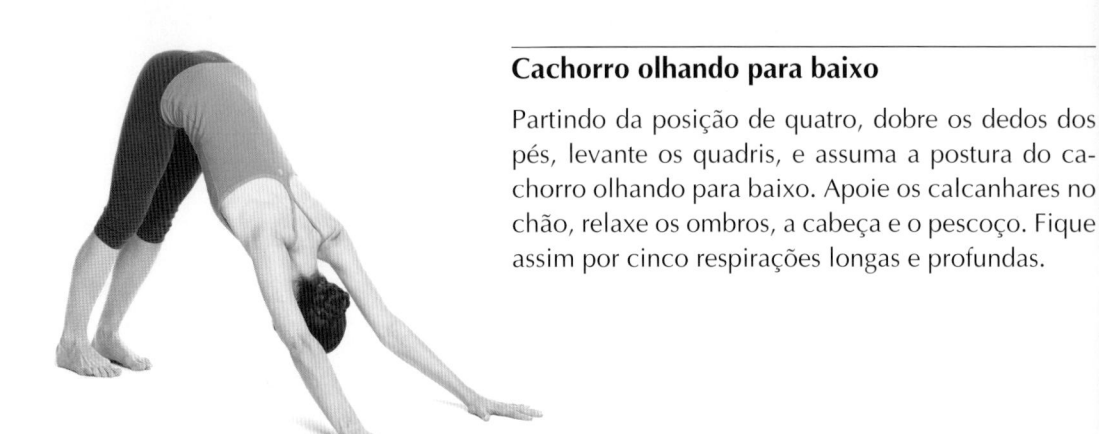

Cachorro olhando para baixo

Partindo da posição de quatro, dobre os dedos dos pés, levante os quadris, e assuma a postura do cachorro olhando para baixo. Apoie os calcanhares no chão, relaxe os ombros, a cabeça e o pescoço. Fique assim por cinco respirações longas e profundas.

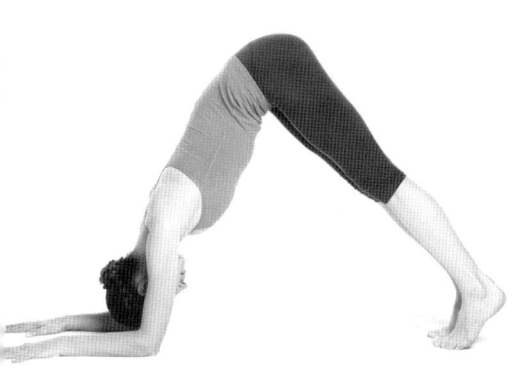

Cachorro olhando para baixo com antebraços apoiados no chão

A partir da postura do cachorro olhando para baixo, apoie os antebraços no chão, de modo que eles fiquem paralelos entre si. Mantenha os dedos bem abertos. Erga os ombros e relaxe a cabeça. Fique assim por cinco respirações longas e profundas.

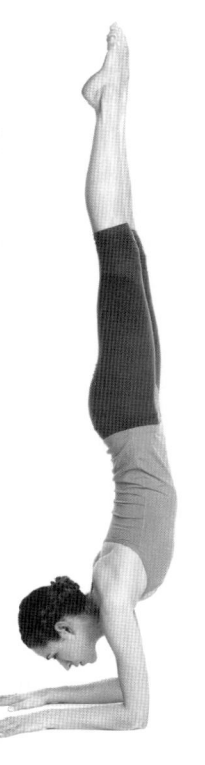

Postura da cabeça com pouso sobre os antebraços

Se você preferir mudar para a postura da cabeça com pouso sobre os antebraços, inspire e erga a perna direita, de modo que os quadris se elevem acima dos ombros. Expire e abaixe-a de volta. Tente a mesma coisa com a perna esquerda. Continue com isso até achar que já consegue elevar os quadris acima dos ombros por completo, ou, se sentir que está pronto, dê impulso na próxima vez que você inspirar e erga uma perna para colocar-se na postura da cabeça com pouso sobre os antebraços. Se for novato na postura, experimente posicionar-se próximo a uma parede, para que você possa dar impulso e descansar as pernas ao longo da parede. Fique assim por cinco respirações longas e profundas e desça lentamente para a postura da criança.

Olhos calmos

Sente-se ereto e confortavelmente. Estregue as palmas das mãos rapidamente para obter um pouco de calor. Feche os olhos, pressione a base das mãos suavemente sobre as pálpebras. Descanse os dedos contra a testa. Fique assim por três respirações longas e profundas e relaxe as mãos suavemente sobre as coxas.

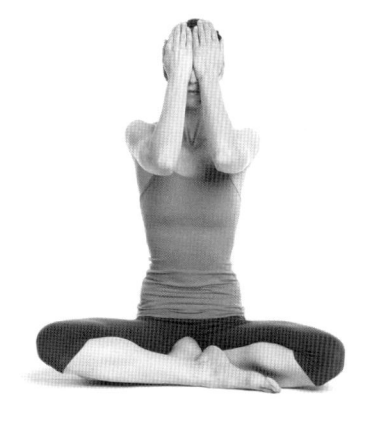

Bumbum caído

Sim, os benefícios do yoga são profundos e incluem redução da pressão arterial, diminuição do risco de diabetes e redução da ansiedade, mas, vamos ser francos: o yoga também faz maravilhas pelo seu bumbum. E seria uma pena ignorar essa vantagem. A prática de yoga tem tudo que você precisa para obter, de dentro para fora, um corpo radiante de saúde — sendo o "fora" uma doce recompensa.

A Cura para o Bumbum Caído pelo Yoga

As seguintes posturas de yoga são os melhores modeladores de bumbum do mercado, o que pode ser um dos segredos mais bem guardados da indústria de *fitness*. Você pode praticar todos os agachamentos e afundos que quiser na academia, mas fazer essas posturas de yoga regularmente lhe proporcionará a queima de gordura que você procura e esculpirá o bumbum empinado e torneado que você terá orgulho de exibir quando atravessar a sala. Então, você pode tratar bem essa parte do corpo e tonificá-la! Enquanto você está torcendo, segurando a posição e se equilibrando nas posturas, também está esculpindo uma metade inferior empinada, tonificada, esguia, esbelta e forte. A metade superior de seu corpo está ficando torneada também, mas nós vamos chegar a isso em breve.

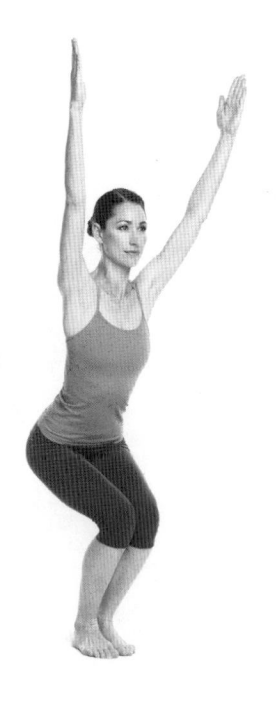

Cadeira

De pé, ereto, com os pés paralelos entre si e alinhados com os quadris. Inspire e abaixe os quadris. Levante os braços acima da cabeça. Relaxe os ombros em direção às costas. Relaxe a área em frente a suas costelas e alongue a coluna. Fique assim por dez respirações longas e profundas.

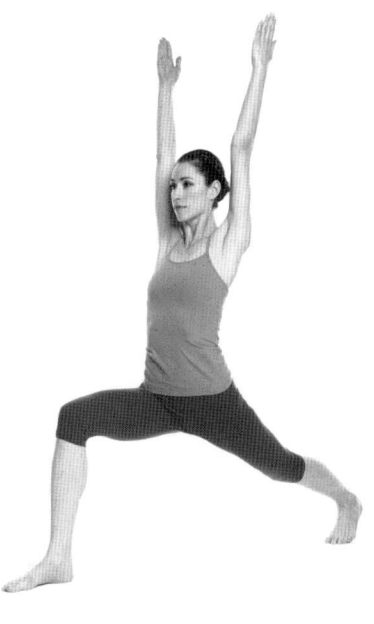

Afundo alto

Partindo da postura da cadeira, dobre levemente o tronco sobre as pernas. Pressione a ponta dos dedos da mão no chão e mova a perna esquerda para trás, num afundo baixo. Pressione as pernas e os pés para baixo e erga o tronco, alinhando os ombros com os quadris. Inspire e erga os braços esticados. Relaxe os ombros para baixo, em direção às costas. Fique assim por cinco respirações longas e profundas.

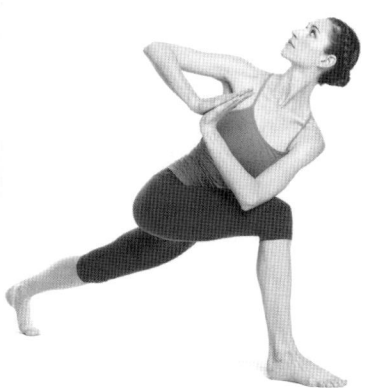

Afundo alto com torção e mãos em oração

Partindo da postura afundo alto, pressione as palmas das mãos juntas na frente do peito. Inspire e estufe o peito e as palmas das mãos. Ao expirar, torça o tronco na direção da perna da frente. Pressione o cotovelo esquerdo sobre a parte externa da coxa da frente. Pressione para baixo com firmeza a mão de cima na mão de baixo a fim de virar mais o tronco para o lado. Afaste a barriga do topo da coxa. Alongue o corpo uniformemente do topo da cabeça à ponta do calcanhar da perna de trás. Fique assim por cinco respirações longas e profundas.

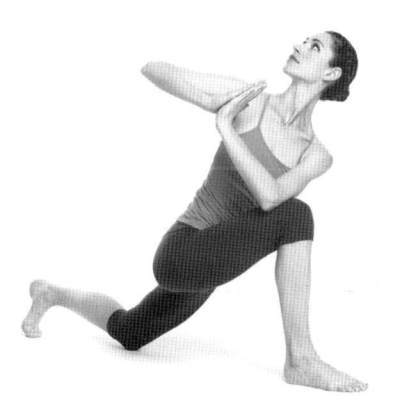

Afundo alto com torção e mãos em oração (joelho no chão)

Se for complicado para você encontrar o equilíbrio em seu afundo alto com torção e mãos em oração, abaixe suavemente o joelho de trás até apoiá-lo no chão e continue a torção. Fique assim por cinco respirações longas e profundas.

Meia-lua com torção

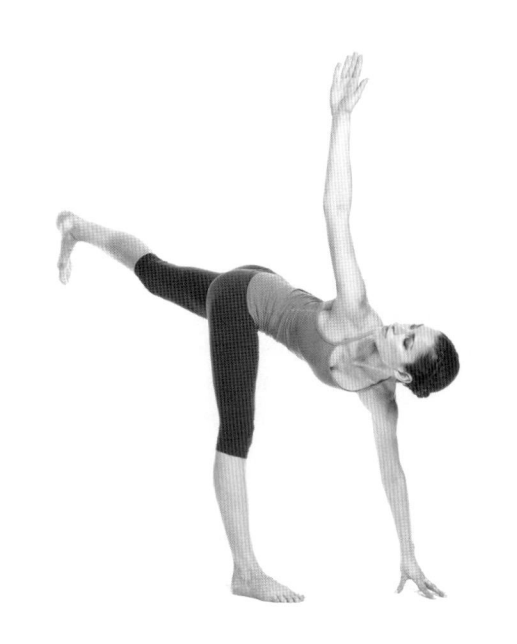

A partir da postura anterior, abra os braços e pressione as pontas dos dedos da mão esquerda no chão, do lado interno do pé da frente, alinhada com o ombro esquerdo. Coloque o peso do corpo sobre a perna direita e levante a perna de trás, de modo que fique paralela ao chão, mantendo os quadris encaixados. Mova os dedos da mão esquerda para a frente, para que fiquem pressionados no chão alinhados com o ombro esquerdo. Abra o tronco para a direita e alongue o braço direito por cima do ombro direito. Fique assim por três respirações longas e profundas.

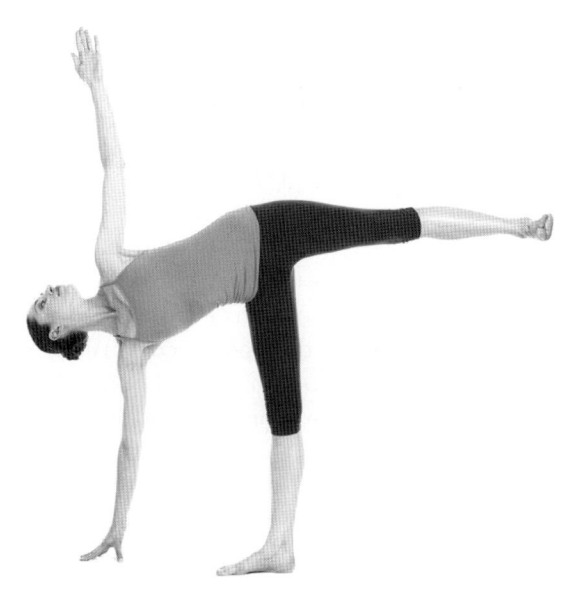

Meia-lua

Da postura de meia-lua com torção, pressione a ponta dos dedos da mão direita no chão, alinhados com o ombro direito. Role o quadril esquerdo, de modo que ele se alinhe com a perna direita e seu tronco fique voltado para o lado esquerdo. Levante o braço esquerdo sobre o ombro esquerdo e olhe para cima, em direção à mão esquerda. Fique assim por três respirações longas e profundas.

Execute a rotina do outro lado, começando pela postura da cadeira.

Câimbras nos pés

Câimbras nos pés podem ser um doloroso efeito colateral de simplesmente calçar sapatos o dia todo, especialmente os desconfortáveis. No yoga, as câimbras nos pés também podem ocorrer porque seu corpo talvez não esteja acostumado a ser trabalhado de determinadas maneiras. O yoga é definitivamente eficaz para os pés, fortalecendo e alongando todos os pequenos músculos que os sustentam, o que, por sua vez, sustenta você mesmo durante todo o dia.

A Cura das Câimbras nos Pés pelo Yoga

Trabalhar os pés com algumas posturas simples de yoga é ótimo para prevenir essas câimbras e também para aliviar a dor no momento em que elas estão ocorrendo. Se você sentir câimbras nos pés durante uma aula, tente se sentar sobre os calcanhares com os joelhos à sua frente e os dedos dos pés dobrados até que a sensação dolorosa passe. Para evitar câimbras e fortalecer os pés, execute regularmente a seguinte rotina.

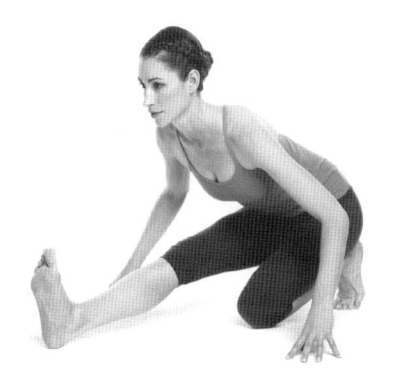

Alongamento do corredor

Assuma a postura de um afundo baixo com o pé direito para a frente. Dobre os dedos do pé de trás e abaixe o joelho de trás até o chão. Sente os quadris sobre o calcanhar de trás. A perna direita deve estar esticada à sua frente. Relaxe o tronco sobre a perna direita. Fique assim por cinco respirações longas e profundas. Retorne ao afundo e faça a mesma coisa com a outra perna.

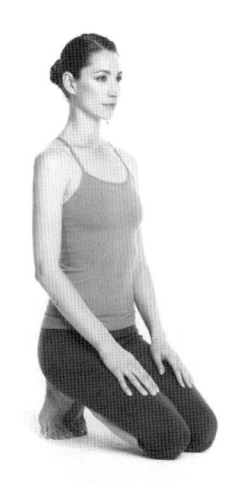

Sentado sobre os calcanhares, dedos dos pés dobrados

Sente-se sobre os calcanhares de modo que os ombros fiquem alinhados com os quadris. Em seguida, sente-se sobre os calcanhares, dobrando os dedos dos pés no chão, para obter um bom alongamento dos arcos dos pés. Relaxe as mãos sobre as coxas e fique assim por dez respirações longas e profundas.

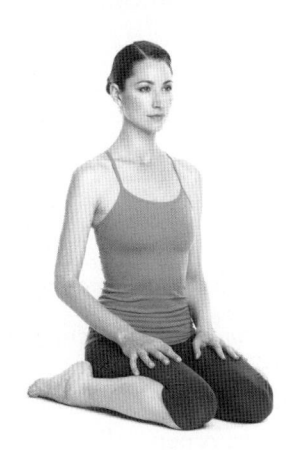

Herói

Assuma uma posição ajoelhada com os joelhos alinhados com os quadris. Pressione o peito dos pés contra o chão. Pouse cuidadosamente os quadris no chão entre as pernas. Se os quadris não alcançarem o chão sem forçar os joelhos, sente-se numa almofada, cobertor ou bloco de yoga. Aponte os joelhos para a frente e sinta-os "fluir" nessa direção. Fique assim por dez respirações longas e profundas.

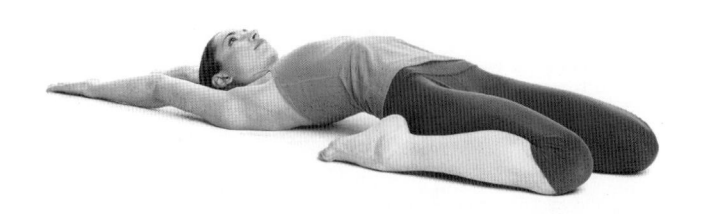

Herói deitado

Se você consegue se sentar facilmente no chão sem a ajuda de uma almofada na postura de herói e quer continuar a trabalhar com essa postura, deite-se lentamente de costas no chão e estenda os braços acima da cabeça. Durante essa postura, você deve continuar a pressionar o chão com o peito dos pés e apontar os joelhos para a frente. Fique assim por dez respirações longas e profundas e, então, erga-se devagar e saia da postura.

Canelite

Comum em corredores e outros atletas, a canelite – que causa dor aguda e ardência – é o resultado doloroso, mas frequente, do uso excessivo. O desconforto na parte da frente da perna pode ser sentido durante o exercício, ou mesmo permanentemente, em alguns casos, e dores nas canelas podem prejudicar seu treino. Repouso e gelo são geralmente prescritos para as dores nas canelas, mas algumas posturas de yoga muito suaves também podem ajudar a aliviar a dor.

A Cura da Canelite pelo Yoga

A cura pelo yoga das dores nas canelas consiste numa série de movimentos muito suaves e delicados, que são elaborados para aliviar a pressão nas canelas.

Herói

Fique de joelhos, de modo que eles estejam alinhados com os quadris. Pressione o peito dos pés contra o chão. Pressione os polegares em suas pernas, atrás dos joelhos, afaste as panturrilhas para os lados e pouse os quadris no chão entre as pernas. Aponte os joelhos para a frente. Fique assim por dez respirações longas e profundas.

Herói deitado

Se você sentir que consegue trabalhar mais com essa postura, deite-se lentamente de costas no chão e estenda os braços acima da cabeça. Nessa postura, você deve continuar a pressionar o chão com o peito dos pés e apontar os joelhos para a frente. Fique assim por dez respirações longas e profundas e, então, erga-se devagar e saia da postura.

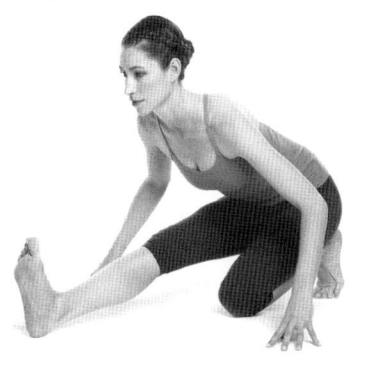

Alongamento do corredor

Assuma a postura de um afundo baixo com o pé direito para a frente. Dobre os dedos do pé de trás e abaixe o joelho de trás até o chão. Sente os quadris sobre o calcanhar de trás. A perna direita deve estar esticada à sua frente. Relaxe o tronco sobre a perna direita. Fique assim por cinco respirações longas e profundas. Retorne ao afundo e faça a mesma coisa com a outra perna.

Celulite

Todo mundo quer se sentir bem, forte e confortável em seu próprio corpo. Ninguém quer conviver com a celulite. Além de desagradável, ela pode tornar complicada a tarefa de escolher roupas e transformar uma simples ida à praia em um terror. Essas bolsas de gordura e inchaços são causados por hábitos pouco saudáveis, alterações hormonais, má circulação linfática e toxinas depositadas sob a pele. A boa notícia é que podemos fazer muita coisa para melhorar a nossa saúde, minimizar ou mesmo nos livrar da celulite completamente, e, o mais importante, nos sentirmos bem com nós mesmos no processo.

A Cura da Celulite pelo Yoga

A cura da celulite pelo yoga consiste em fazer seu corpo se movimentar regularmente. O objetivo é melhorar a circulação por meio de posturas que visam os quadris, coxas e bumbum, e, no processo, ajudar a reduzir o excesso de gordura corporal. É importante praticar tais posturas regularmente para obter o máximo benefício. Reduzir a ingestão de alimentos processados e beber muita água também ajuda o corpo a eliminar toxinas que ficam armazenadas na gordura do seu corpo. Comece a rotina com várias rodadas de saudações ao sol para estimular a circulação e aquecer os músculos. Faça essa rotina diariamente.

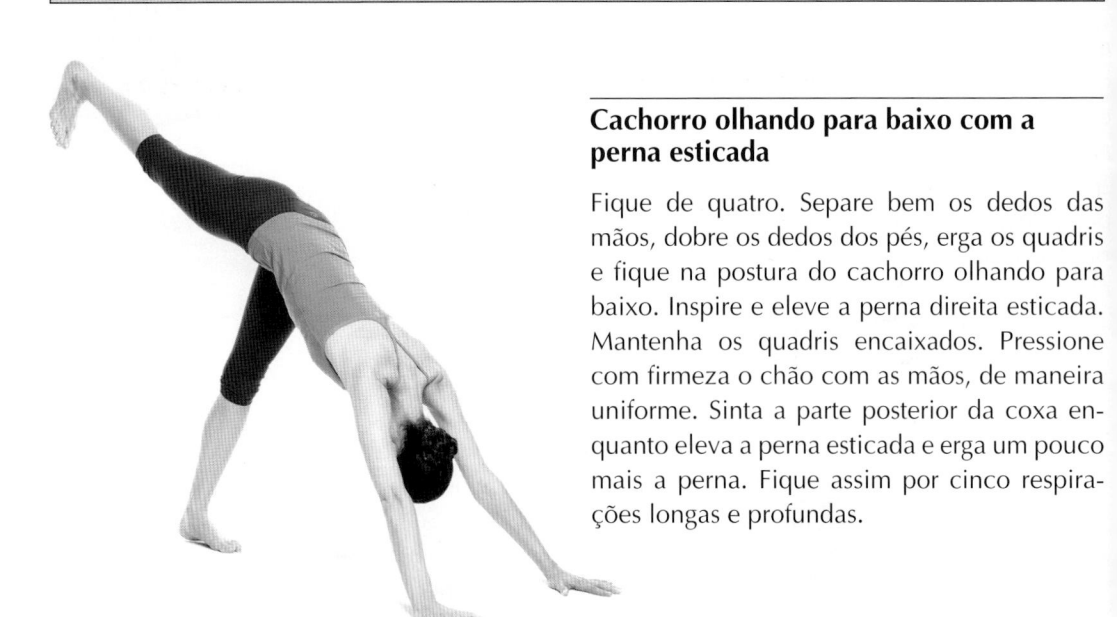

Cachorro olhando para baixo com a perna esticada

Fique de quatro. Separe bem os dedos das mãos, dobre os dedos dos pés, erga os quadris e fique na postura do cachorro olhando para baixo. Inspire e eleve a perna direita esticada. Mantenha os quadris encaixados. Pressione com firmeza o chão com as mãos, de maneira uniforme. Sinta a parte posterior da coxa enquanto eleva a perna esticada e erga um pouco mais a perna. Fique assim por cinco respirações longas e profundas.

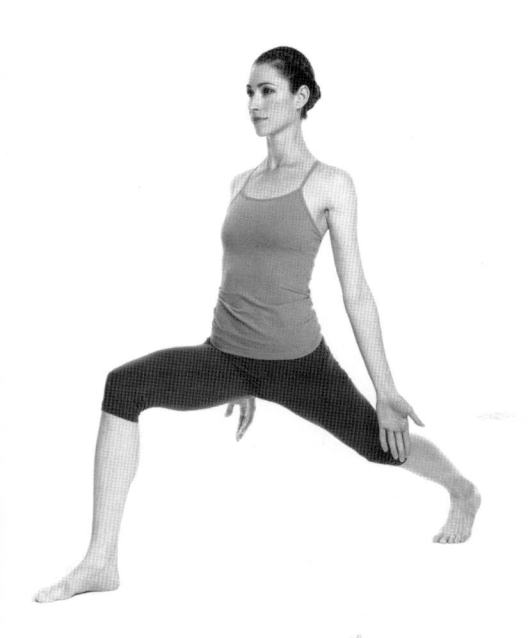

Afundo alto com braços para baixo

A partir da postura do cachorro olhando para baixo com a perna esticada, leve o joelho em direção à testa e coloque o pé no chão entre as mãos. Apoie-se sobre os pés, na postura afundo, com os braços jogados para trás e esticados, mantendo os ombros alinhados com os quadris. Relaxe os braços para baixo, abra as mãos com as palmas voltadas para a frente e abaixe os quadris. Fique assim por três respirações longas e profundas.

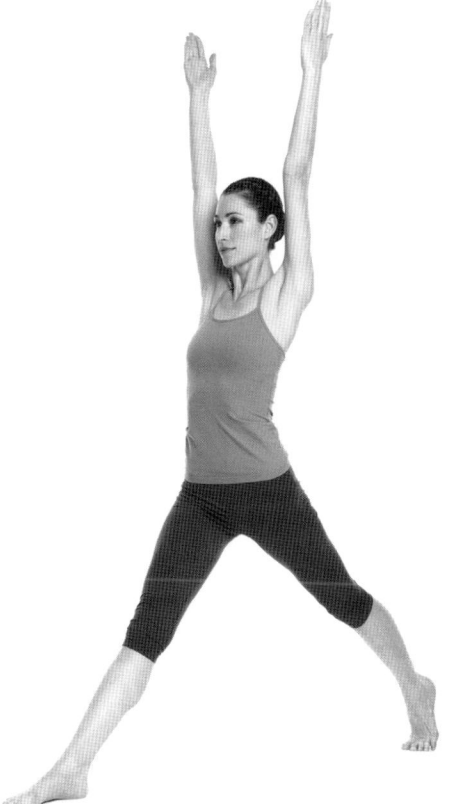

Afundo alto com braços e quadris elevados

A partir da postura anterior, inspire e eleve os quadris e os braços. Expire e abaixe os braços e os quadris. Repita esse mesmo padrão de respiração e movimento mais duas vezes.

Afundo alto com torção

A partir da postura de afundo alto, com os braços ainda erguidos, expire e vire o tronco para o lado direito, abrindo os braços. Abaixe mais os quadris. Fique assim por três respirações longas e profundas, e retorne à postura de afundo alto.

Pressione as palmas das mãos no chão de cada lado do pé da frente, leve a perna da frente para trás, e coloque o corpo na postura do cachorro olhando para baixo. Abaixe suavemente os joelhos até o chão, assuma a posição sentada e, delicadamente, deite-se de costas.

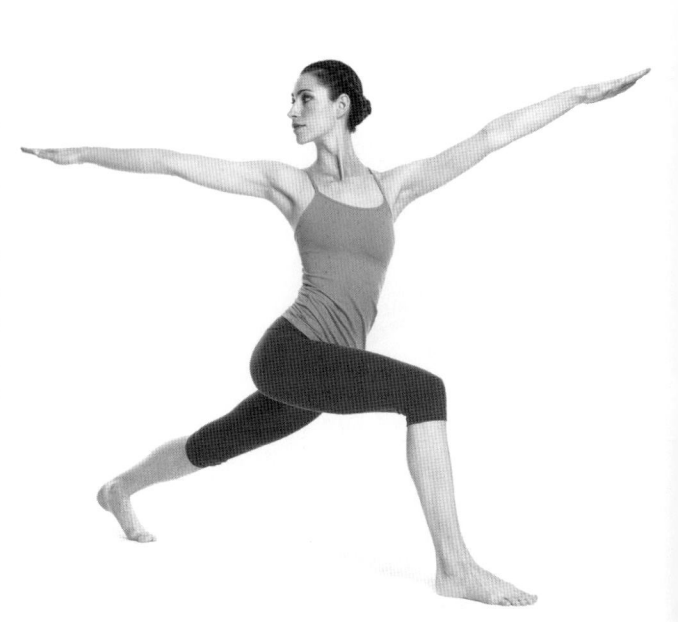

Postura da vela

Pressione os braços no chão ao lado do corpo, arredonde as costas e leve os pés acima da cabeça, assumindo a postura do arado. (Consulte a lista de posturas no final do livro, para referência.) Se você sentir o pescoço muito pressionado, volte a apoiar as costas no chão, lentamente. Se estiver tudo bem com seu pescoço, pressione as palmas das mãos em suas costas, com as pontas dos dedos apontando para cima. Aproxime mais os cotovelos um do outro e eleve-se o máximo que puder, sustentando as costas com as mãos. Mantenha as pernas para o alto, esticando-as bem, de modo a formar uma linha reta perpendicular ao chão. Fique assim por vinte respirações longas e profundas. Feche os olhos ou mantenha o olhar direcionado suavemente para o umbigo.

Coração partido

Quando você está triste, magoado ou desiludido, a última coisa que sente vontade de fazer é se levantar e se movimentar, mas essa pode ser a melhor coisa para você. O termo clínico "cardiomiopatia induzida por estresse", conhecida como "síndrome do coração partido", pode causar sintomas que imitam um ataque cardíaco. Eles normalmente ocorrem após a morte de um ente querido, ou um grande estresse físico, como uma cirurgia, e os gatilhos são sutis e difíceis para os médicos identificarem. Um estudo recente, publicado no *Journal of the American Medical Association*, mostrou como a "síndrome do coração partido" é diferente de outras doenças cardíacas. Ao contrário de um ataque cardíaco, em que as células do coração morrem, deixando tecido de cicatriz, na cardiomiopatia induzida por estresse as células cardíacas são temporariamente atordoadas, mas não irreversivelmente danificadas. "Ficou demonstrado definitivamente, pela ressonância magnética, que a fisiopatologia dessa condição é muito diferente. Isso a distingue claramente de outros tipos de distúrbios cardíacos e musculares", diz o Dr. Ilan S. Wittstein, cardiologista e professor-assistente da Johns Hopkins University School of Medicine, em Baltimore.

O yoga tem a capacidade de nos centrar novamente, de nos reequilibrar. Quando estamos passando por momentos que abalam a nossa essência, sobrecarregando-nos emocionalmente, algumas posturas suaves de yoga podem nos ajudar a começar a sarar. Entretanto, se você tiver um problema cardíaco sério consulte seu médico.

Quando nos sentimos emocionalmente vulneráveis, podemos aproveitar essa brecha, na verdade, para dar uma olhada em como nos sentimos sobre nossa vida em geral; podemos usar essa mágoa e tristeza para ganhar alguma perspectiva. Essa perspectiva nos ajudará a crescer e nos sentir estáveis, e a voltar para o nosso eu feliz habitual.

A Cura do Coração Partido pelo Yoga

A cura do coração partido pelo yoga consiste simplesmente em você se levantar e praticar um pouco de yoga, uma respiração de cada vez. É o primeiro passo para você voltar a se sentir você mesmo novamente.

Essa rotina foi elaborada para abrir o peito (área do coração), manter seu corpo em movimento a fim de que você possa sair de sua cabeça, e liberar a tensão — seja física, emocional, ou ambas — que está armazenada em seu corpo. Tente esta rotina sempre que você estiver com o coração partido. Faça-a diariamente até começar a se sentir como você mesmo novamente.

De pé, braços erguidos

Fique de pé com os pés paralelos e um pouco afastados. Os braços devem estar soltos, pendendo ao lado do corpo. Relaxe os ombros para baixo e expanda a área entre as clavículas. Dê uma grande e profunda inspiração e erga os braços até o alto, em linha reta, como se quisesse abraçar o céu. Relaxe o cóccix no chão e estufe o peito. Ao expirar, abaixe os braços até as laterais do corpo. Repita isso mais duas vezes.

Afundo baixo com o joelho no chão e arco

Assuma a postura de afundo baixo com sua perna direita à frente e a esquerda para trás. Afunde os quadris para baixo, em direção ao chão. Faça três respirações longas e profundas. Abaixe cuidadosamente o joelho esquerdo até o chão. Deslize as mãos para trás, de modo que seus dedos fiquem alinhados com os ombros. Incline os quadris para a frente, relaxe o cóccix para baixo, e arqueie o peito para cima. Fique assim por cinco respirações longas e profundas.

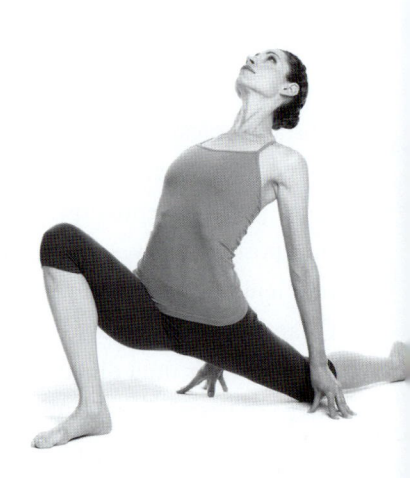

Espacate (com bloco de yoga)

Pegue um bloco de yoga. A partir da postura de afundo baixo, abaixe o joelho de trás até o chão. Flexione o pé da frente e deslize o calcanhar para a frente, esticando a perna. Coloque o bloco sob a coxa direita para estabilizar seu corpo, se necessário. Deslize as pontas dos dedos das mãos para trás, de modo que seus ombros fiquem alinhados com os quadris. Estufe o peito. Fique assim por dez respirações longas e profundas.

Suavemente, saia da postura de espacate sentando-se para o lado e retorne à postura do cachorro olhando para baixo. Traga os pés para perto de suas mãos, role o tronco para cima, coloque-se de pé e repita toda a rotina a partir desse ponto com o outro lado.

Postura do pombo

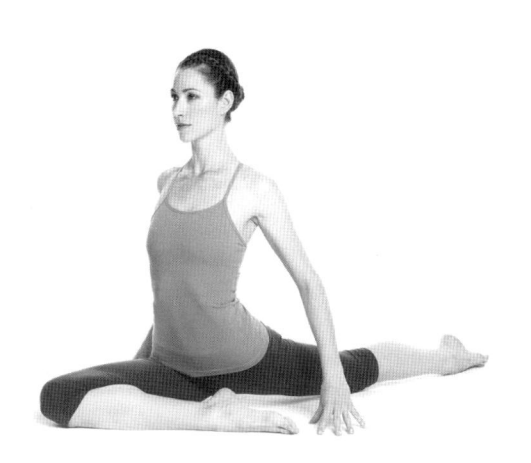

Assuma a postura de um afundo baixo com a perna direita para a frente. Deite suavemente a perna direita para o lado, ainda com o joelho dobrado, de modo a formar um "V" invertido diante de você. O joelho direito deve estar deitado no chão, próximo à mão direita, e o pé direito deve estar próximo à mão esquerda. Descanse os quadris no chão ou sobre um cobertor ou almofada. Sente-se o mais ereto que puder nessa posição. Os quadris e ombros devem estar voltados para a frente. Fique assim por dez respirações longas e profundas.

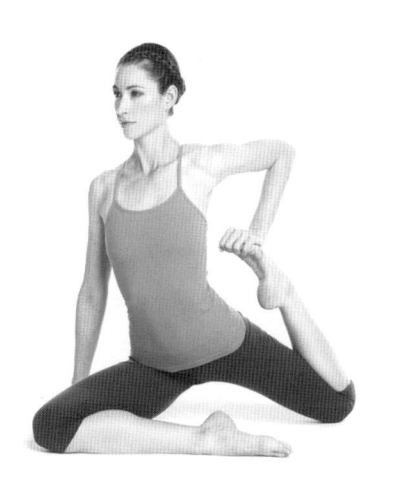

Pombo com alongamento da coxa

Se estiver confortável na postura do pombo, dobre o joelho para trás e segure a face interna do tornozelo com a mão esquerda. Com cuidado, puxe o pé em direção à coxa. Se sentir dor nos joelhos, solte, saia da postura lentamente e relaxe.

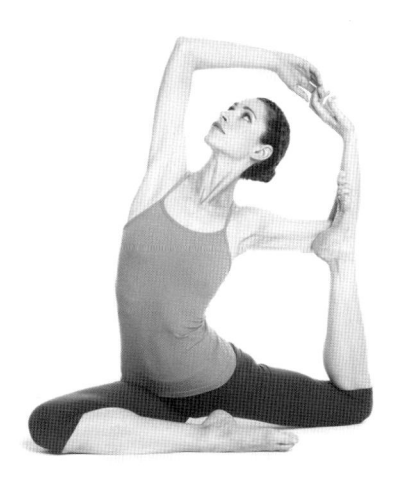

Postura do pombo completa

Se estiver confortável e achar que pode ir mais longe, deslize o pé para a ponta do cotovelo e una as mãos. Fique assim por cinco respirações longas e profundas. Faça toda a rotina com o outro lado.

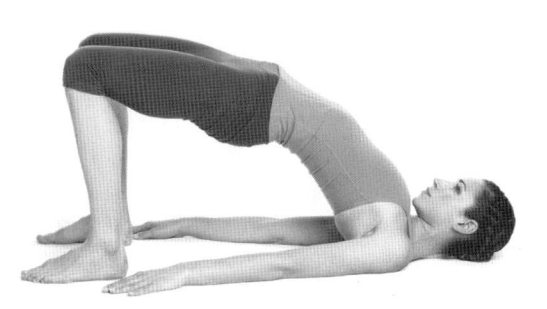

Ponte

Deite-se de costas. Flexione os joelhos, segure os tornozelos e plante os pés no chão próximos aos quadris, para que os joelhos apontem para cima. Apoie os braços no chão ao lado do corpo e erga os quadris. Estufe o peito para cima, formando um ligeiro arco. Alongue os joelhos à sua frente, na altura dos quadris. Tente evitar que eles se afastem para os lados. Fique assim por cinco respirações longas e profundas.

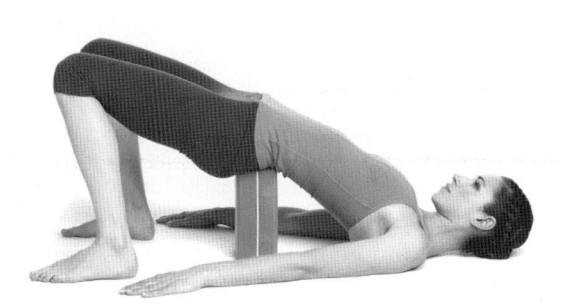

Ponte com bloco

Para uma opção mais tranquila, use um bloco de yoga sob a parte inferior das costas. Fique assim por dez respirações longas e profundas. Capriche nas expirações um pouco mais do que nas inspirações, para alongar as costas com mais facilidade.

Roda

Flexione os cotovelos e coloque as palmas das mãos no chão, ao lado das orelhas. Mantenha os cotovelos paralelos, de modo que eles não se desviem para os lados. Estufe o peito e comece a esticar os braços. Enquanto faz isso, continue a erguer a parte superior das costas. A parte inferior das costas irá arquear, mas mantenha o foco na parte superior das costas, assim você não comprimirá a parte inferior da coluna. Apoie-se igualmente sobre os dois pés e pressione para baixo uniformemente através dos pés e imagine que está conseguindo esticar completamente os joelhos. Fique assim por cinco respirações longas e profundas. Para descer, dobre delicadamente o queixo sobre o peito, flexione os cotovelos e abaixe lentamente.

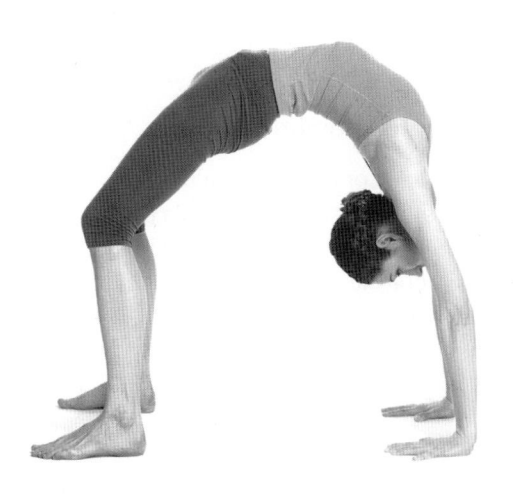

Corpo de escritório

Você está sofrendo de ombros curvados, ardência nos olhos, dores nas articulações e câimbras nos músculos por passar a maior parte do seu tempo atrás de uma mesa? Praticamente qualquer pessoa que tenha um emprego hoje em dia passa muitas horas em frente ao computador, sentado em reuniões e correndo de um lado para o outro. Trabalhar em nossa era moderna nos deixa com um corpo enrijecido e tenso, quadris incrivelmente rígidos, ombros curvados, pulsos doloridos, olhos ardendo, e, claro, muita ansiedade. Felizmente, a prática regular de yoga pode combater esses sintomas, de modo que você possa atravessar sua jornada de trabalho sem prejudicar seu corpo.

A Cura do Corpo de Escritório pelo Yoga

Esta rotina é elaborada para liberar a tensão dos ombros, quadris e coxas, e alongar a coluna vertebral. Se você praticá-la todos os dias, a tensão que se acumula quando você estiver em sua mesa não terá a mínima chance contra todos os seus esforços zen. Faça esta rotina pela manhã antes do trabalho e à noite, quando chegar em casa, para liberar toda a tensão.

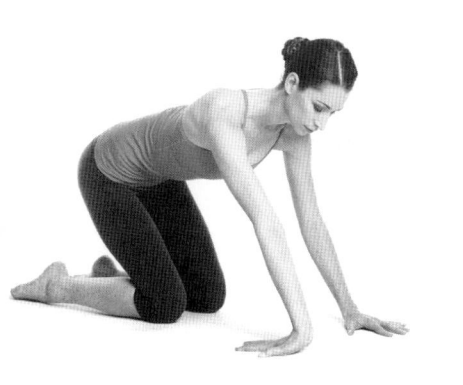

De quatro, com soltura de pulso

Fique de quatro. Certifique-se de que seus pulsos estejam alinhados com os ombros, o mesmo para os joelhos e quadris. Mantenha a coluna confortável e neutra. Abra a mão separando bem os dedos. Vire a mão direita para a direita o máximo que der, de modo que a base do pulso fique virada para a frente e os dedos estejam de frente para seu corpo. Mova ligeiramente o corpo, sentindo o alongamento em diferentes regiões do pulso. Respire quando encontrar pontos rígidos. Fique assim por cinco respirações longas e profundas e, em seguida, faça o mesmo com a outra mão.

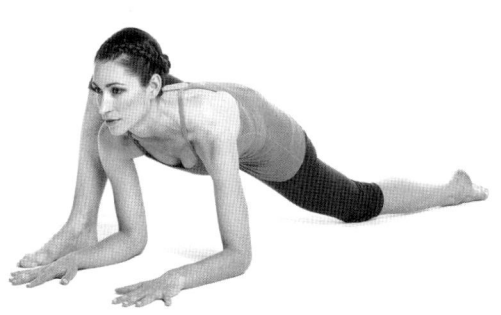

Lagarto

A partir da postura anterior, entre num afundo baixo, com a perna direita para a frente. Mova o pé direito em direção à mão direita, mantendo os dedos dos pés apontando para a frente. Abaixe o joelho de trás até o chão. Se sentir os quadris muito pressionados, pare e respire. Se seu corpo permitir mais espaço para trabalhar dentro dessa postura, delicadamente abaixe os antebraços até o chão. Fique assim por dez respirações longas e profundas.

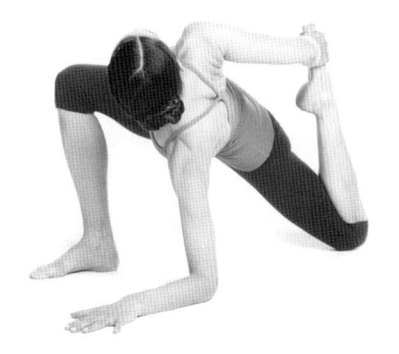

Lagarto com torção, segurando o tornozelo

A partir da postura anterior, se houver condições de seu corpo prosseguir sem tensão, flexione o joelho de trás (o esquerdo), gire o tronco para a direita (em direção à perna da frente), e segure o pé esquerdo com a mão direita. Puxe o pé delicadamente em direção aos quadris. Fique assim por três respirações longas e profundas, e repita a mesma coisa do outro lado, começando com a postura do lagarto.

Coxas flácidas

Ter coxas flácidas pode não ser a condição de saúde mais grave a ser curada pelo yoga, mas tonificá-las o deixará mais forte, mais magro, mais leve e mais eficiente. Você simplesmente se sentirá melhor. Quando você pratica regularmente, o yoga esculpe de um jeito todo próprio um corpo fantástico e saudável de dentro para fora, deixando-o com uma "base sólida" e um corpo vibrante no qual viver.

A Cura para Coxas Flácidas pelo Yoga

A cura para coxas flácidas pelo yoga é alcançada pela combinação de resultados. Provavelmente, mais importante ainda do que os benefícios físicos dessas posturas que fortalecem seus membros inferiores é o harmonioso estado mental que a prática regular irá lhe proporcionar. Quando o assunto é manter o corpo em forma, alimentação é tudo, e quando você está se sentindo calmo e resolvido após a prática regular de yoga, está muito mais propenso a buscar por delícias naturais do que certos alimentos industrializados ou *fast-foods* que adoram se instalar nas suas coxas! Quanto mais você pratica, mais forte e tonificado você se tornará e mais entusiasmado ficará em comer alimentos nutritivos e deliciosos que o seu corpo pode aproveitar, utilizar como combustível e processar de forma eficiente.

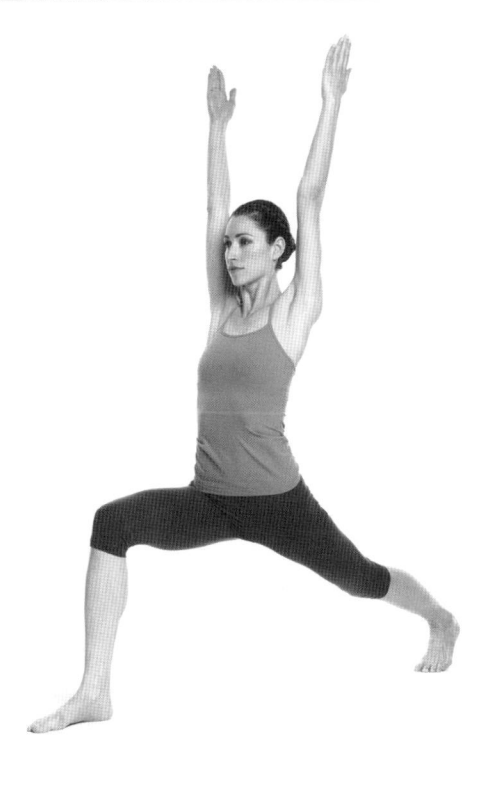

Afundo alto com braços levantados

Assuma a postura de afundo baixo. Pressione os pés contra o chão e posicione o tronco de forma a alinhar os ombros sobre os quadris. Inspire e levante os braços. Relaxe os ombros, deixando-os pender. Fique assim por cinco respirações longas e profundas.

Afundo alto com torção

A partir do afundo alto, com os braços ainda erguidos, expire e gire o tronco para a direita e abra os braços. Abaixe ainda mais os quadris. Fique assim por três respirações longas e profundas, e retorne ao afundo alto.

Guerreiro 3

A partir do afundo alto, incline o tronco para a frente, de modo que fique paralelo ao chão. Desloque o peso do corpo sobre a perna direita e erga a perna esquerda para que também fique paralela ao chão. Estenda os braços para a frente, de modo que seu corpo forme uma linha reta da ponta dos dedos da mão, passando pelas costas, até o calcanhar. Fique assim por cinco respirações longas e profundas.

Faça a rotina do outro lado.

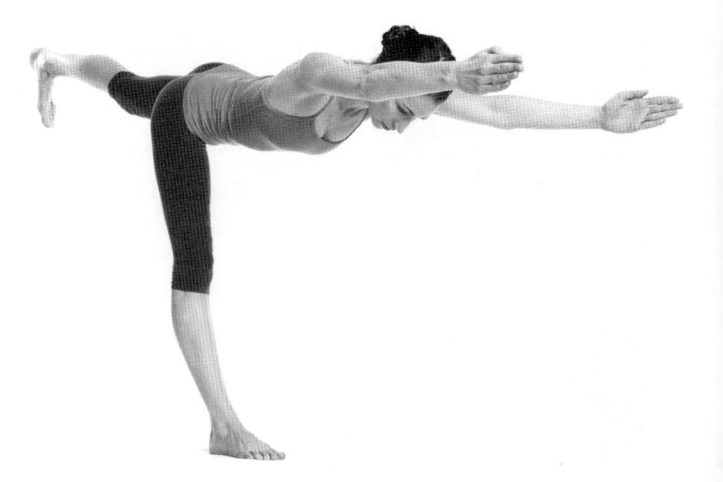

Depressão

Se você está sofrendo de depressão grave, procurar um médico é um ótimo ponto de partida. Mas, seja o seu caso uma mera melancolia ou a nuvem negra de uma real depressão pairando sobre sua cabeça, felizmente existem algumas práticas simples que, espero, podem aliviar um pouco seu fardo. A prática regular do descanso da mente focando na respiração alivia a ansiedade e aumenta os níveis de GABA no cérebro, enviando a funesta depressão para bem longe de você. Os aspectos não competitivos e rítmicos de yoga também são reconfortantes e contribuem bastante para curar a pessoa como um todo.

A Cura da Depressão pelo Yoga

A cura para a depressão pelo yoga é simplesmente praticá-la regularmente, mesmo quando você não estiver com vontade. Um pouco de yoga é melhor do que nada. Quanto mais você praticar, melhor vai se sentir.

Esta rotina, como muitas das outras apresentadas, é elaborada para acalmar e focar a mente e, ao mesmo tempo, eliminar a tensão no corpo, enquanto o fortalece de dentro para fora. Ela também desafia um pouco o equilíbrio, para que possamos ter um pouco de diversão! Faça-a diariamente.

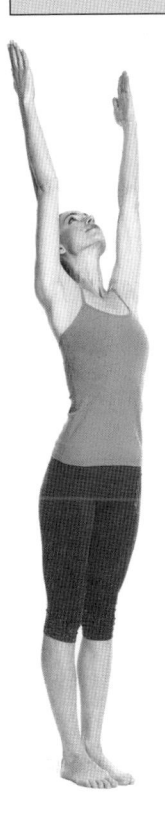

De pé, braços erguidos

Inspire e estenda os braços para cima, enchendo todo o espaço com sua respiração e seu movimento. Relaxe o cóccix para baixo e estufe o peito. Mantenha os ombros relaxados e baixos e olhe para cima, mantendo o rosto e a testa relaxados.

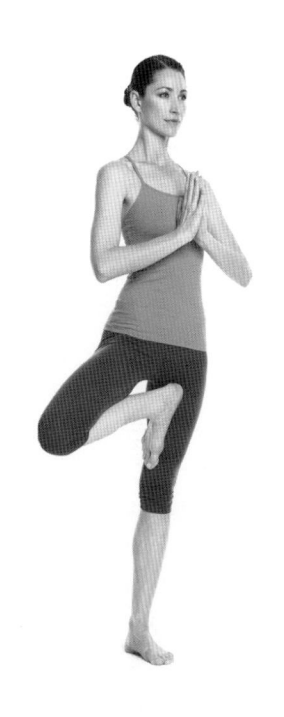

Postura da árvore

Fique em pé confortavelmente e ereto, com os pés paralelos e afastados alguns centímetros. Coloque o peso do corpo sobre a perna esquerda. Flexione o joelho direito contra o peito e abrace a canela com as mãos. Segure o tornozelo direito com a mão direita e pressione a planta do pé direito contra a coxa esquerda. Mantenha a pressão em ambos os sentidos: da coxa em seu pé e do pé em sua coxa, assim como um ímã preso à geladeira. Permaneça assim com a mão segurando o tornozelo para obter equilíbrio, ou levante os braços. Fique assim por cinco respirações longas e profundas. Tente a mesma coisa com o outro lado.

Guerreiro 3

Abrace a canela esquerda em seu peito e, em seguida, estenda-a para trás, mantendo-a paralela ao chão. Flexione o pé esquerdo, de modo que os dedos apontem para baixo. Apoie as pontas dos dedos das mãos no chão para estabilizar-se. Estenda os braços para a frente, de modo que seu corpo forme uma linha reta da ponta dos dedos da mão, passando pelas costas, até o calcanhar. Fique assim por três respirações longas e profundas. Dobre ambos os joelhos levemente, volte a abraçar a canela em seu peito e coloque o pé esquerdo ao lado do pé direito, voltando à posição ereta. Faça a mesma coisa do outro lado, começando com a postura da árvore.

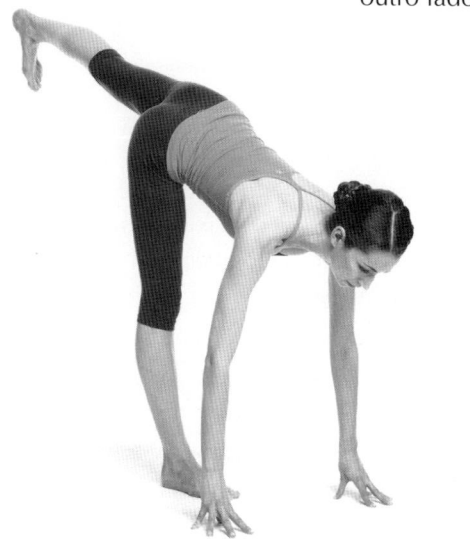

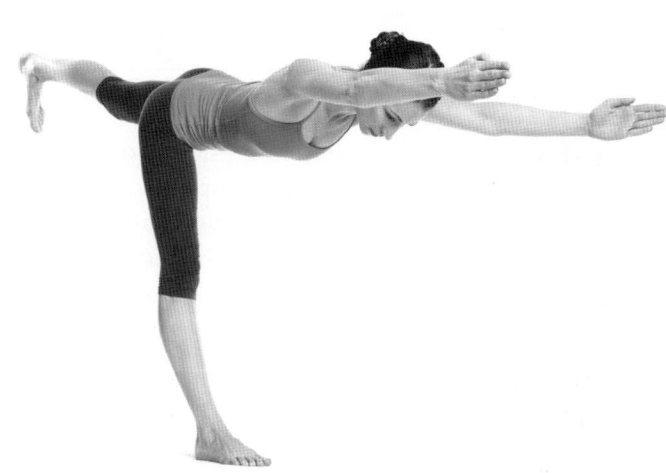

Desconforto da gravidez

Dar continuidade ou iniciar a prática regular de yoga durante a gravidez pode ser uma maneira fantástica de reduzir a ansiedade sobre o trabalho de parto e tudo o que representa trazer uma vida ao mundo. Além disso, a prática de yoga nesse período também pode fortalecer o corpo, aliviar a tensão nos músculos, criar uma boa amplitude de movimento e focar a mente. Se você é novata na prática de yoga, provavelmente essa não é uma boa hora para iniciar uma rotina pesada, mas há uma variedade de técnicas e de posturas de yoga pré-natal que são suaves e, ainda assim, muito eficazes, e que podem ajudá-la a atravessar a gravidez com maior facilidade e também auxiliar no parto.

Um estudo realizado pela Vivekananda Yoga Research Foundation, na Índia, indica que a prática diária de meditação e de yoga durante a gravidez parece melhorar o peso do bebê, reduzir a prematuridade e complicações médicas em geral para os recém-nascidos. "A prática regular de yoga pode produzir um ambiente mais saudável para a gravidez da mãe e uma experiência de parto significativamente mais suave e mais harmoniosa para a mãe e a criança", diz a Dra. Sejal Shah, que está entre os pesquisadores que conduziram o estudo.

Uma prática suave e tranquila de yoga estimula os órgãos reprodutores para garantir um parto relativamente fácil, regula o fornecimento ideal de sangue e de nutrientes para o feto em desenvolvimento, melhora a postura, estabelece um equilíbrio entre o sistema nervoso simpático e parassimpático, melhora a circulação sanguínea, tonifica os músculos da coluna, abdômen e pelve (ajudando a suportar o peso adicional no útero), e previne sintomas comuns, como dor nas costas, câimbras nas pernas, falta de ar e edema nos pés. Todas coisas muito boas para a mulher cujo corpo está trabalhando duro durante toda a gestação.

CURAS DA VIDA REAL: Simone troca a academia pelo yoga

Simone era viciada em academia havia anos, até que engravidou do seu primeiro bebê, uma menina. Ela sempre soube dos benefícios do yoga, mas queria fazer treinamento com pesos e cardiovascular para se "exercitar mais". Mas, no início da gravidez, Simone experimentou uma aula em grupo de yoga pré-natal e encontrou não só a redução de estresse que buscava, mas também uma ótima maneira de trabalhar o corpo e a mente ao mesmo tempo. Agora, mesmo depois do nascimento de seu bebê, Simone pratica yoga regularmente, usando-o como sua opção preferencial para a redução de estresse, bem como seu regime de "malhação".

A Cura do Desconforto da Gravidez pelo Yoga

Há algumas coisas a considerar quando começar ou continuar a prática de yoga durante a gravidez. Prestar atenção em como você está se sentindo é extremamente importante. A prática regular de yoga irá sensibilizar você para que saiba quando as coisas estiverem um pouco inadequadas ou quando não se sentir muito bem. Siga seus instintos. É consenso que no primeiro trimestre todas as posturas de torções devem ser evitadas. Muitos instrutores evitam passar inversões, como pouso de cabeça ou de mãos, especialmente para as grávidas novatas no yoga. Preste atenção no seu corpo. Converse com seu médico. E converse com outras grávidas, se tiver oportunidade. O apoio e o senso de comunidade encontrados em aulas de yoga pré-natal podem ser ainda mais benéficos do que as posturas de yoga. Se você está fazendo aulas normais de yoga, não especificamente yoga pré-natal, deixe seu instrutor saber em que mês você está para que juntos vocês possam ajustar sua rotina, conforme necessário. Além disso, lembre-se de se divertir, desfrutar da respiração e das mudanças em seu corpo. O yoga pode ajudá-la a aceitar as mudanças com tranquilidade e senso de aventura.

Esta rotina pode ser feita em qualquer fase da gravidez e é elaborada para aliviar a mente e a tensão nos quadris e coxas. Faça isso com a frequência necessária para que você se sinta confortável. Se conseguir realizá-la pela manhã, antes de começar o dia, e à noite, antes de dormir, já é um grande começo.

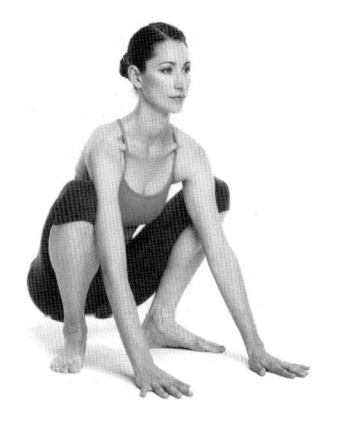

Agachamento

Fique em pé, com os pés afastados alinhados aos ombros. Pontas dos dedos dos pés para fora, calcanhares para dentro. Abaixe os quadris até o chão. Se os calcanhares não alcançarem o chão, use um cobertor para apoiá-los. Coloque as mãos no chão, diante de você, para obter apoio.

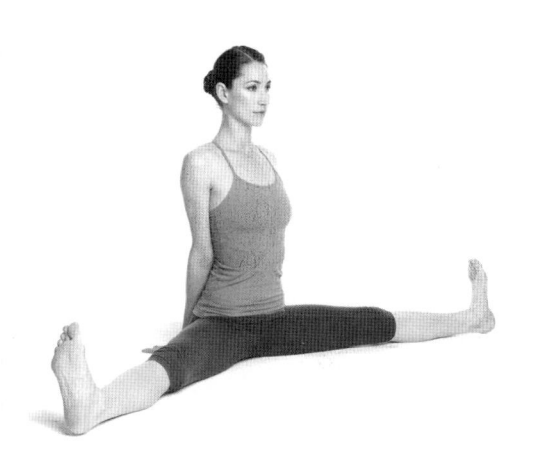

Sentada, pernas amplamente afastadas (ereta)

Sente-se no chão ou num tapete de yoga e afaste as pernas para os lados. Abra-as tão amplamente quanto for possível para você, sem sentir tensão. Pressione as pontas dos dedos das mãos no chão atrás dos quadris e estufe o peito. Flexione os pés, sentindo os calcanhares encostados no chão. Fique assim por três respirações longas e profundas.

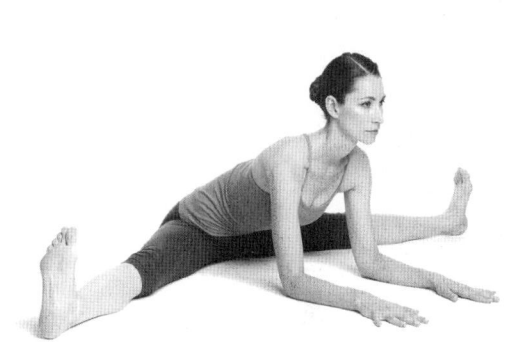

Sentada, pernas amplamente afastadas (tronco abaixado)

Se você achar que pode ir mais longe nessa postura, deslize as mãos para a frente entre as pernas, mantendo as costas retas e esticadas. Só vá até o ponto em que começar a sentir um pouco de tensão, o suficiente para que você possa continuar a respirar facilmente na postura. Fique assim por dez respirações longas e profundas.

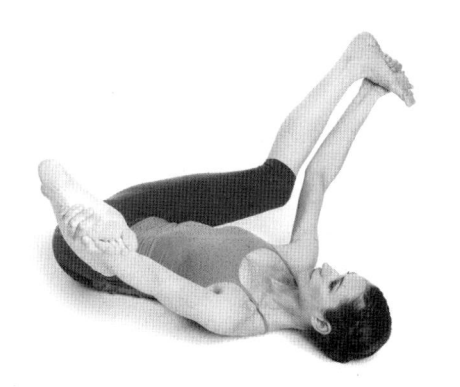

Bebê feliz

Deite-se de costas. Traga os joelhos para o peito. Segure as solas dos pés com as mãos, de modo que os calcanhares apontem para cima. Puxe gentilmente os joelhos para baixo em direção ao chão nas laterais do tronco usando a força dos braços. Se estiver confortável, balance cuidadosamente de um lado para o outro para abrir ainda mais as costas e os quadris. Fique assim por dez respirações longas e profundas.

Diabetes

A prática de yoga tem-se mostrado benéfica para portadores de diabetes. Resultados de vários estudos indicam que o yoga pode auxiliar diabéticos por meio da redução da gordura corporal, ajudando a controlar o açúcar no sangue, combatendo a resistência à insulina e melhorando a função nervosa. O yoga reduz o estresse, o que, por sua vez, diminui os níveis de glicose, e, possivelmente, melhora a resposta à insulina. O yoga também ajuda a regular a pressão arterial e os níveis de colesterol, que desempenham um grande papel no desenvolvimento do diabetes e de suas complicações. O yoga também é benéfico para estimular a função pancreática, que secreta hormônios que afetam o nível de açúcar no sangue.

A Cura do Diabetes pelo Yoga

A cura do diabetes pelo yoga consiste, em primeiro lugar, na prevenção dessa doença, mantendo a prática regular e um estilo de vida saudável. Se você já tem diabetes, o nosso objetivo é tanto evitar o desenvolvimento de complicações como melhorar as funções dos sistemas do corpo. A prática regular de yoga pode ajudar a fazer seu corpo voltar a trabalhar a seu favor, não contra você. Faça esta rotina diariamente, junto com saudações ao sol, para manter todo o seu corpo operando com fluidez.

Arado

Deitado, pressione os braços no chão ao lado do corpo, erga as costas e jogue os pés por cima da cabeça. Se você sentir muita pressão no pescoço, mantenha a postura um pouquinho mais e role lentamente, voltando a se deitar sobre as costas.

Postura da vela

Se estiver tudo bem com o seu pescoço na postura do arado, pressione as palmas das mãos em suas costas, com as pontas dos dedos apontando para cima. Aproxime mais os cotovelos um do outro e eleve-se o máximo que puder, sustentando as costas com as mãos. Mantenha as pernas para o alto, esticando-as bem, de modo a formar uma linha reta perpendicular ao chão. Fique assim por vinte respirações longas e profundas. Feche os olhos ou mantenha o olhar direcionado suavemente para o umbigo.

Distúrbios da tireoide

A prática regular de yoga regula todos os sistemas do corpo, e também corrige desequilíbrios antes que eles possam tornar-se problemas sérios. B.K.S. Iyengar foi um dos primeiros yogues modernos a descrever a importância da postura da vela e demais paradas de ombro na regulação da saúde do corpo; ele recomenda praticá-las diariamente. Iyengar diz que as paradas de ombro são uma panaceia para a maioria das doenças comuns, uma vez que aumenta o fornecimento de sangue para as glândulas tireoide e paratireoide, devido ao bloqueio de queixo na região do pescoço. Além disso, a posição invertida das pernas sobre o coração promove o fluxo sanguíneo saudável para ajudar seu corpo a funcionar de forma eficiente.

A Cura dos Distúrbios da Tireoide pelo Yoga

É importante identificar exatamente com que tipo de distúrbio da tireoide você está lidando, já que cada um requer uma abordagem diferente. O hipertireoidismo é uma condição na qual a glândula tireoide produz muito do hormônio tiroxina, o que pode acelerar significativamente o metabolismo do seu corpo, causando perda súbita de peso, batimento cardíaco acelerado ou irregular, suores e nervosismo. O hipotireoidismo é uma condição caracterizada pela produção anormalmente baixa do hormônio da tireoide. Os sintomas incluem sensibilidade ao frio, depressão, fadiga, dores nas articulações ou nos músculos, pele seca e ganho de peso não intencional.

O hormônio da tireoide afeta o crescimento, o desenvolvimento e muitos processos celulares do corpo; portanto, ter uma tireoide saudável tem muito mais a ver com a saúde geral do seu corpo do que quão lenta ou rapidamente o seu corpo é capaz de metabolizar o alimento. Esta rotina é elaborada para regular a sua glândula tireoide e trazer você de volta a um estado de equilíbrio.

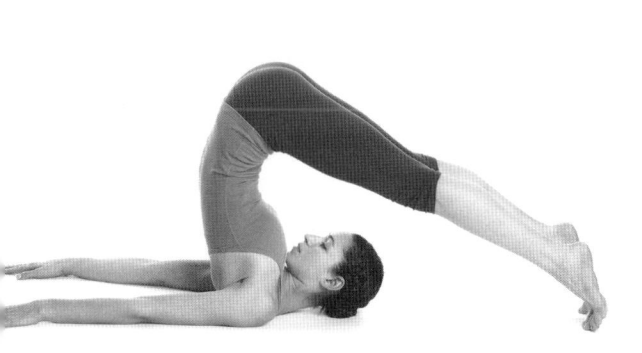

Arado

Deite-se de costas com os braços no chão ao lado do corpo. Pressione os braços no chão, curve as costas e, lentamente, passe os pés por cima da cabeça. Se isso colocar muita tensão em suas costas ou pescoço, saia da postura lentamente e relaxe. Não force o pescoço nessa posição. Se suas costas e pescoço estiverem bem, fique assim por dez respirações longas e profundas.

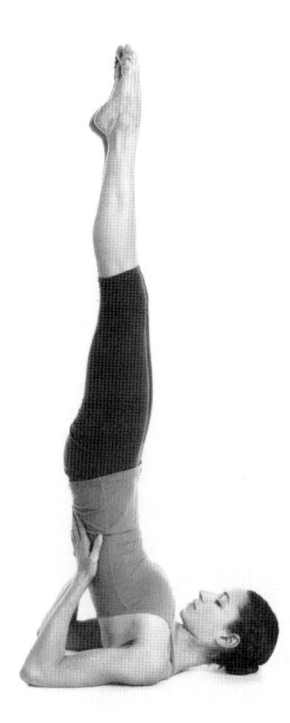

Postura da vela

Se você sentir o pescoço muito pressionado na postura do arado, mantenha a postura um pouco mais e, em seguida, volte a apoiar as costas no chão, lentamente. Se estiver tudo bem com seu pescoço, pressione as palmas das mãos em suas costas, com as pontas dos dedos apontando para cima. Aproxime mais os cotovelos um do outro e eleve-se o máximo que puder, sustentando as costas com as mãos. Mantenha as pernas para o alto, esticando-as bem, de modo a formar uma linha reta perpendicular ao chão. Fique assim por vinte respirações longas e profundas. Feche os olhos ou mantenha o olhar direcionado suavemente para o umbigo.

Pernas apoiadas na parede

Sente-se de frente para uma parede. Encoste os quadris na parede. Deite-se de modo que seu tronco fique perpendicular à parede. Apoie as pernas na parede. Fique assim por cinco minutos.

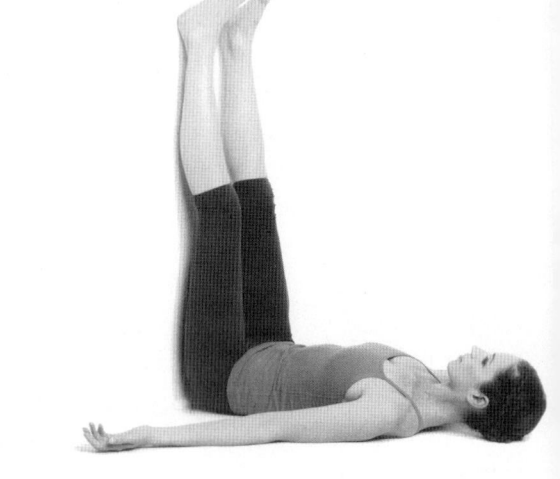

Borboleta deitada

Deite-se de costas. Una as plantas dos pés e deixe os joelhos relaxarem para os lados. Descanse as mãos ao lado do corpo ou em cima das coxas, o que for mais confortável para você. Fique assim por vinte respirações longas e profundas.

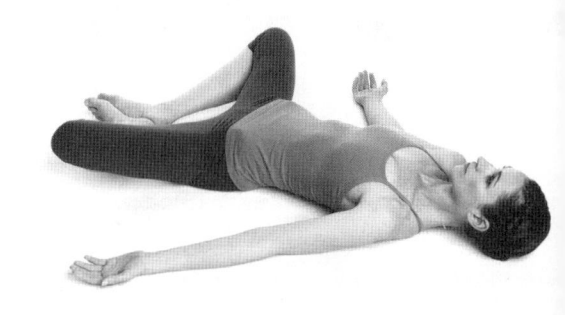

Distúrbios estomacais

Um distúrbio estomacal é um problema desconfortável, às vezes doloroso, e causa um tremendo incômodo. Quer sua digestão esteja sendo difícil, você tenha um "nó" no estômago devido ao estresse, ou alguma outra coisa esteja acontecendo lá dentro, estas posturas simples de yoga podem acalmar um distúrbio estomacal num piscar de olhos e fazê-lo sentir-se bem novamente. Se o problema persistir, pode ser que você tenha um problema mais sério do que uma mera dor de barriga; por isso, certifique-se de consultar seu médico.

A Cura de Distúrbios Estomacais pelo Yoga

A cura pelo yoga para problemas estomacais consiste em ter calma. Especialmente se sua barriga está irritada e seu interior está protestando alto, esta rotina é elaborada para acalmar o organismo de dentro para fora. Sua barriga voltará a ser calma e feliz, e você poderá continuar a tratar de sua vida livre de dores e incômodos estomacais.

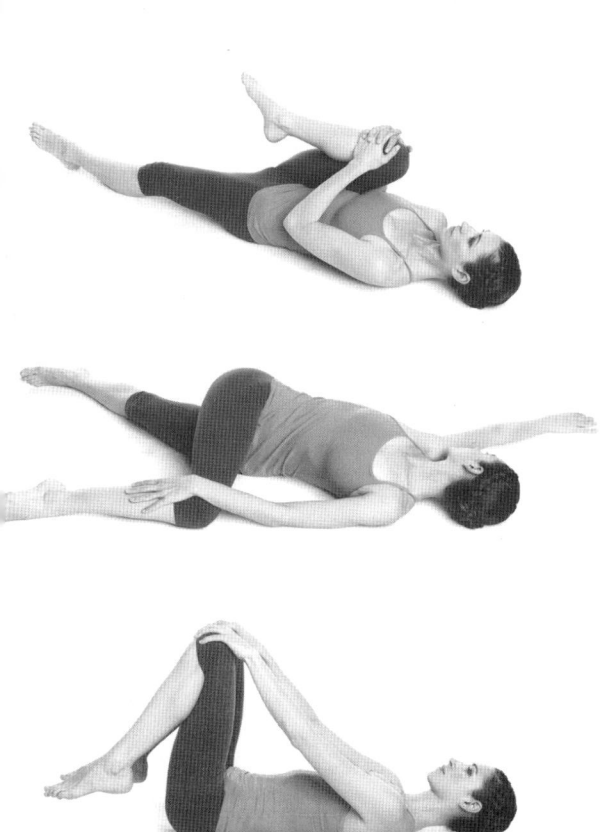

Abraço deitado a joelho

Deite-se de costas. Abrace o joelho direito suavemente em seu peito. A cada expiração, traga o joelho mais perto, em direção ao ombro direito. Fique assim por cinco respirações longas e profundas.

Abraço a joelho, deitado, com torção

A partir da postura anterior, cruze o joelho direito sobre o corpo em direção ao quadril esquerdo. Abra os braços para os lados. Olhe para o lado direito. Fique assim por dez respirações longas e profundas. Faça a mesma coisa com o outro lado, começando pela postura anterior.

Balanço

Traga ambos os joelhos até o peito. Balance o corpo suavemente de um lado para o outro permitindo que as laterais de suas costas levantem do chão. Continue a balançar por cinco respirações longas e profundas.

Dores de corrida

Se você pratica corrida, deveria levar um tapete de yoga debaixo do braço da próxima vez que sair para correr, para começar a praticar regularmente! Pois, junto com os benefícios de uma maior flexibilidade, você também vai ganhar mais amplitude de movimento no restante do seu corpo, o que pode torná-lo mais rápido e mais eficiente. Prevenção de lesões é outro excelente benefício do yoga. A melhora da capacidade pulmonar que você vai ganhar com o yoga também lhe dará uma vantagem sobre os concorrentes. Quando se trata de prevenir ou se recuperar de lesões, e também lidar com as dores rotineiras decorrentes da corrida, o yoga pode ser uma ótima terapia para o seu corpo, ao mesmo tempo que desestressa a mente.

A Cura das Dores de Corrida pelo Yoga

Esta rotina é elaborada para expandir o tórax e alongar a coluna vertebral, a fim de aumentar a capacidade pulmonar e a mobilidade do tronco, e aliviar dores na parte superior do corpo. Ela também funciona para liberar a tensão dos grandes grupos musculares dos quadris e coxas.

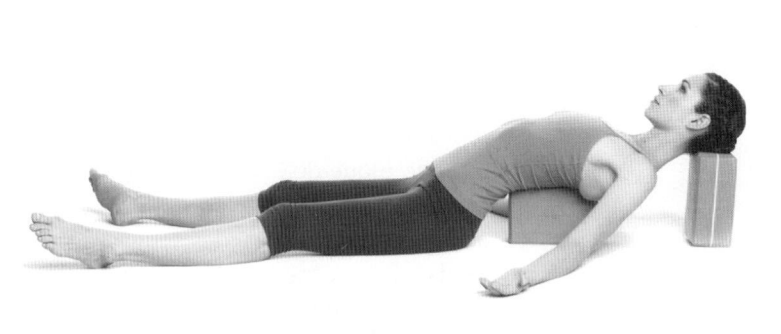

Ponte apoiada em dois blocos

Tenha dois blocos de yoga à mão. Coloque um deles no chão, deitado. Sente-se a poucos centímetros à frente do bloco. Mantendo os quadris no chão, deite-se no bloco de modo que ele apoie sua coluna. Coloque o outro bloco sob a cabeça. Relaxe as pernas estendidas e fique assim durante vinte respirações longas e profundas.

Abraço a joelho, deitado

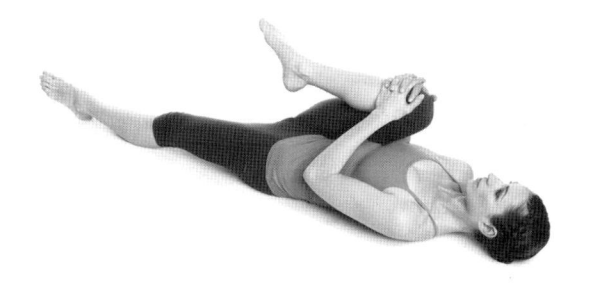

Delicadamente, deixe os blocos e deite-se de costas. Abrace o joelho direito em seu peito. A cada expiração, traga o joelho mais perto de seu ombro direito. Fique assim por cinco respirações longas e profundas.

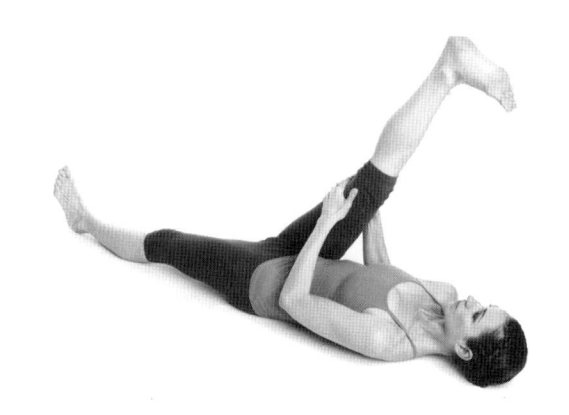

Alongamento de tendão, deitado

Estenda a perna direita para cima. Segure a panturrilha, o joelho, ou o tendão, qualquer lugar que você possa segurar com facilidade e confortavelmente. Fique assim por dez respirações longas e profundas. Tente não forçar a perna em sua direção; em vez disso, permita que suas expirações liberem a tensão e, naturalmente, mova a perna para mais perto de si à medida que obtiver mais extensão.

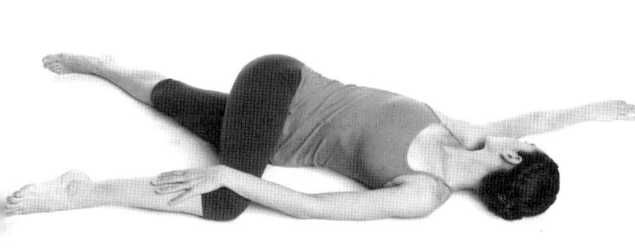

Abraço a joelho, deitado, com torção

Dobre o joelho novamente sobre o peito. Abra os braços para os lados e cruze o joelho direito sobre o corpo em direção ao quadril esquerdo. Fique assim por dez respirações longas e profundas.

Faça a mesma coisa com o outro lado, começando pela postura "abraço a joelho, deitado".

Dores e desconfortos

Dores nas costas, pescoço e articulações podem ocorrer ao longo do tempo ou chegar de uma hora para outra. Não importa como apareçam, podem ser um enorme fardo e limitação na nossa mobilidade, aumentando nossos níveis de estresse e perturbando nossa paz de espírito. A melhor maneira de curar as dores é evitar que elas se instalem, em primeiro lugar. A prática regular de yoga e de meditação podem ajudar muito com isso, especialmente as técnicas de yoga e respiração simples que se seguem.

Num estudo conduzido pelo Dr. Fadel Zeidan da Universidade Wake Forest, na Carolina do Norte, quinze voluntários que não tinham nenhuma experiência anterior com meditação fizeram quatro aulas de vinte minutos com um tipo de meditação chamado atenção concentrada. Após o treinamento, uma pequena área da pele na perna direita de cada paciente foi aquecida para um nível de indução de dor por cinco minutos, enquanto um aparelho de ressonância magnética monitorava os sinais de dor no cérebro. O Dr. Zeidan disse: "Encontramos um grande efeito – uma redução de cerca de 40% na intensidade da dor e uma redução de 57% em desconforto pela dor. A meditação produziu uma redução da dor maior até do que a morfina ou outras drogas analgésicas, que normalmente conseguem reduções de cerca de 25%".

Portanto, agora sabemos que a meditação pode alterar nossa percepção mental de experiências dolorosas, o que é bastante útil. Podemos também utilizar yoga físico (meditação em movimento) para aproveitar nossa capacidade de alterar o estado do nosso corpo. Somando as duas técnicas, podemos mandar nossas dores embora de vez!

CURAS DA VIDA REAL: Tara se livra do peso dos ombros

Tenho que confessar que tive minha cota de dores e desconfortos. Uma que eu deveria ter sido capaz de evitar foi uma dor intensa que irradiava do ombro para as partes superior e inferior das costas, por eu sempre carregar uma bolsa muito pesada no meu ombro direito. Isso não é bom! Sei que é difícil lembrar de alternar os ombros, mas, confie em mim, vale a pena quando você carrega uma bolsa pesada. Ou, melhor ainda, use uma mochila! Quando essa dor aguda e duradoura se instalou, eu me tratei com sessões suaves de yoga, para reforçar e relaxar as costas. Levou vários dias para eu me recuperar, mas, finalmente, consegui me livrar da dor. Então, agora, carrego minha bolsa na mão e troco de lado de vez em quando, para equilibrar as coisas.

A Cura de Dores e Desconfortos pelo Yoga

"Dores e desconfortos" é uma categoria muito ampla para ser tratada numa única abordagem, mas os princípios do yoga para lidar com a maioria das dores são ir devagar, respirar profundamente e, como você já deve ter adivinhado, prestar atenção. Quando você se move muito lentamente, está dando ao seu corpo a chance de se comunicar com você sobre onde está desalinhado, dizendo-lhe se o que você está fazendo está ajudando ou provocando mais dor. No yoga, se algo é doloroso, sempre saia de uma postura lentamente e assuma uma posição neutra, para que você possa se recuperar totalmente. Permita que todas as sensações desconfortáveis deixem seu corpo antes de seguir em frente. O esperto conselho "pega leve" se aplica quando trabalhamos com nossas dores e desconfortos.

Tente esta rotina sempre que você estiver enfrentando dores e desconfortos. Aborde-a aos poucos e sem forçar. Mais uma vez, certifique-se de recuar de qualquer coisa que cause mais dor. Um bom sinal de que você está forçando a barra é o rosto contraído e falta de ar. Se você sentir qualquer um desses sinais, recue. Permita-se o tempo e o espaço para o corpo se recuperar e a mente se acalmar.

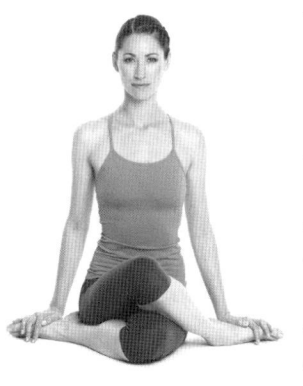

Cara de vaca

Comece ajoelhado com as mãos no chão para se apoiar. Coloque a perna direita na frente da perna esquerda de modo que seus joelhos fiquem diretamente alinhados. Mova os pés para os lados. Suavemente, mova os quadris para trás até sentar no chão. Os joelhos agora estão empilhados um sobre o outro. Se houver tensão nos joelhos ou quadris, coloque um travesseiro ou um bloco de yoga sob os quadris para permitir que eles e os joelhos tenham mais espaço para se alongar sem estresse. Estufe o peito e coloque os ombros para trás, sentando-se ereto. Fique assim por dez respirações longas e profundas.

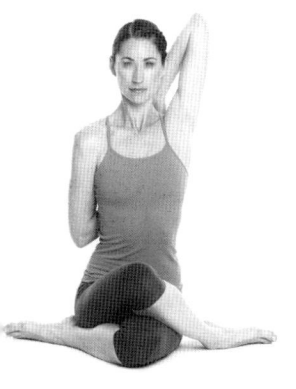

Cara de vaca com alongamento do ombro

Se você tem maior amplitude de movimento, inspire e erga o braço esquerdo bem alto. Dobre o cotovelo e deixe a mão relaxada sobre as costas. Dobre o cotovelo direito e alcance as costas, esticando a mão direita em direção à mão esquerda. Se as mãos se encontrarem, una-as. Se não, não se preocupe com isso. Você está conseguindo uma boa abertura de ombros de qualquer maneira. Espalhe mais os dedos e abra os cotovelos um pouco mais. Fique assim por dez respirações longas e profundas. Certifique-se de fazer a mesma coisa com o outro lado também.

Ponte apoiada em dois blocos

Pegue dois blocos de yoga. Coloque um deles no chão, deitado, de modo que se você se colocar sobre ele, o bloco esteja ao longo de sua coluna vertebral. Sente-se a poucos centímetros à frente do bloco. Deite-se no bloco de modo que ele apoie o meio e a parte superior de suas costas. Coloque o outro bloco sob sua cabeça. Essa posição deve ser muito confortável, por isso, mexa-se e ajeite-se quanto for necessário até que a posição esteja muito agradável.

Uma vez acomodado, respire longamente pelo nariz e expire pela boca. Faça isso algumas vezes. Continue com respirações naturais, longas e profundas, e permaneça assim enquanto você se sentir confortável. Para sair da posição, role para fora dos blocos sobre o seu lado direito. Faça algumas respirações nesse ponto para se recuperar.

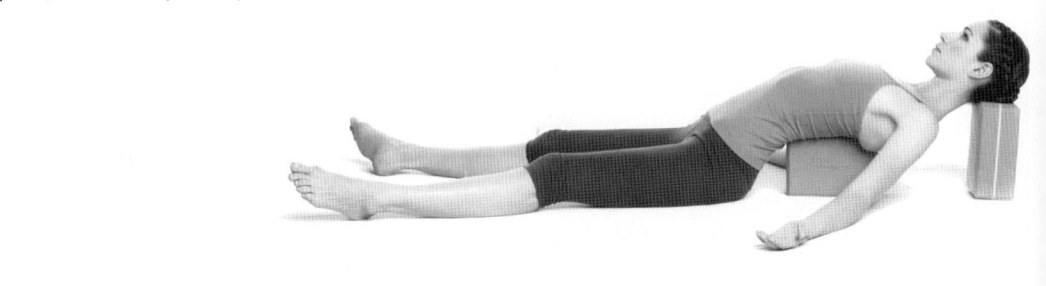

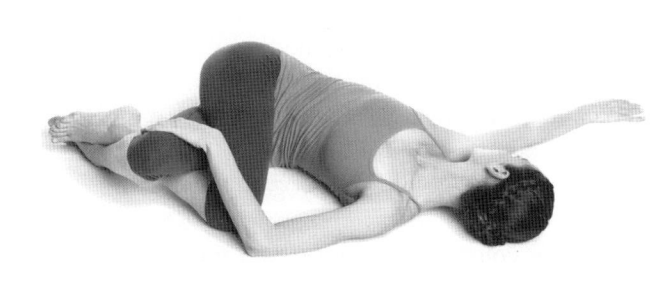

Águia deitada com torção

Deite-se de costas. Inspire profundamente pelo nariz e solte o ar pela boca. Relaxe e respire naturalmente por alguns instantes para permitir que seu corpo se acomode e a mente se acalme.

Quando estiver pronto, flexione os joelhos e apoie os pés no chão ao lado dos quadris. Erga os quadris, mova-os para o lado direito e abaixe-os. Cruze a perna direita sobre a esquerda. Abrace os joelhos em seu peito e relaxe-os em direção ao lado esquerdo. Estenda o braço direito e olhe para sua mão. Descanse a mão esquerda sobre o joelho esquerdo para incentivar os joelhos a relaxarem no chão. Fique assim por vinte respirações longas e profundas. Quando estiver pronto, leve as pernas de volta ao centro e faça do outro lado, também.

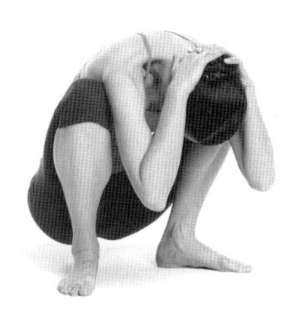

Agachamento com relaxamento do pescoço

Fique em pé com os pés separados na largura dos ombros. Gire os pés ligeiramente para fora, mantendo os calcanhares para dentro. Flexione os joelhos e abaixe os quadris até o chão. Seus calcanhares devem estar apoiados firmemente no chão. Se eles não se assentarem no chão com facilidade, você pode colocar um cobertor debaixo deles para elevar o apoio e criar mais estabilidade na postura. Fique assim por cinco respirações longas e profundas.

Entrelace as mãos suavemente na base do pescoço. Relaxe a cabeça e o pescoço para a frente de modo que suas costas se curvem. Não force a cabeça para baixo, mas mantenha as mãos sobre o pescoço firmemente para incentivá-lo a relaxar. Fique assim por cinco respirações longas e profundas. Para sair da postura, coloque as pontas dos dedos no chão atrás do cóccix e sente-se lentamente.

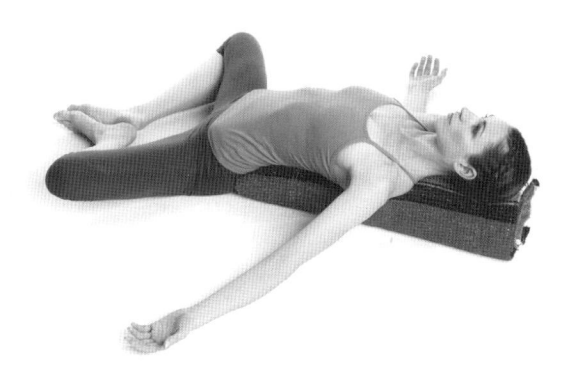

Borboleta deitada, alongamento da coluna (com cobertor)

Enrole um cobertor longitudinalmente. Para altura extra, enrole dois cobertores juntos. Sente-se e coloque o cobertor atrás de você, encostado ao cóccix. Deite-se suavemente, de modo que sua coluna descanse ao longo do cobertor. Una as plantas dos pés. Relaxe os braços para os lados. Feche os olhos e relaxe assim por vinte respirações longas e profundas.

Enxaqueca

Uma intensa e latejante dor de cabeça, algumas vezes acompanhada de náusea, calafrios, fadiga, perda de apetite, entorpecimento, vômitos e sensibilidade à luz: não se deseja a um inimigo uma enxaqueca. Desencadeada por estresse, certos alimentos ou algum gatilho individual, a crise se origina nos nervos sensitivos e afeta o fluxo sanguíneo para o cérebro e tecidos adjacentes. A prática regular de yoga pode ajudar a reduzir o número de episódios desse distúrbio e preveni-los. Mas, se a enxaqueca atacar, estas técnicas e posturas simples podem acalmar a pressão e tensão em sua cabeça e diminuir seu desconforto.

A Cura da Enxaqueca pelo Yoga

Já que muitos dos fatores desencadeadores da enxaqueca têm a ver com o estresse, manter esta simples rotina ao menos três vezes por semana pode ajudar. Se a enxaqueca realmente atacar, tal rotina diminuirá a pressão na sua cabeça, equilibrará o sistema nervoso e o acalmará, encorajando a dor a ir embora.

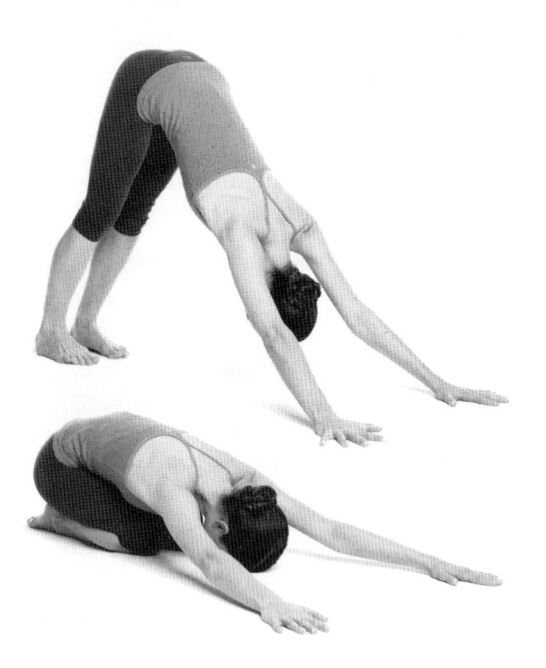

Cachorro olhando para baixo

Partindo da posição de quatro, dobre os dedos dos pés, levante os quadris, e assuma a postura do cachorro olhando para baixo. Apoie os calcanhares no chão, relaxe os ombros, a cabeça e o pescoço. Fique assim por cinco respirações longas e profundas.

Postura da criança

Suavemente, fique de quatro. Relaxe os quadris e sente-se sobre os calcanhares. Descanse a testa no chão e respire profundamente, expandindo as costas. Fique assim por cinco respirações longas e profundas.

Massagem nas têmporas

A partir da postura da criança, sente-se sobre os calcanhares. Pressione os dedos indicadores entre as sobrancelhas e, em seguida, trace um arco sobre a testa e em direção às têmporas, com pressão uniforme. Repita esse movimento mais três vezes.

Estafa

Manter-nos em dia com nossa agenda lotada e todas as atividades do cotidiano pode nos levar à exaustão, especialmente se estivermos assumindo mais compromissos do que nos é possível dar conta. A prática regular de yoga vai ajudá-lo a avaliar com sensatez e objetividade a forma como você gasta seu tempo e, naturalmente, guiá-lo a preencher seus dias com atividades que o motivem e o encham de energia, em vez de outras que drenam você, causam estresse e acúmulo de tensão.

O modo como você encara seus dias é um fator preponderante para seu nível de energia. Às vezes, somos obrigados a enfrentar tarefas ingratas e extenuantes em certa atividade que realmente não nos empolga. Trabalhar duro em algo que você não gosta geralmente leva direto à estafa. Quando você acorda todos os dias animado com o que o aguarda, seus níveis de energia disparam, não importa quão puxado o dia vai ser. Para mudar a sintonia de sua mente de desânimo para empolgação, pratique regularmente estas posturas simples de yoga, e logo você voltará a se sentir motivado e energizado. Se sua exaustão está sendo causada pela falta de sono, o yoga também pode ajudar a aliviar seu corpo e sua mente para que você possa dormir muito bem à noite. Tudo o que você precisa fazer é encontrar tempo para praticar e cuidar de si mesmo.

A Cura da Estafa pelo Yoga

A cura da estafa pelo yoga consiste apenas em se levantar e fazer estas posturas simples. Um pouco de movimento suave irá despertar todo o seu organismo e carregá-lo com uma energia renovada e duradoura que você poderá levar consigo.

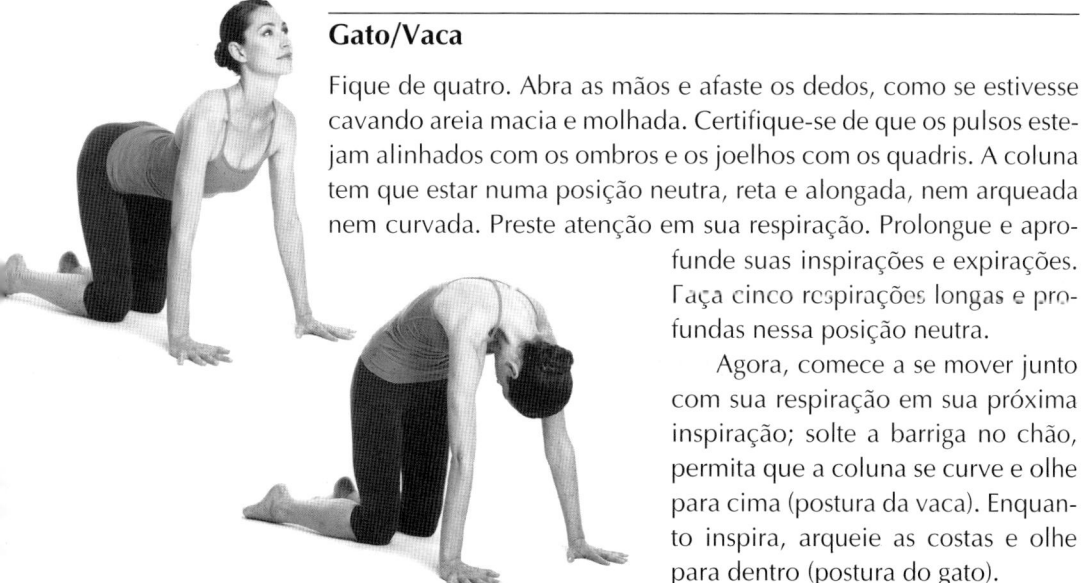

Gato/Vaca

Fique de quatro. Abra as mãos e afaste os dedos, como se estivesse cavando areia macia e molhada. Certifique-se de que os pulsos estejam alinhados com os ombros e os joelhos com os quadris. A coluna tem que estar numa posição neutra, reta e alongada, nem arqueada nem curvada. Preste atenção em sua respiração. Prolongue e aprofunde suas inspirações e expirações. Faça cinco respirações longas e profundas nessa posição neutra.

Agora, comece a se mover junto com sua respiração em sua próxima inspiração; solte a barriga no chão, permita que a coluna se curve e olhe para cima (postura da vaca). Enquanto inspira, arqueie as costas e olhe para dentro (postura do gato).

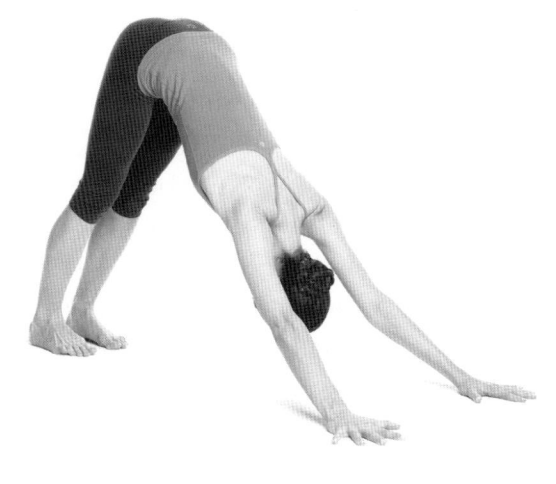

Cachorro olhando para baixo

Partindo da posição de quatro, dobre os dedos dos pés, levante os quadris, e assuma a postura do cachorro olhando para baixo. Apoie os calcanhares no chão, relaxe os ombros, a cabeça e o pescoço. Fique assim por cinco respirações longas e profundas.

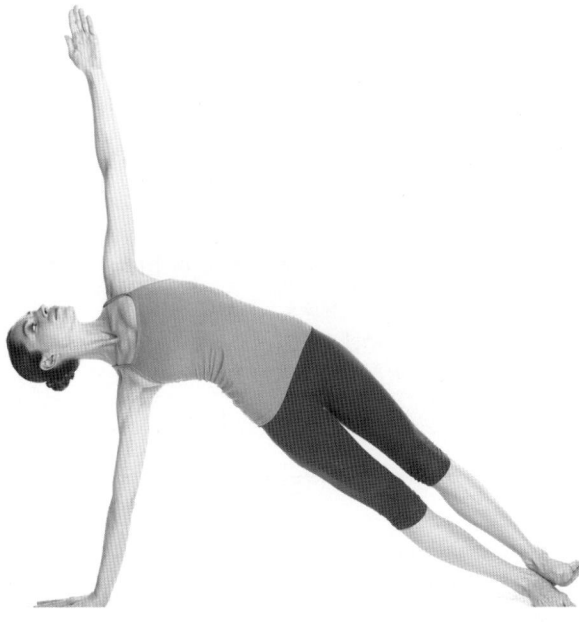

Prancha lateral

Partindo da posição anterior, coloque o tronco numa postura de prancha. Erga os quadris, apoie-se em sua mão direita, role para a borda externa do pé direito e expanda o tronco para a esquerda. Estenda o braço para o alto e olhe para seus dedos. Fique assim por três respirações longas e profundas. Faça a mesma coisa com o outro lado.

Fibromialgia

De acordo com o American College of Rheumatology, a fibromialgia atinge entre 3 e 6 milhões de americanos, principalmente mulheres em idade fértil, mas crianças, idosos e homens também podem ser afetados. Pacientes com fibromialgia sentem dores prolongadas no corpo todo e têm pontos de sensibilidade em articulações, músculos, tendões e outros tecidos moles. A fibromialgia também tem sido associada a fadiga, problemas do sono, dor de cabeça, depressão e ansiedade.

Mais uma vez, o yoga pode ajudar. Segundo um estudo realizado por James Carson, PhD, na Oregon Health and Science University, exercícios de yoga podem combater a fibromialgia. Os pesquisadores estudaram 53 participantes do sexo feminino que haviam sido previamente diagnosticadas com fibromialgia. As mulheres foram aleatoriamente divididas em dois grupos de pesquisa. O primeiro grupo integrou um programa de yoga de oito semanas, que incluía posturas suaves, meditação, exercícios respiratórios e discussões em grupo. O grupo de controle recebeu tratamento medicamentoso normal para a fibromialgia. Após a conclusão do programa de yoga, a comparação entre os grupos revelou que o yoga parece auxiliar no combate a uma série de graves sintomas da fibromialgia, incluindo dor, fadiga, rigidez, falta de sono, depressão, memória fraca, ansiedade e falta de equilíbrio. No grupo de yoga, a dor teve redução média de 24%; a fadiga, 30%; e a depressão, 42%.

A Cura da Fibromialgia pelo Yoga

Em qualquer processo de cura, especialmente ao se lidar com dor física e limitações da amplitude de movimentos, atenção, cuidado e paciência não são apenas úteis, mas fundamentais. Relaxe o corpo ao praticar e o yoga terá um maior impacto.

Esta rotina é elaborada para trabalhar a dor e o desconforto muito suavemente com respirações profundas e relaxamento dos músculos. Vá devagar e certifique-se de prestar atenção à respiração, para que você possa liberar a tensão em suas expirações sem forçar ou tensionar o corpo.

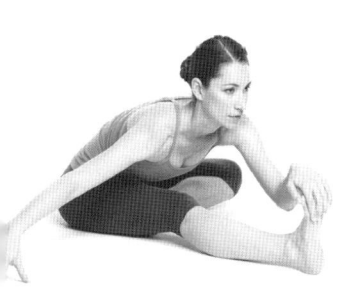

Sentado, corpo flexionado, uma perna estendida para a frente

Sente-se ereto. Estique a perna direita para a frente e flexione o pé direito. Flexione a perna esquerda em direção ao corpo de modo que o joelho relaxe um pouco do lado esquerdo. Inspire e estenda os braços para cima. Expire e incline o tronco sobre a perna direita. Segure os dedos do pé direito com a mão esquerda e pressione a ponta dos dedos da mão direita no chão, ao lado da perna direita. Estique o lado esquerdo das costas de modo que fiquem alongadas. Fique assim por dez respirações longas e profundas.

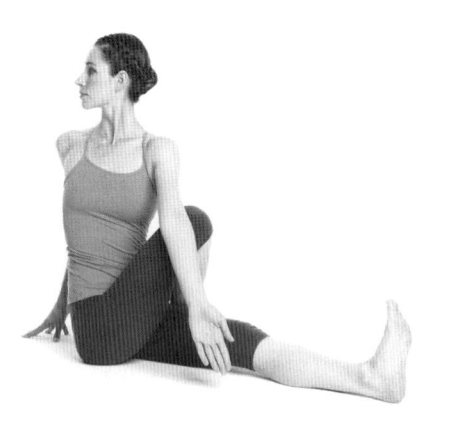

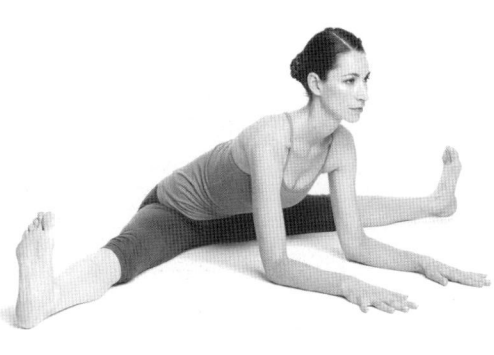

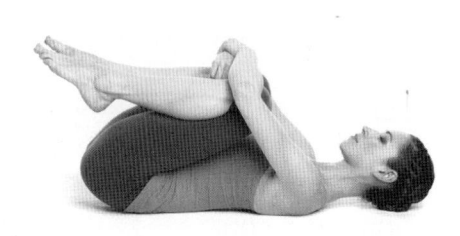

Torção sentada da coluna

Sente-se suavemente com o tronco ereto. Abrace o joelho direito junto ao peito e coloque o pé direito no chão no lado esquerdo da perna esquerda, de modo que o joelho aponte para cima. Com uma inspiração, levante o braço esquerdo e alongue-o pelo tronco. Ao expirar, cruze o braço sobre a coxa direita. Pressione as pontas dos dedos da mão direita no chão atrás dos quadris. Ao inspirar, gire o tronco e, ao expirar, torça ainda mais. Repita esse padrão de respiração e movimento mais três vezes e lentamente inverta o tronco para o lado esquerdo para realizar a postura oposta. Repita as duas posturas do outro lado.

Sentado, pernas amplamente afastadas

Sente-se ereto e abra as pernas para os lados até sentir um pouco de tensão, mas não ao ponto do desconforto. Deslize as mãos para a frente entre as pernas e mantenha o tronco esticado. Fique assim por dez respirações longas e profundas, priorizando um pouco mais as expirações do que as inspirações para estimular a liberação da tensão.

Abraço nos joelhos dobrados

Deite-se suavemente de costas. Abrace os joelhos sobre o peito. Envolva os braços em torno dos joelhos e balance lentamente de um lado para o outro, soltando a base da coluna no chão. Fique assim por dez respirações longas e profundas.

Bebê feliz

Deite-se de costas. Traga os joelhos para o peito. Segure as solas dos pés com as mãos de modo que os calcanhares apontem para cima. Puxe gentilmente os joelhos para baixo em direção ao chão nas laterais do tronco usando a força dos braços. Se estiver confortável, balance cuidadosamente de um lado para o outro para abrir ainda mais as costas e os quadris. Fique assim por dez respirações longas e profundas.

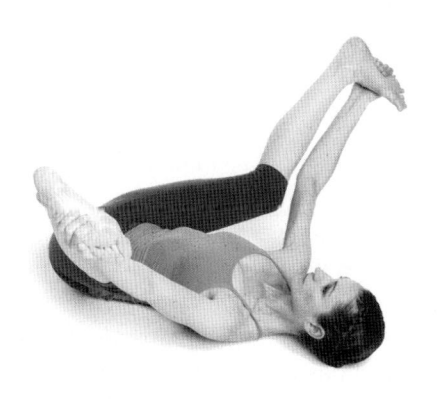

Gripe

A prática de yoga vai fortalecer sua imunidade de modo que você não ficará doente com tanta frequência — nunca mais, espero —, mas, quando a gripe ataca, as dores no corpo, os calafrios e a febre não são nada divertidos. Quando você está com gripe, a última coisa que tem vontade de fazer é sair da cama, mas algumas posturas simples de yoga podem ajudar a restaurar a saúde do seu corpo. Elas podem ajudá-lo a se sentir melhor mais rápido do que ficar enfiado debaixo das cobertas. Inversões simples no yoga estimulam o sistema linfático, que funciona como um sistema de eliminação de resíduos para todo o seu corpo. Praticar yoga visando o sistema linfático vai limpar seu corpo, livrando-o de quaisquer vírus remanescentes da gripe. Posturas de yoga que utilizam torções suaves aumentam o fluxo sanguíneo para o baço, combatem infecções e purificam o sangue.

A Cura da Gripe pelo Yoga

Esta simples rotina é elaborada para relaxar e restaurar todo o sistema de dentro para fora e acalmar a mente ao mesmo tempo. Quando a mente está relaxada, o corpo pode restaurar a ótima saúde de forma rápida e fácil. Quando o corpo está à vontade, pode fazer o seu trabalho muito melhor do que quando está cheio de tensão e ansiedade.

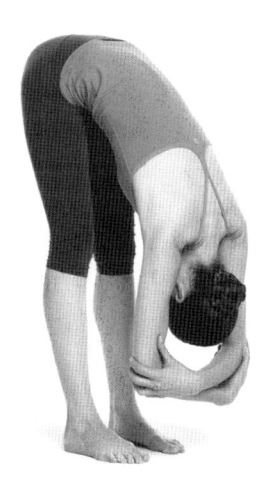

De pé, corpo flexionado para a frente, segurando os cotovelos

Fique em pé ereto com os pés alinhados com os quadris e paralelos um ao outro. Flexione levemente os joelhos e incline o tronco sobre as pernas. Segure os cotovelos, formando um quadrado, e deixe a cabeça e o pescoço penderem pesados. Fique assim por cinco respirações longas e profundas. Se estiver confortável, balance suavemente o tronco de um lado para o outro.

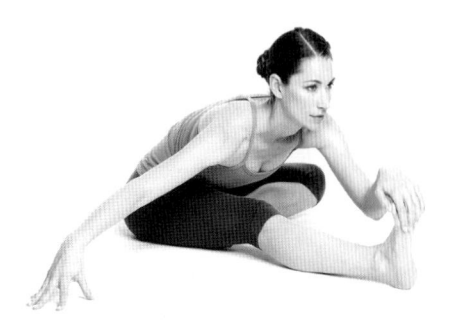

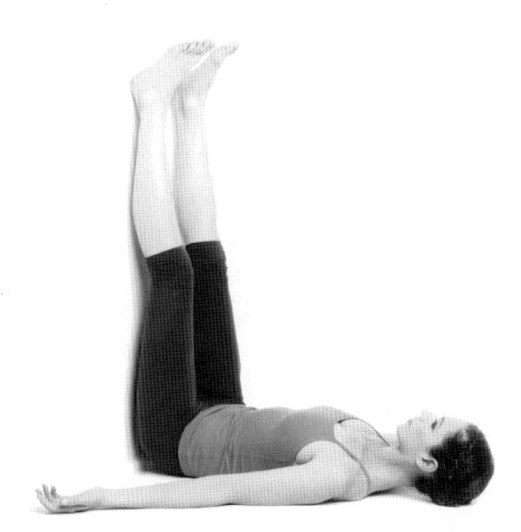

Sentado, corpo flexionado, uma perna estendida para a frente

Sente-se ereto com as pernas estendidas às sua frente. Dobre a perna esquerda em direção ao corpo de modo que a sola do pé repouse na coxa direita. Ao inspirar, leve os braços para o alto. Ao expirar, alongue o tronco para a frente sobre a perna direita. Segure o pé direito com a mão esquerda e pressione as pontas dos dedos da mão direita no chão ao lado da perna direita. Estique o lado esquerdo das costas de modo que fiquem alongadas e alcancem a perna direita. Fique assim por dez respirações longas e profundas. Repita do outro lado.

Pernas na parede

Sente-se de frente para uma parede. Aproxime bastante o quadril da parede. Deite-se de modo que o tronco fique perpendicular à parede. Erga as pernas e descanse-as na parede. Fique assim por cinco minutos.

Insônia

Dificuldades para dormir e para manter o sono acabaram por se tornar um problema sério que prejudica a vida diária de milhões de pessoas. O número de receitas de medicamentos para dormir superou a marca de 56 milhões em 2008, um aumento de 54% em relação a 2004. A prática regular de yoga pode curar completamente a doença em muitos casos, transformando um insone em alguém que dorme como um bebê e acorda revigorado e energizado. Em 2004, o pesquisador de Harvard Sat Bir Singh Khalsa, publicou um estudo que descobriu que entre meia hora a 45 minutos de yoga diariamente ajudou insones crônicos a conseguir cair no sono e permanecer dormindo durante a noite. Para vinte participantes, o sono foi significativamente melhorado. Yoga funciona. Yoga cura.

A mente informa as funções do corpo. Com o yoga, aprendemos que podemos controlar e relaxar a mente para assumirmos as diversas posturas com facilidade. Também podemos acalmar a mente para dormir bem à noite. Quando praticamos yoga regularmente, muitas das ansiedades e gatilhos que nos mantêm acordados à noite simplesmente se dissolvem, e podemos afundar em nossos lençóis com facilidade.

A Cura da Insônia pelo Yoga

A cura da insônia pelo yoga é simples: começar e manter uma prática regular de yoga.

Além da prática regular de yoga, um pouco de yoga logo antes de dormir vai ajudá-lo a desacelerar para que você possa dormir bem durante a noite toda. Esta rotina é elaborada para acalmar a mente e liberar toda a tensão que ainda persiste no corpo na hora de dormir.

Você pode fazê-la no chão, ao lado de sua cama, ou mesmo na própria cama, se preferir.

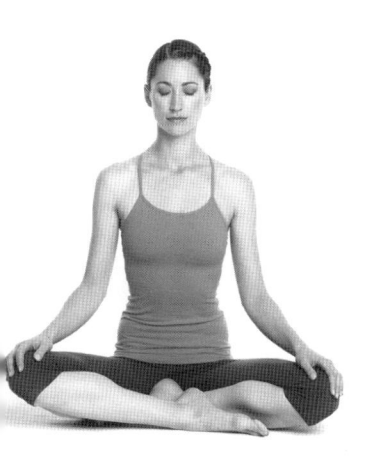

Meditação sentada

Sente-se bem ereto, no entanto, o mais confortavelmente possível. Se sua cama tem cabeceira, recoste-se nela. Relaxe os ombros, de modo que eles fiquem longe de suas orelhas. Descanse as mãos sobre as coxas e feche os olhos. Comece a concentrar a atenção em sua respiração. Observe o ar entrar na inspiração e sair na expiração. Acalme sua mente no espaço entre elas. Comece a prolongar e aprofundar suas inspirações e expirações, estabelecendo um ritmo lento e fácil de respirar. Se um pensamento começar a entrar na sua mente, simplesmente observe-o como uma nuvem passando. Continue observando a respiração por três a cinco minutos.

Abraço a joelho, deitado, com torção

Delicadamente, deite-se de costas. Abrace o joelho direito em seu peito. Cruze o joelho direito sobre o corpo em direção ao quadril esquerdo. Relaxe os braços para os lados. Fique assim por dez respirações longas e profundas e faça a mesma coisa com o outro lado.

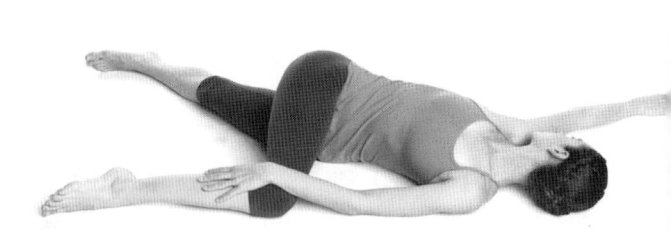

Alongamento de tendão, deitado

Volte a deitar-se de costas. Delicadamente, abrace o joelho direito em seu peito. Estenda a perna direita para cima e segure a panturrilha ou o joelho. Permita que sua perna relaxe mais perto do seu rosto a cada expiração. Tente evitar puxar a perna com os braços. Apenas permita que sua respiração libere a tensão e mova a perna para mais perto naturalmente. Fique assim por dez respirações longas e profundas.

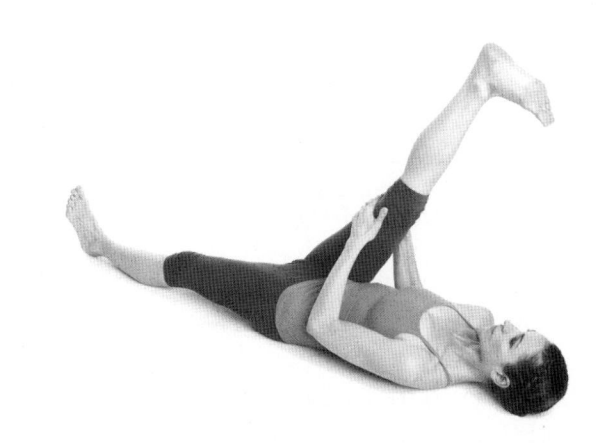

Bebê feliz

Volte a deitar-se de costas. Abrace os joelhos em seu peito. Segure a borda do pé direito com a mão direita e faça o mesmo com o pé e a mão esquerdos. Aponte as plantas dos pés para o teto. Force gentilmente os joelhos em direção ao chão, puxando os pés para baixo. Balance o corpo de um lado para o outro para liberar a tensão nos quadris e nas costas. Fique assim por dez respirações longas e profundas e volte a deitar-se de costas.

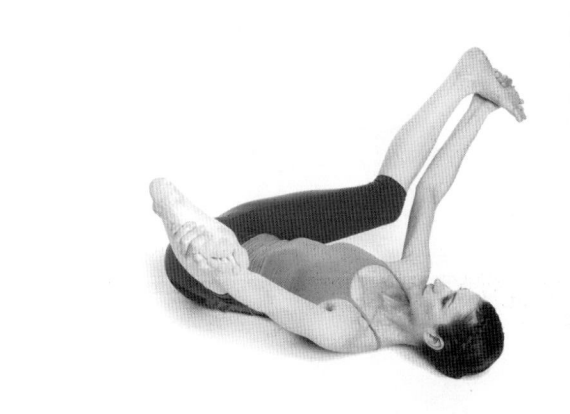

Longas viagens de carro

Longas viagens de carro podem ser extenuantes, mas costas doloridas, ombros curvados, mente tensa, energia embotada e olhos cansados podem todos ser remediados com um pouco de yoga. E a parte mais divertida sobre o yoga para longos trajetos de carro é que você pode executar os movimentos durante suas paradas programadas. Tudo o que você precisa é de um pouco de espaço, e você estará pronto para seguir viagem relaxado.

A Cura para Longas Viagens de Carro pelo Yoga

Uma maneira muito divertida de restabelecer seu organismo numa longa viagem de carro é dar uma volta ao redor do veículo, ou até mesmo do posto de gasolina ou da lanchonete, na próxima parada. (Fique atento ao tráfego, é claro.) Se você estiver viajando sozinho, pode ser mais seguro apenas dar uma volta em torno do carro, e repetir o processo algumas vezes; com um grupo, no entanto, uma corrida rápida em torno do posto de gasolina ou do restaurante é um inofensivo exercício que irá recarregar suas baterias. A rotina a seguir, com exceção da postura do pombo (a menos que você não se importe de ter contato com o chão), também pode ser realizada sempre que você fizer uma parada com o carro. O pombo, no entanto, é a cereja do bolo quando você chegar ao seu destino. Seus quadris agradecerão!

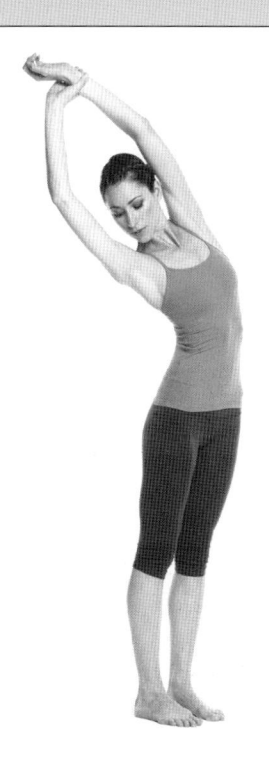

De pé, inclinado para o lado

Fique em pé com os pés paralelos um ao outro e os ombros alinhados com os quadris. Inspire e estenda os braços para cima. Segure o pulso esquerdo com a mão direita. Puxe suavemente o braço esquerdo com a mão direita. Deixe o tronco arquear naturalmente para o lado direito. Fique assim por três respirações longas e profundas e, então, trabalhe o outro lado.

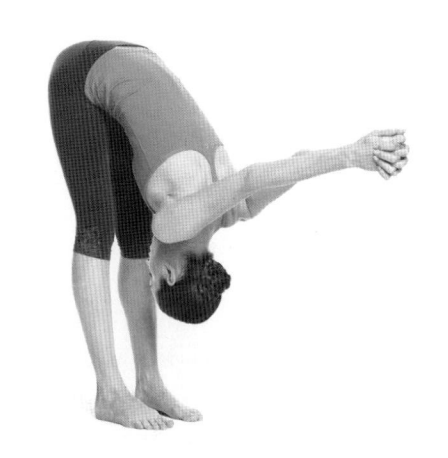

Flexionado para a frente com alongamento de ombros

Ponha-se confortavelmente de pé, com os pés afastados poucos centímetros. Inspire profundamente. Ao expirar, flexione levemente o tronco para a frente, sobre as pernas. Entrelace as mãos atrás de você e deixe os braços caírem para a frente. Se sentir tensão nos tendões, flexione os joelhos ligeiramente e descanse a barriga nas coxas. Relaxe mais profundamente na postura a cada expiração. Comece a prolongar as expirações um pouco mais do que as inspirações, o que irá estimular o corpo a relaxar e a mente a se acalmar. Fique assim por cinco respirações longas e profundas.

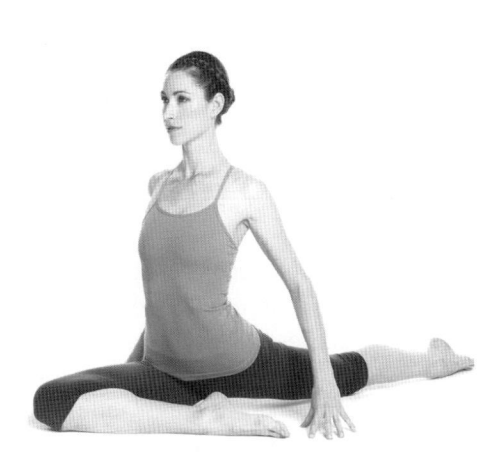

Pombo

Partindo da postura flexionada para a frente com alongamento de ombros, apoie as pontas dos dedos no chão e posicione a perna esquerda num afundo baixo. Mova o pé direito em direção à mão esquerda e relaxe o joelho para baixo em direção à mão direita. Se os quadris não atingirem o chão com facilidade, coloque uma almofada ou um cobertor debaixo para aproximar o chão de você. Encaixe os quadris e ombros para a frente. Fique assim por três respirações longas e profundas. Inspire, arraste as pontas dos dedos para trás e levante o peito. Ao expirar, puxe as pontas dos dedos para a frente e descanse sobre os antebraços ou use as mãos como travesseiro para descansar a cabeça. Fique assim por dez respirações longas e profundas para liberar a tensão nos quadris e na mente.

Medo

Há uma série de posturas de yoga para nos ajudar a lidar com nossos medos. São aquelas nas quais ficamos de cabeça para baixo, mergulhamos no desconhecido e temos que abandonar o controle por um instante, antes de obtermos o desejado alívio e a agradável sensação de experimentar uma situação nova. Contorções para trás e inversões no yoga são frequentemente associadas com o medo porque a nossa perspectiva torna-se completamente diferente da que temos quando estamos com os dois pés firmemente plantados no chão. Essa é uma excelente forma de trabalhar nossos medos traduzindo-os para o físico, colocando nosso corpo em posições "arriscadas" e não familiares. Então, se você tem medo de ficar de cabeça para baixo no yoga, ou teme adentrar uma nova etapa em sua vida, contorções para trás e inversões podem ser de grande utilidade! Você tem que aprender a fazer e experimentar tais posturas, adquirir a confiança de que você é forte o suficiente para passar por elas e, acima de tudo, permitir-se ter um pouco de diversão. É só yoga, afinal de contas. É para ser agradável [...] assim como a vida!

A Cura do Medo pelo Yoga

A cura do medo pelo yoga consiste em você tentar novas posturas, especialmente aquelas em que você fica de cabeça para baixo ou arqueado para trás. Quando experimentamos o desconhecido com o corpo, podemos fazê-lo também em outras áreas da vida. Esta rotina também nos lembra de nos divertirmos, e não nos preocuparmos em ser perfeitos e estar no controle o tempo todo. Tudo bem cair no yoga. Vá em frente, sofra uma queda. Basta ir com calma e se divertir!

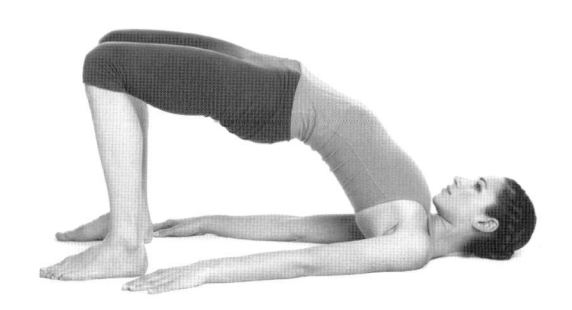

Ponte

Deite-se de costas. Flexione os joelhos e pressione as plantas dos pés no chão, ao lado dos quadris, de modo que os joelhos apontem para cima. Com os braços estendidos ao lado do corpo, pressione-os para baixo e use-os para ajudá-lo a erguer os quadris e peito do chão. Fique assim por cinco respirações longas e profundas.

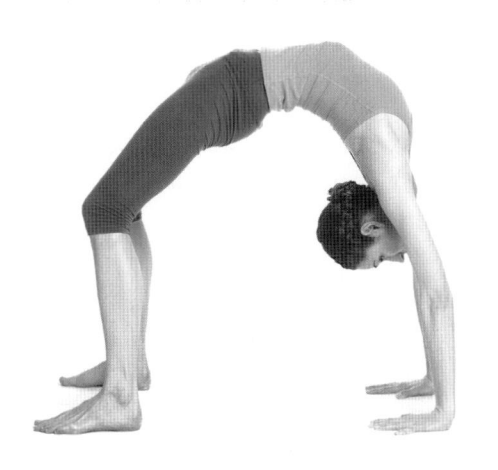

Roda

Flexione os cotovelos e coloque as palmas das mãos no chão, ao lado das orelhas. Apoie-se firmemente nas palmas e comece a erguer o peito. Estique os braços quanto for possível de maneira que continue respirando com facilidade, enquanto mantém o peito erguido. Alongue os joelhos para a frente e mantenha a coluna esticada. Fique assim por cinco respirações longas e profundas. Para descer, dobre o queixo sobre o peito, flexione os cotovelos e abaixe lentamente.

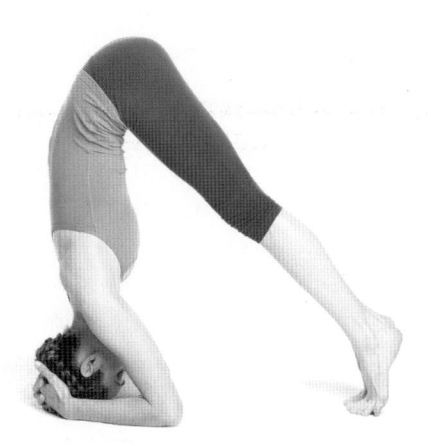

Preparação para a postura da cabeça

Sente-se sobre os calcanhares. Entrelace os dedos frouxamente e apoie as laterais das mãos no chão. Coloque a parte superior da cabeça no espaço formado por suas mãos em concha. Fique assim por algumas respirações até sentir-se confortável. Se não funcionar ou for muito puxado para você, volte a sentar-se sobre os calcanhares.

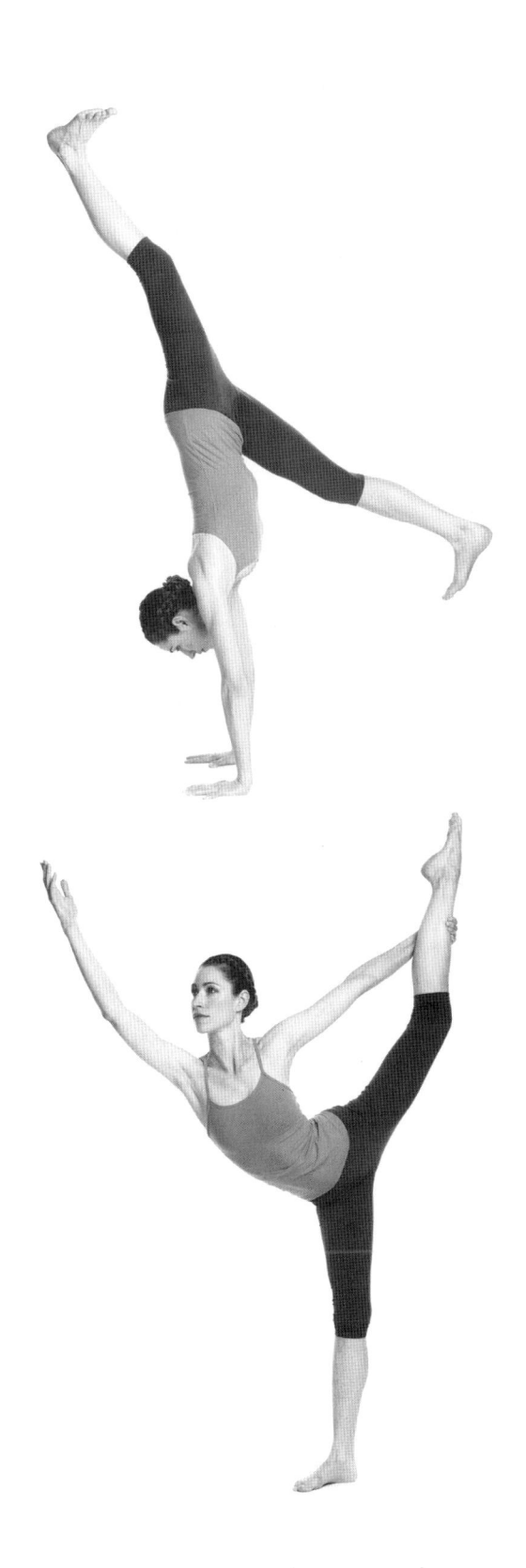

Pouso sobre as mãos com balanço

Apoie o corpo sobre a perna direita. Incline o peso para a frente de modo que a perna esquerda fique estendida para trás e as pontas dos dedos das mãos toquem o chão. Pressione as palmas das mãos firmemente no chão, alinhadas com seus ombros. Estique os braços. Mantenha a perna esquerda levantada e comece a balançar para a frente e para trás, com a intenção de pegar impulso e erguer os quadris bem alto, de forma a ficarem alinhados com os ombros. Comece a dar pequenos saltos com a perna direita. Quando você saltar, erga a perna esquerda para que seus quadris fiquem alinhados com os ombros e mantenha a perna direita pendendo para baixo, formando um "L" com as pernas. Continue respirando durante todo o movimento. Inspire enquanto você se balança ou salta levemente, e expire quando voltar à posição. Tente com o outro lado.

Dançarina

Coloque o peso do corpo sobre a perna direita. Flexione o joelho esquerdo e segure a canela esquerda com a mão esquerda. Pressione levemente a perna contra a mão para alongar as costas. Estique o braço direito para cima. Fique assim por cinco respirações longas e profundas. Tente com o outro lado.

Mente de escritório

Já abordamos a questão do corpo de escritório, agora precisamos levar a mente em consideração. Quando parece que seu cérebro está prestes a estourar com tantos e-mails, reuniões intermináveis, planilhas e listas de afazeres, você está tendo um ataque de mente de escritório! Quando sua mente fica esgotada no escritório, pode parecer que você está conseguindo dar conta do seu trabalho, mas a clareza e o foco fugiram pela janela, e você já não tem qualquer alegria ou calma no serviço. Os culpados são os olhos secos e irritados de tanto olhar para a tela do computador, ansiedade induzida pelos prazos finais, a política da empresa, a falta de equilíbrio entre trabalho/vida pessoal e quaisquer outros desafios com os quais você lida em seu local de trabalho. Não demora muito e o acúmulo disso tudo resulta num estado de estagnação e mau humor, a tal da mente de escritório. E isso não é nada bom. Felizmente, o yoga pode ajudar.

A Cura da Mente de Escritório pelo Yoga

Incluir um pouco mais do "seu tempo" em seus dias de trabalho irá ajudar um bocado, por acalmar a ansiedade, liberar a tensão nos olhos e relaxar todo o seu corpo, de modo que, assim que uma nova tensão tenta entrar, ela não consegue. Faça esta rotina pela manhã, antes de ir para o trabalho, e quando chegar em casa. Se você puder encaixá-la durante o horário de almoço, tanto melhor.

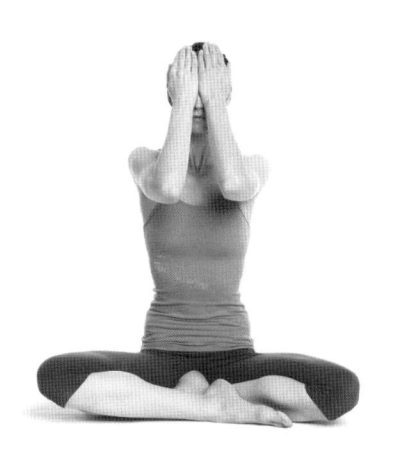

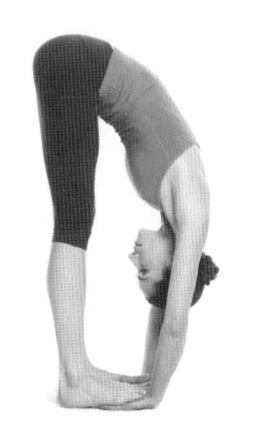

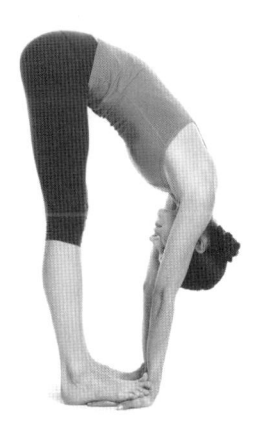

Olhos calmos

Sente-se ereto e confortavelmente. Esfregue as palmas das mãos bem rápido para obter um pouco de calor. Feche os olhos, pressione a base das mãos suavemente sobre as pálpebras. Descanse os dedos contra a testa. Fique assim por três respirações longas e profundas, e relaxe as mãos suavemente sobre as coxas.

Respiração contando até quatro

A partir da posição sentada, inspire profundamente pelo nariz e expire todo o ar pela boca. Inspire pelo nariz contando lentamente até quatro. No auge da inspiração, prenda a respiração e conte lentamente até quatro outra vez. Em seguida, expire pelo nariz contando mais uma vez até quatro. Repita esse padrão de respiração dez vezes.

De pé, corpo flexionado para a frente, pisando nas palmas

Fique de pé ereto, com os ombros alinhados com os quadris. Flexione os joelhos ligeiramente e role a coluna devagar para baixo, a cabeça primeiro, até que o tronco esteja pendurado suavemente sobre as pernas. Pise nas palmas das mãos, de modo que as costas delas estejam apoiadas no chão e os dedos dos pés toquem a parte interna dos pulsos. Relaxe a cabeça e o pescoço. Fique assim por dez respirações longas e profundas.

De pé, corpo flexionado para a frente, pisando nas costas das mãos

Partindo da posição anterior, retire gentilmente as mãos de sob os pés. Vire-as para fora e pise nas costas delas (palmas das mãos no chão), de modo que os dedos dos pés toquem os pulsos. Relaxe a cabeça e o pescoço. Fique assim por dez respirações longas e profundas.

"Mente de macaco" (mente inquieta)

"Mente de macaco" é uma gíria do yoga para alguém cuja mente não para quieta, como um macaco, num segundo focado numa banana, no seguinte pulando de um lugar para o outro, no próximo, de volta para a banana — todos nós já passamos por isso. Alguma vez, por exemplo, você já iniciou um projeto simples qualquer, como escrever um e-mail, parou no meio de uma frase, foi dar uma olhada no que tinha na geladeira, conferiu a correspondência, folheou uma revista, e só voltou a se lembrar do e-mail depois de tudo isso? Um estilo de vida agitado e não gerenciado pode agravar uma mente de macaco. Você é o que pratica, e há uma maneira de manter a mente focada e sob controle, não importa se sua agenda está vazia ou lotada. Se você vive na correria, seja para o trabalho, seja para seus compromissos, e nunca está realmente no momento presente, a mente de macaco vai pegar você. A boa notícia é que você pode livrar sua mente de ficar pulando de galho em galho com estas técnicas simples, praticadas pelo menos três vezes por semana.

A Cura da Mente de Macaco pelo Yoga

A cura da mente de macaco pelo yoga consiste em observar o seu pequeno macaco. Observação sem julgamento permite que nos afastemos ligeiramente de nós mesmos para enxergar de fato o que realmente está acontecendo lá dentro. Quando ganhamos espaço e perspectiva, a mente de macaco simplesmente se dissolve e recuperamos a clareza e o foco. Quando você se põe a observar uma mente agitada e dispersa, ela não tem outra escolha a não ser sossegar (como uma criança que está prestes a fazer uma traquinagem, mas é surpreendida pelo olhar da mãe). É o truque da distração. Distrações só conseguem distraí-lo se você permitir. Se você olhar nos olhos delas, elas vão embora, assim como a tensão. Quando você usa a técnica da respiração para eliminar a tensão, ela acaba se dissipando. Quando você observa a mente de macaco, o macaco acaba se sentando e prestando atenção.

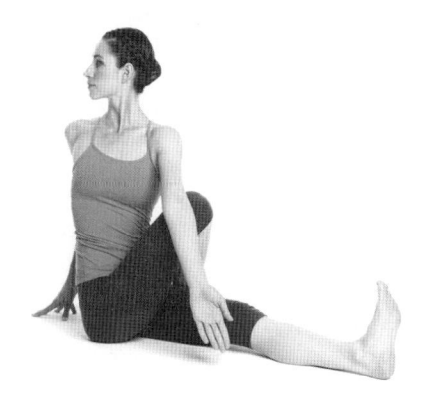

Torção sentada da coluna

Sente-se ereto e estenda as pernas diante de você. Abrace o joelho direito junto ao peito e coloque o pé direito no chão, colado ao corpo, no lado esquerdo da perna esquerda. Com uma inspiração, levante o braço esquerdo, estique-o e cruze-o sobre a coxa direita. Pressione as pontas dos dedos da mão direita no chão, atrás dos quadris. Inspire e sente-se ereto. Repita esse movimento e padrão de respiração mais duas vezes e, então, faça a mesma coisa com o outro lado.

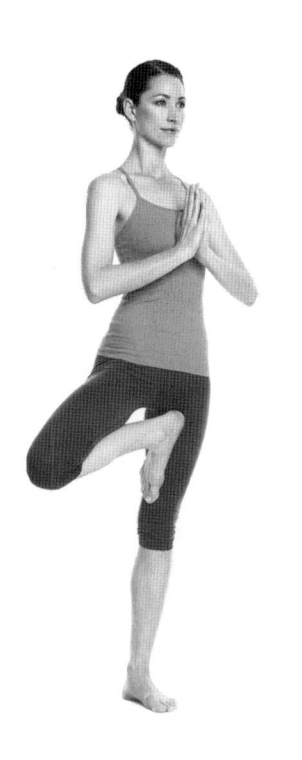

Postura da árvore, mãos em oração

Coloque o peso do corpo sobre a perna esquerda. Flexione o joelho direito contra o peito, segure o tornozelo direito e pressione a planta do pé direito contra a coxa esquerda. Se você se sentir vacilante, mantenha a mão sobre o tornozelo enquanto ele estiver apoiado contra sua coxa. Se você não estiver encontrando dificuldade para se equilibrar, estenda os braços para o alto ou junte as palmas das mãos diante do peito. Se isto consistir um desafio avassalador para você, coloque os dedos dos pés no chão e descanse o pé em seu tornozelo. Junte as palmas das mãos diante do peito. Fique assim por dez respirações longas e profundas. Volte à posição de pé por dez respirações longas e profundas e tente a mesma coisa do outro lado.

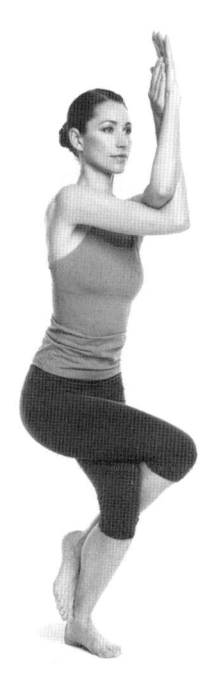

Águia

Abrace o joelho direito em seu peito. Dobre o joelho esquerdo e cruze a perna direita em torno da perna esquerda, enganchando o pé direito em ambos os lados da perna esquerda. Passe o braço direito por baixo do braço esquerdo, enroscando-os. Para se equilibrar, abaixe os quadris tanto quanto elevar os braços. Fique assim por cinco respirações longas e profundas e, em seguida, tente a mesma coisa com o outro lado.

Mente dispersa

Uma mente dispersa não consegue focar em nada e é difícil de controlar, mesmo quando nos esforçamos. Alguma vez você já sentiu que estava trabalhando em várias coisas ao mesmo tempo, mas não conseguia terminar nenhuma delas? Se você se flagrar escrevendo um e-mail enquanto, simultaneamente, verifica o Facebook e o Twitter, faz um lanche e planeja a agenda do dia seguinte, você certamente não está sendo tão eficiente quanto poderia ser se estivesse concentrado numa coisa de cada vez. Estar em um milhão de lugares ao mesmo tempo, mas não estar realmente focado em nenhum é o que caracteriza uma mente dispersa. Você pode se autodiagnosticar no tapete de yoga. Se estiver na postura do cachorro olhando para baixo, mas focado na próxima postura, e depois pensar no jantar, em sua apresentação, voltando a se preocupar com a próxima postura, você provavelmente tem uma mente dispersa.

Numa conferência do American College of Sports Medicine, dois pesquisadores apresentaram um estudo mostrando que o yoga pode reduzir a ansiedade, melhorar a concentração e aumentar a motivação em apenas oito semanas. Traci A. Statler e Amy Wheeler testaram estudantes tendo aulas de yoga durante dez semanas na California State University, em San Bernardino. Os resultados foram dramáticos. "Ficamos surpresos com o grau de diferença em apenas oito semanas de prática", disse Statler. "Nós medimos um aumento significativo em todas as três áreas."

A Cura da Mente Dispersa pelo Yoga

A cura para uma mente dispersa é dar-lhe algo para se concentrar por um período prolongado de tempo, e a prática de posturas de yoga tranquilas acalma o sistema nervoso. Faça esta rotina diariamente.

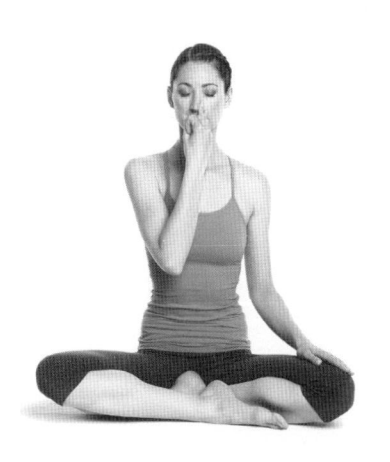

Respiração das narinas alternadas

Sente-se ereto e confortável. Com a mão direita, curve os dedos indicador e médio em direção à palma. Para este exercício, você vai usar o dedo anular e o polegar.

Pressione o dedo anular sobre a narina esquerda e inspire pela narina direita, contando até quatro. Feche a narina direita com o polegar de modo que ambas as narinas permaneçam fechadas. Conte até quatro prendendo o ar. Solte o dedo anular e deixe todo o ar sair pela narina esquerda, contando até quatro. Inverta o padrão começando por inalar pela narina esquerda, mantendo ambas fechadas, e expirando o ar pela narina direita. Repita esse padrão de respiração durante três a cinco minutos.

Pombo (alongamento do tronco)

Fique na postura de afundo baixo, com a perna direita para a frente. Arraste o pé direito em direção à mão esquerda e abaixe o joelho direito até o chão, ao lado da mão direita. Descanse os quadris no chão ou num cobertor ou almofada. Os quadris e ombros devem estar voltados para a frente. Fique assim por dez respirações longas e profundas. Com cuidado, abaixe o tronco para a frente sobre as pernas. Se você se sentir bem, faça um travesseiro com as mãos para descansar a testa. Fique assim por dez respirações longas e profundas.

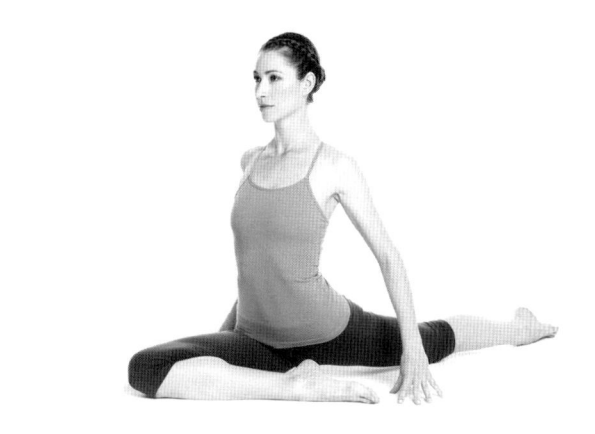

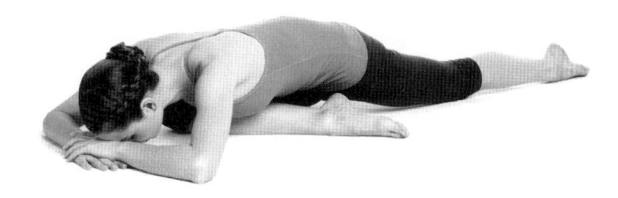

Ombros curvados

Ao longo do dia, nossos ombros tendem a se curvar cada vez mais para a frente. Se continuarmos assim dia após dia, durante anos a fio, vamos acabar todos curvados, diminuindo nossa altura e submetendo nosso corpo a muita tensão totalmente evitável. Se seus ombros estão curvados devido ao uso do computador, por má postura, ou simplesmente porque você está tentando aparentar ser descolado e "largadão", é muito mais legal ter uma boa postura e ser capaz de manter a sua estatura ao longo de toda a vida. Se você continuar curvado para a frente, vai perder um monte de ação na vida.

A Cura dos Ombros Curvados pelo Yoga

A cura dos ombros curvados pelo yoga consiste em estufar o peito e colocar os ombros para trás, no lugar ao qual pertencem. Repetição é a chave. Só porque você faz esta rotina uma vez e fica mais alto imediatamente não significa que o problema está resolvido. Mantenha a prática de yoga e os exercícios de alongamento dos ombros para ter uma postura perfeita e ombros livres de tensão que você poderá ostentar orgulhosamente por anos.

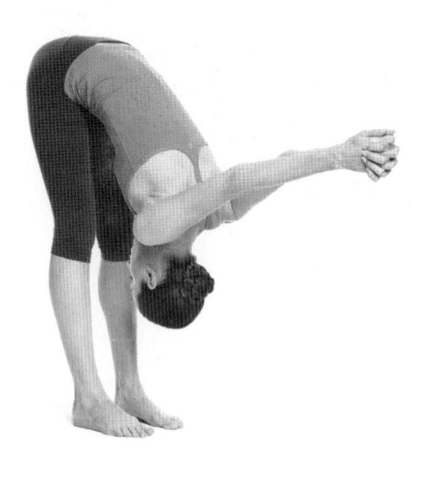

Flexionado para a frente, com alongamento de ombros

Ponha-se confortavelmente de pé, com os pés afastados poucos centímetros. Inspire profundamente. Ao expirar, flexione levemente o tronco para a frente, sobre as pernas. Entrelace as mãos atrás de você e deixe os braços caírem para a frente. Se sentir tensão nos tendões, flexione os joelhos ligeiramente e descanse a barriga nas coxas. Relaxe mais profundamente na postura a cada expiração. Comece a prolongar suas expirações um pouco mais do que suas inspirações, o que irá estimular o corpo a relaxar e a mente a se acalmar. Fique assim por cinco respirações longas e profundas.

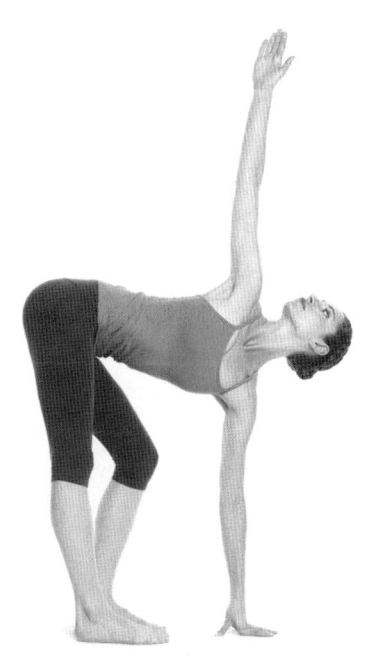

Alongamento das costas com torção fácil

A partir da postura anterior, solte as mãos e apoie as pontas dos dedos no chão. Pressione as pontas dos dedos da mão esquerda no chão, alguns centímetros diante dos pés, flexione levemente o joelho esquerdo, expanda o tronco em direção à sua direita, estendendo o braço direito para o alto, sobre os ombros. Simultaneamente, empurre o cóccix e a cabeça em direções opostas. Fique assim por três respirações longas e profundas. Faça a mesma coisa do outro lado.

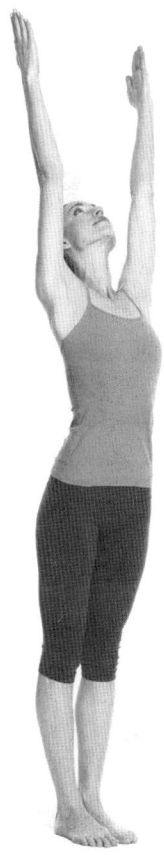

De pé, braços erguidos

Agora, apoie as pontas dos dedos das mãos no chão, flexione os joelhos ligeiramente, deixe a cabeça pender pesadamente e ponha-se de pé endireitando a coluna, uma vértebra de cada vez. Quando sua cabeça estiver erguida, inspire e estenda os braços para o alto. Relaxe o cóccix para baixo e estufe o peito. Enquanto expira, relaxe e deixe os braços abaixarem suavemente até penderem ao longo do corpo. Repita o movimento mais duas vezes.

Ondas de calor

Causadas por distúrbios hormonais, ou mais comumente pela menopausa, as ondas de calor são uma súbita e intensa sensação de calor, possivelmente seguida de sudorese, ansiedade, fraqueza e aceleração dos batimentos cardíacos. Certamente, coisa nada desejável!

Pesquisadores da Escola de Medicina da Universidade de Massachusetts, em Worcester, estudaram 110 mulheres com pelo menos cinco ou mais incômodas manifestações de ondas de calor diariamente. Elas foram divididas em dois grupos. Um grupo participou de aulas de atenção plena semanais de duas horas e meia, voltadas para consciência corporal, meditação e alongamento. As mulheres do segundo grupo foram colocadas numa lista de espera, sem intervenção. Quando as mulheres do primeiro grupo terminaram o curso de atenção plena, elas estavam menos estressadas e ansiosas, e já não eram consideradas fora da faixa normal para esses sintomas. Elas também passaram a dormir melhor, avaliaram como melhor sua qualidade de vida e estavam menos incomodadas pelas ondas de calor. Em 2002, o estudo da Women's Health Initiative constatou que a terapia hormonal usada para aliviar os sintomas da menopausa aumentava o risco de derrame nas mulheres, bem como de desenvolver câncer de mama e de ovário; portanto, buscar meios alternativos para a cura é uma boa ideia.

Cura para Ondas de Calor pelo Yoga

Para apaziguar e afastar as ondas de calor, tente esta rotina pelo menos três vezes por semana. Ela trará seu corpo de volta a um estado neutro e relaxado.

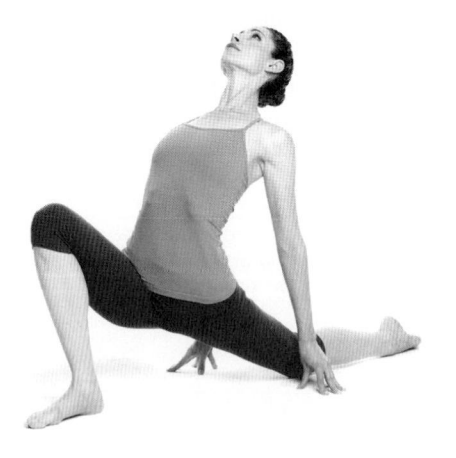

Afundo baixo com joelho no chão e arco

Assuma a postura de afundo baixo com a perna direita à frente e a esquerda para trás. Afunde os quadris para baixo, em direção ao chão. Faça três respirações longas e profundas. Abaixe cuidadosamente o joelho esquerdo até o chão. Deslize as mãos para trás, de modo que seus dedos fiquem alinhados com os ombros. Incline os quadris para a frente, relaxe o cóccix para baixo e arqueie o peito para cima. Fique assim por cinco respirações longas e profundas.

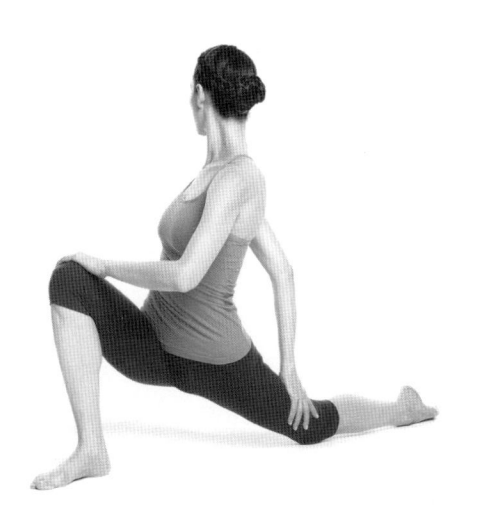

Afundo baixo com joelho no chão e torção

Partindo da última postura, torça o tronco para a direita. Pressione a mão esquerda sobre a coxa direita e descanse a mão direita sobre a perna de trás. Alongue o peito em direção ao lado esquerdo e olhe por cima do ombro direito. Fique assim por três respirações longas e profundas.

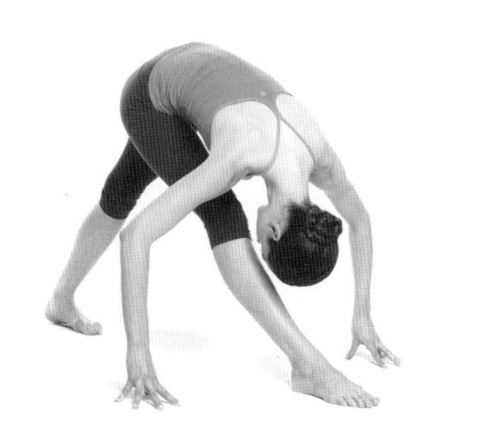

De pé, corpo flexionado, uma perna estendida para a frente

Partindo da última postura, pressione as pontas dos dedos das mãos no chão de cada lado das pernas. Afaste a perna esquerda para trás cerca de meio metro atrás da perna direita. Estique as pernas e incline o tronco sobre a perna da frente. Se a perna da frente não esticar com facilidade, flexione-a o suficiente de modo que os dedos possam pressionar o chão. Fique assim por dez respirações longas e profundas e, então, repita do outro lado.

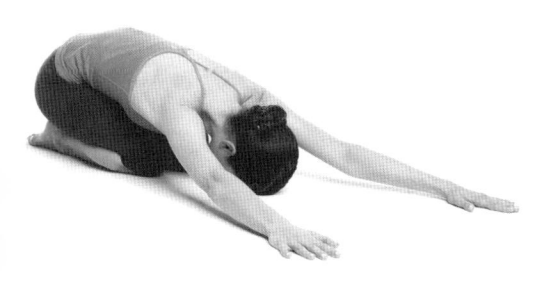

Postura da criança

Suavemente, fique de quatro. Relaxe os quadris e sente-se sobre os calcanhares. Descanse a testa no chão e respire profundamente, expandindo as costas. Fique assim por cinco respirações longas e profundas. Execute a rotina do outro lado.

Peitorais flácidos

Enquanto estamos ocupados em ficar saudáveis e felizes de dentro para fora, um efeito colateral surpreendente acontece naturalmente com a prática regular de yoga: nossos corpos tomam a forma que nasceram para ter — tornam-se torneados, fortes e magros. Um corpo flácido é resultado de músculos sedentários, e pode ser remediado. Peitorais flácidos podem ser erguidos com um pouco de posturas simples de yoga, direcionadas a desenvolver e enrijecer os músculos do peito e dos ombros. O resultado vai deixar você com peitorais elevados e melhor postura.

A Cura dos Peitorais Flácidos pelo Yoga

A cura para peitorais flácidos é simplesmente começar a fortalecer a parte superior do corpo com a prática constante. A boa notícia é que existem algumas posturas fantásticas que têm como alvo os peitorais, de modo que você vai desenvolver uma parte superior do corpo forte, magra, firme e empinada. A prática regular é essencial para manter a força e o tônus muscular, por isso, mesmo que você já sinta uma diferença depois de fazer a rotina uma vez, continue a praticá-la todos os dias, a fim de obter resultados duradouros.

Prancha apoiada nos antebraços

Fique de quatro. Abaixe os antebraços até o chão, de modo que eles fiquem paralelos entre si. Estenda as pernas para trás, dobre os dedos dos pés e estique as pernas. Seu corpo deve formar uma longa linha reta do topo da cabeça até os calcanhares.

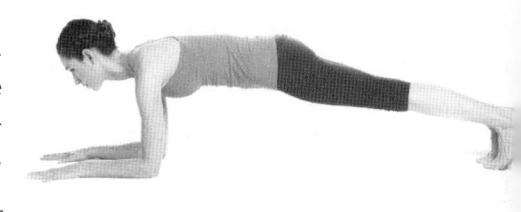

Prancha

Pressione as palmas das mãos no chão, estique os braços e entre na postura de prancha. Certifique-se de que os pulsos estão alinhados com os ombros e os joelhos com os quadris. Abra as mãos e afaste os dedos. Dobre os dedos dos pés e estique as pernas e os braços, formando uma linha reta com o corpo do topo da cabeça até os calcanhares. Mantenha a barriga confortável e firme, e empurre a frente das coxas para cima. Mantenha a postura durante cinco respirações longas e profundas. Se for muito puxado para você, abaixe os joelhos suavemente até o chão. Certifique-se de sempre poder respirar facilmente durante essa postura.

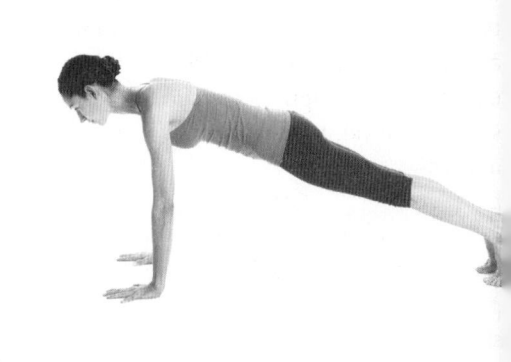

Prancha com flexão

Você pode fazer isso com os joelhos erguidos ou abaixados, para uma versão dessa postura não tão difícil. Ouça seu corpo. Dobre os cotovelos para trás e abaixe o corpo até a metade em linha reta, de modo que os braços fiquem paralelos ao chão. Se flexionar até a metade for muito puxado para você, abaixe os joelhos de modo que toquem o chão e depois curve os cotovelos até a metade, ou abaixe lentamente até encostar a barriga no chão, simplesmente dobrando os cotovelos para trás. Volte à postura da prancha pressionando o chão com as mãos e esticando os braços.

Prancha lateral com árvore

A partir da postura da prancha, erga os quadris, pressione o chão com a mão direita, role para a borda externa do pé direito, e abra o corpo para a esquerda. Dobre o joelho esquerdo e coloque a planta do pé em sua coxa direita. Estenda o braço esquerdo para cima, sobre os ombros, e olhe para a mão esquerda. Fique assim por cinco respirações longas e profundas; em seguida, repita do outro lado.

Corvo

Faça um agachamento completo. Pressione as palmas das mãos firmemente no chão alguns centímetros à frente dos pés. Encoste os joelhos no alto dos braços. Olhe para um ponto qualquer no chão cerca de trinta centímetros à sua frente. Erga os quadris e a barriga. Fique assim por algumas respirações. Se você se sentir firme, tire um pé do chão e volte a abaixá-lo. Em seguida, tente levantar o outro pé e abaixe-o de volta ao chão. Se você ainda estiver estável, tente erguer um pé e depois o outro. Pressione as palmas das mãos no chão para erguer os pés ao mesmo tempo, se possível. Fique assim por três respirações longas e profundas, e abaixe lentamente os pés de volta para baixo.

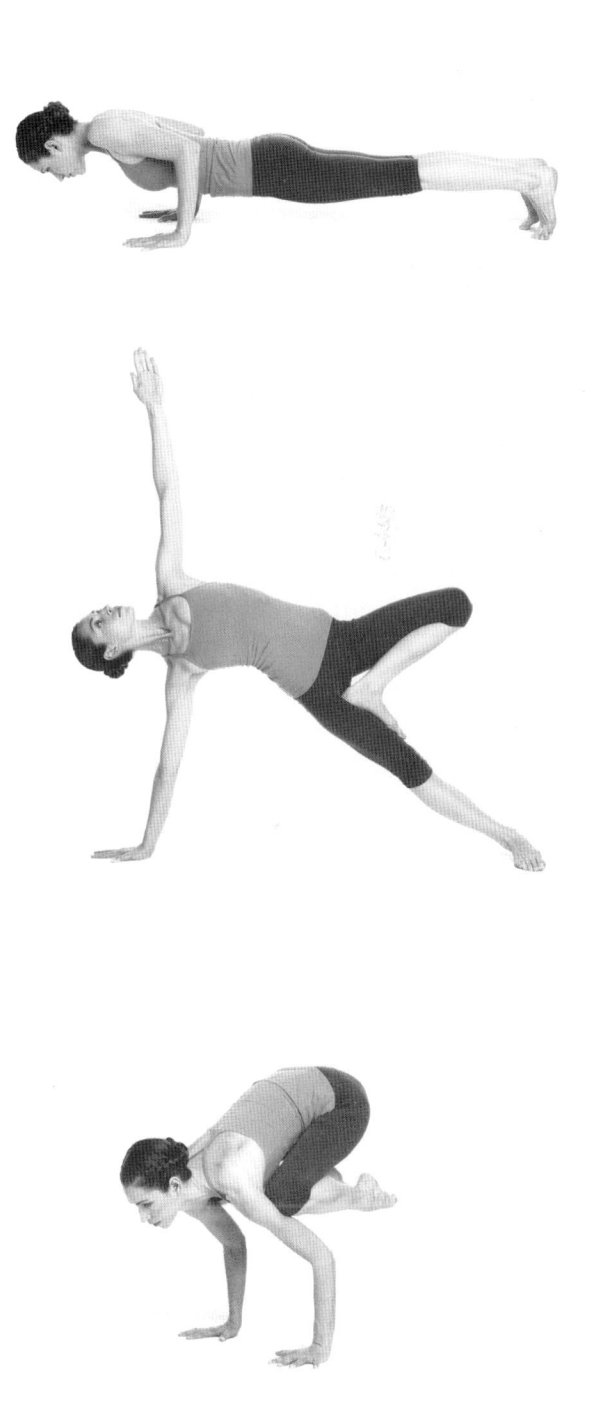

Preguiça

Às vezes ficamos estancados, num caso sério de preguiça. Aparentemente, ela pode atacar do nada, ou ir se acumulando lentamente ao longo do tempo. Ficar à toa em casa descansando como se estivéssemos de férias pode ser bom se temos algum tempo livre, mas se você se entregar demais, a vadiagem pode virar um hábito, tornando-se difícil seguir sua rotina normal e atender às tarefas importantes. Alguns dias de descanso podem facilmente levar a vários dias de ócio e, então, acabar se transformando em vadiagem habitual e atrapalhar a busca por uma vida plena e rica. Às vezes, você precisa da cura pelo yoga para ajudá-lo a deixar de lado os chinelos e o roupão, enfiar-se debaixo do chuveiro, recompor-se e encarar o dia que tem pela frente!

A Cura da Preguiça pelo Yoga

Quando a ociosidade transforma-se em preguiça, a cura pelo yoga pode certamente ajudar. Um simples momento de inspiração pode fazê-lo voltar à ativa, para o seu eu ideal. Um caso de preguiça pode ou não ser diagnosticado clinicamente, mas, para ser curado, você precisa realmente se levantar e fazer alguma coisa em relação a isso. Felizmente, estas posturas de yoga podem ajudar a revitalizar todo o seu organismo e inspirá-lo a voltar para o seu vibrante e habitual eu. Experimente esta rotina diariamente até que você esteja de volta aos eixos.

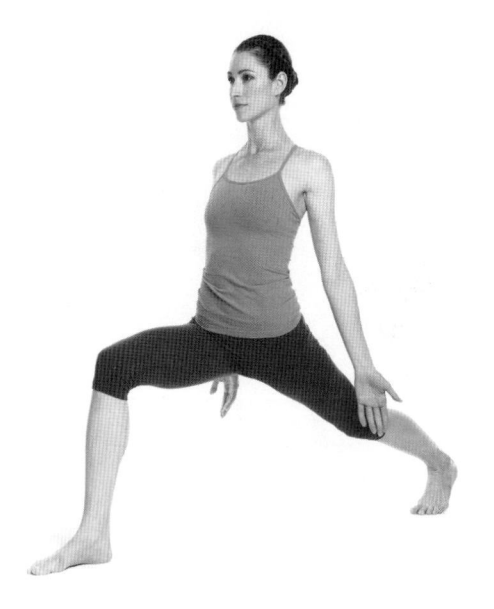

Afundo alto com braços para baixo

Assuma uma postura de afundo baixo. Pressione os pés para baixo para um afundo em pé, estendendo os braços atrás de você e alinhando os ombros com os quadris. Relaxe os braços para baixo ao lado do corpo, abra as mãos com as palmas voltadas para a frente e abaixe os quadris. Fique assim por três respirações longas e profundas.

Afundo alto com braços para cima

Partindo do afundo alto com braços para baixo, inspire e erga o quadril e estenda os braços para cima. Ao expirar, retorne para o afundo alto com os braços para baixo. Repita esse mesmo padrão de respiração e movimento mais duas vezes.

Guerreiro 2

Partindo do afundo alto, gire o calcanhar de trás de modo que o pé fique plantado no chão, posicione os dedos do pé direito voltados para a frente e os do pé esquerdo ligeiramente para o lado, de modo que os quadris e ombros fiquem virados para a esquerda. Abra os braços esticados e afaste-os do tronco, com o braço direito na sua frente e o braço esquerdo atrás de você, com as palmas para baixo. Olhe por cima da mão da frente. Flexione o joelho direito para que a coxa fique paralela ao chão. Permaneça assim por dez respirações longas e profundas.

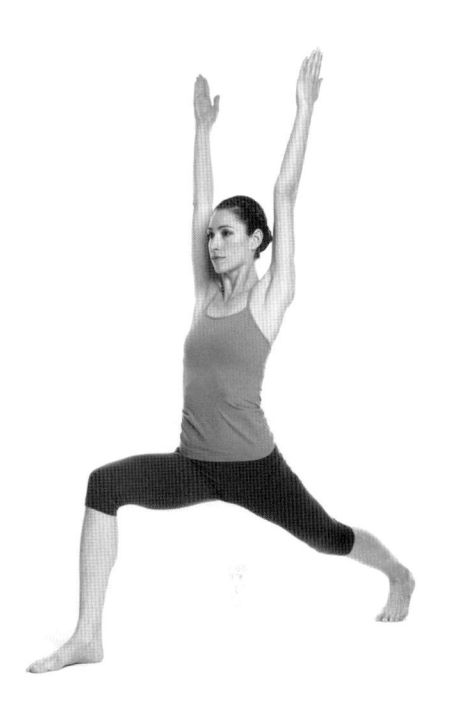

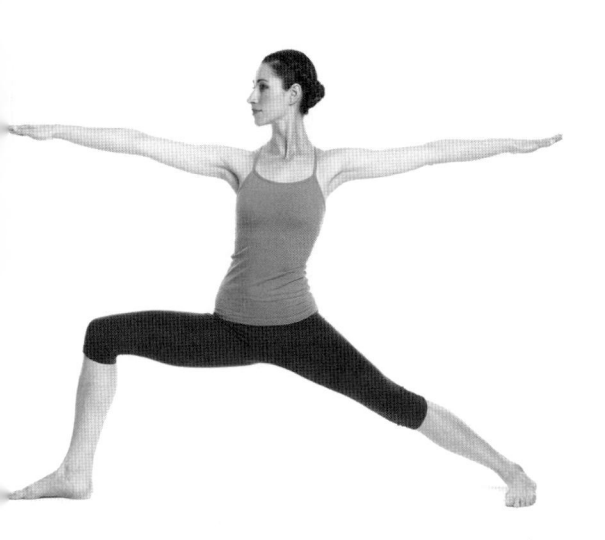

Guerreiro 2, braços levantados

Partindo do guerreiro 2, inspire e eleve o quadril e os braços para cima. Expire e abaixe as costas para o guerreiro 2. Repita esse mesmo padrão de respiração e movimento mais duas vezes. Repita a rotina no outro lado.

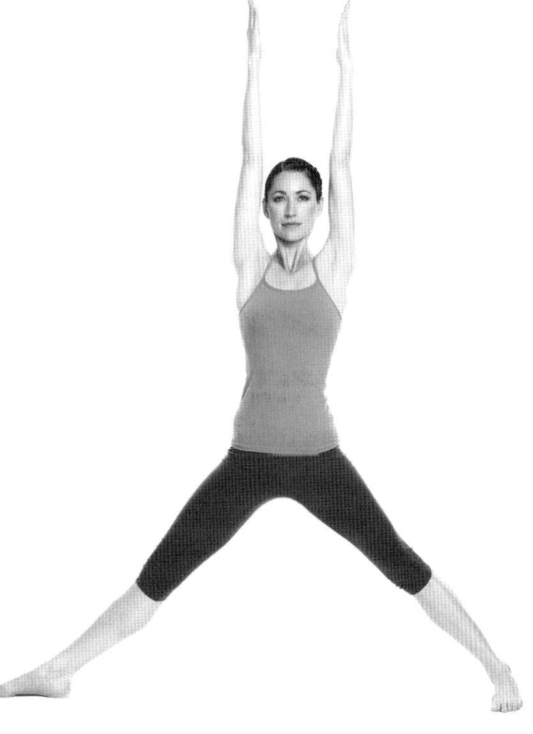

Pressão alta

A hipertensão, vulgarmente conhecida como pressão alta, ocorre quando a pressão em suas artérias fica tão alta que põe em risco a função do seu coração e de outros órgãos. Alguns fatores que desempenham um papel no desenvolvimento da pressão alta são: excesso de peso, tabagismo, estresse, falta de atividade física, abuso do consumo de álcool (mais de um a dois drinques por dia). A hipertensão pode levar à infecção renal, mau funcionamento das glândulas endócrinas e problemas com as artérias. A hipertensão crônica pode provocar ataque cardíaco, insuficiência cardíaca ou derrame. Muitas vezes, mas não unicamente, causada por estresse, a pressão alta com frequência passa despercebida e é conhecida como assassina silenciosa.

Sem querer assustá-lo, mas pressão alta é um assunto sério, assim como seus níveis de estresse. Certifique-se de que você está praticando yoga diariamente e levando um estilo de vida saudável — e, claro, sendo acompanhado por um médico, que, juntamente com a sua prática, pode manter sua pressão sob controle.

A Cura para Pressão Alta pelo Yoga

Executar estas relaxantes posturas de yoga e técnicas de respiração pode reduzir a pressão arterial. Algumas inversões simples também são úteis, pois provocam vários reflexos internos que diminuem a pressão. A prática regular é necessária para alcançar benefícios duradouros. Mais uma vez, consulte seu médico antes de iniciar qualquer programa de exercício físico.

CURAS DA VIDA REAL: A queda da pressão arterial e do colesterol de Todd

Quando Todd começou a praticar yoga, tinha hipertensão, colesterol alto, nível de estresse elevado e estava cerca de 22 quilos acima do peso. Ele havia se mudado recentemente para Nova York por causa de seu trabalho e procurou o estúdio Strala para praticar yoga. Depois de se convencer de que a prática regular seria o melhor caminho para começar rapidamente a ter um estilo de vida saudável, Todd foi realmente fisgado pelo yoga quando começou a notar uma grande diferença em seus níveis de estresse e humor após algumas semanas de prática várias vezes por semana. Num exame de rotina com seu médico, ele soube que a pressão arterial e colesterol haviam baixado a níveis saudáveis. Em poucos meses, ele também perdeu treze quilos. Todd continua praticando yoga várias vezes por semana para cuidar de sua saúde, peso e estresse.

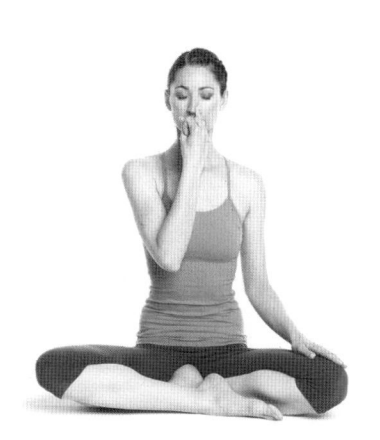

Respiração das narinas alternadas

Sente-se ereto, mas de maneira confortável. Com a mão direita, curve os dedos indicador e médio em direção à palma. Entre o dedo anular e o polegar sobrará um espaço, que é perfeito para acomodar seu nariz. Essa posição da mão o ajudará a alternar entre as narinas conforme você inspira e expira.

Pressione o dedo anular sobre a narina esquerda e inspire pela narina direita, contando até quatro. Feche a narina direita com o polegar de modo que as narinas permaneçam fechadas. Conte até quatro prendendo o ar. Solte o dedo anular e deixe todo o ar sair pela narina esquerda, contando até quatro. Inverta o padrão começando por inspirar pela narina esquerda, mantendo ambas fechadas, e expirando o ar pela narina direita. Repita toda a operação durante três a cinco minutos.

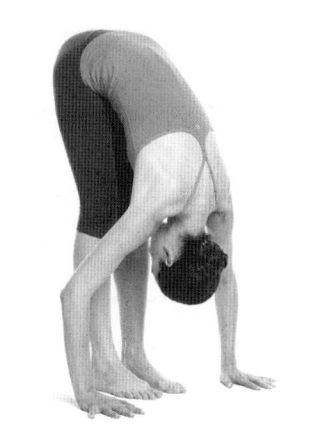

De pé, corpo flexionado para a frente

Expire e flexione o tronco para a frente sobre as pernas. Deixe a cabeça e o pescoço relaxados e pesados. Se os tendões estiverem muito esticados, mantenha uma ligeira flexão dos joelhos para lhes dar um pouco mais de espaço para relaxar e alongar. Pressione as pontas dos dedos das mãos no chão.

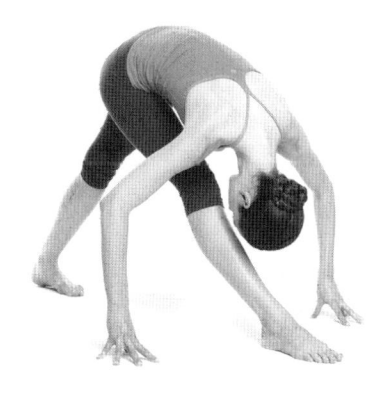

De pé, corpo flexionado, uma perna estendida para a frente

Partindo da última postura, pressione as pontas dos dedos das mãos no chão de cada lado das pernas. Afaste a perna esquerda cerca de meio metro atrás da perna direita. Estique as pernas e incline o tronco sobre a perna da frente. Se a perna da frente não esticar com facilidade, flexione-a o suficiente para que os dedos possam pressionar o chão. Fique assim por dez respirações longas e profundas e, então, repita do outro lado.

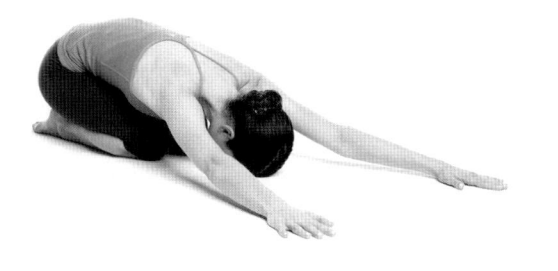

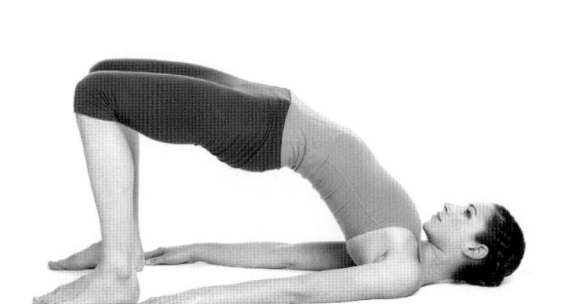

Postura da criança

Suavemente, fique de quatro. Relaxe os quadris e sente-se sobre os calcanhares. Descanse a testa no chão e respire profundamente, expandindo as costas. Fique assim por cinco respirações longas e profundas.

Ponte

Deite-se de costas. Flexione os joelhos e plante os pés no chão próximos ao corpo para que os joelhos apontem para cima. Pressione os braços para baixo de cada lado do corpo e mova os quadris e o peito para cima. Fique assim por cinco respirações longas e profundas.

Procrastinação

Você precisa fazer alguma coisa, mas fica adiando até o último minuto possível? Todos nós experimentamos a procrastinação em algum momento da nossa vida. Ela pode ser acompanhada de negação, seguida por ansiedade, frustração e puro pânico quando se chega ao limite do prazo. Muitas vezes, simplesmente não temos as ferramentas para nos imprimir um ritmo ou definir um cronograma que nos levaria a realizar nossas tarefas no tempo certo. Quando algo é opressivo, podemos ignorá-lo até o último minuto, levando-nos a um frenesi. Precisamos estar preparados para poder identificá-lo e fazer algo a respeito. O yoga ajuda a liberar o excesso de tensão na mente que talvez esteja bloqueando a criatividade. O yoga também cria o foco para que você possa se concentrar sem distrações na tarefa que tem em mãos. Muitas vezes, quando temos uma tarefa diante de nós cuja conclusão nos preocupa, paramos no meio, antes de completá-la. Quando nos sentimos inspirados, temos a energia e o desejo para dar prosseguimento às tarefas que nos propusemos realizar e fazemos isso com facilidade e foco. Esta rotina é elaborada para acender, ou possivelmente reacender, o seu desejo de mergulhar em seus projetos e manter o foco neles até a conclusão.

A Cura da Procrastinação pelo Yoga

A melhor maneira de aliviar a procrastinação é se inspirar. Quando você sente uma inspiração duradoura, qualquer projeto, prazo ou gaveta que precisa de arrumação tem a devida atenção concentrada sem estresse.

Assim, sem mais expectativa adicional, ou procrastinação, passemos direto ao yoga. Esta rotina é elaborada para revigorar todo o seu corpo e aliviar a tensão na mente. Preste atenção na respiração e divirta-se! Faça esta rotina pelo menos três vezes por semana para entrar nos eixos novamente.

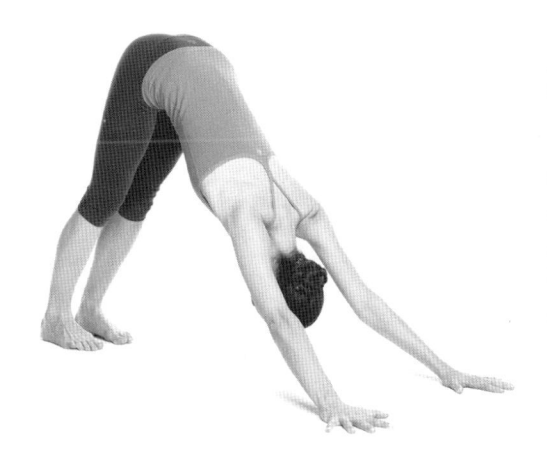

Cachorro olhando para baixo

Partindo da posição de engatinhar, dobre os dedos dos pés, levante os quadris, e assuma a postura do cachorro olhando para baixo. Apoie os calcanhares no chão, relaxe os ombros, a cabeça e o pescoço. Fique assim por cinco respirações longas e profundas.

Cachorro olhando para baixo com a perna esticada

A partir da postura anterior, inspire e erga a perna direita esticada. Flexione o pé e posicione o calcanhar como se você estivesse ajudando a segurar uma parede com a planta do pé. Mantenha os quadris encaixados, de modo que os dedos do pé direito estejam apontando para baixo, em direção ao chão, e sinta a parte posterior da coxa enquanto eleva a perna esticada. Continue a pressionar o chão com as mãos com firmeza, de forma uniforme, enquanto alonga a perna esticada.

Pombo

Enquanto expira, leve o joelho direito em direção à testa, fazendo com que o pé descanse atrás da mão esquerda, e repouse o joelho no chão, ao lado da mão direita, de modo que sua canela fique paralela à frente do tapete de yoga. Encaixe os quadris e ombros para a frente. Fique assim por três respirações longas e profundas. Inspire, arraste as pontas dos dedos para trás e levante o peito. Ao expirar, deslize as pontas dos dedos para a frente e descanse sobre os antebraços ou use as mãos como travesseiro para descansar a cabeça. Fique assim por dez respirações longas e profundas para liberar a tensão nos quadris e na mente.

Quando estiver pronto para se levantar, deslize lentamente as pontas dos dedos para trás, ao lado dos quadris, e alinhe os ombros com eles. Pressione as palmas das mãos para baixo, alinhadas com os ombros, e volte à postura do cachorro olhando para baixo.

Certifique-se de respirar durante a rotina e repita-a do outro lado também!

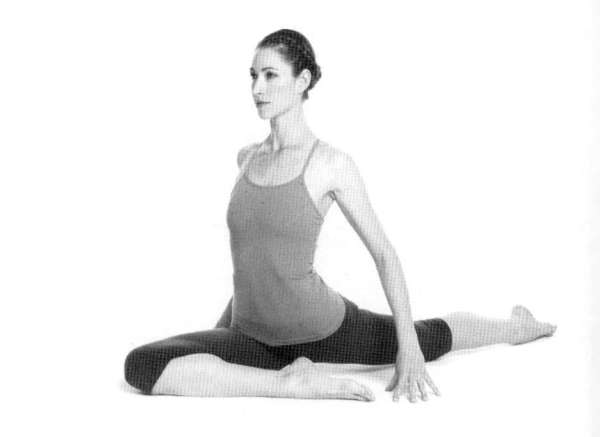

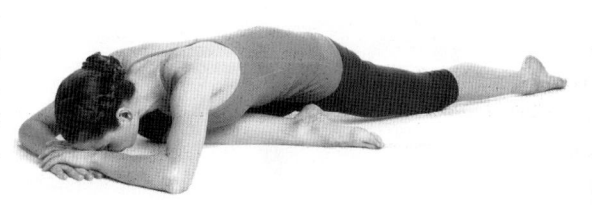

Rabugice

O yoga nos lembra que podemos ser divertidos, ainda que tenhamos nos esquecido disso, ou até perdido essa parte de nós mesmos ao longo do caminho, pela seriedade na vida. O yoga tem um jeito de trazer a alegria de volta a você. Sinta a mudança enquanto você passa de desmancha-prazeres à alegria da festa. Quantas vezes na vida temos a chance de levar um baita tombo e achar não apenas que está tudo bem, mas ainda nos sentirmos incentivados?

A maioria de nós se deixa enquadrar numa autoimagem, pelo menos em algum momento, se não o tempo todo. "Eu sou uma pessoa séria. Faço um trabalho sério. Penso coisas sérias e tenho coisas sérias a dizer." É muito útil podermos aprender a ficar à vontade sendo nós mesmos, para nos dar umas férias do lado adulto e nos sentirmos leves. Você pode realizar todas as tarefas sérias que precisa em sua vida e ainda se divertir a valer. Não existe uma regra que diz que você precisa ser carrancudo e severo para ser levado a sério.

Qualquer um que tenha tentado fazer a postura da cabeça ou qualquer outra postura de equilíbrio provavelmente tomou alguns tombos: e como é que você pode não achar graça nisso?

CURAS DA VIDA REAL: Sorria para a vida, Tara

No carro, dirigindo para o aeroporto de Los Angeles, lá ia eu tendo um "momento sério". Refletia sobre o yoga, pensava no estúdio em Nova York, e, sem perceber, estava me levando muito a sério. Num sinal de trânsito, um carro parou ao meu lado e através de nossas janelas abertas o motorista olhou para mim e disse: "Sorria, você deve pegar mais leve".

Admito que isso soou estranho para mim na hora. Meu instinto primeiro foi o de fechar o vidro, trancar as portas e apagar a luz. Decididamente, eu havia sido apanhada de surpresa, principalmente porque estava tão absorta em meu momento sério, que jamais teria considerado um sorriso, mas o homem estava certo. Eu sorri, só um pouco, e funcionou. Imediatamente me senti melhor e saí do atoleiro em que me encontrava. Você nunca sabe onde vai encontrar seus verdadeiros professores de yoga! Nem sempre eles são aqueles sentados na frente de uma aula prática.

A Cura da Rabugice pelo Yoga

A cura para a rabugice consiste em deslocar seu equilíbrio, mudar a perspectiva, virar o momento de cabeça para baixo e se divertir no processo. Se praticarmos yoga no modo supersério, estaremos perdendo toda a graça da coisa. Encontrar, viver e compartilhar alegria é o segredo do yoga (e da vida). A alegria faz parte de você, admita-a ou não. A jovem mestra de yoga de 93 anos, Tao Porchon-Lynch, minha boa amiga, sempre diz que a natureza é sua enciclopédia. A natureza está sempre se reciclando, encontrando e expressando a alegria da vida com tranquilidade. Tao ensina-nos a lembrar que somos a natureza. Às vezes, temos que nos lembrar de encontrar a tranquilidade e depois voltar para a alegria e diversão da vida, que é a essência natural da nossa existência e a essência do yoga.

Advertência: esta rotina é elaborada para você se divertir. Seu primeiro passo é estar pronto para se divertir ou, pelo menos, estar aberto à possibilidade de aliviar um pouco sua carga. Procure praticar esta rotina algumas vezes por semana, para começar, e logo você poderá estar se divertindo tanto que desejará fazê-la todos os dias!

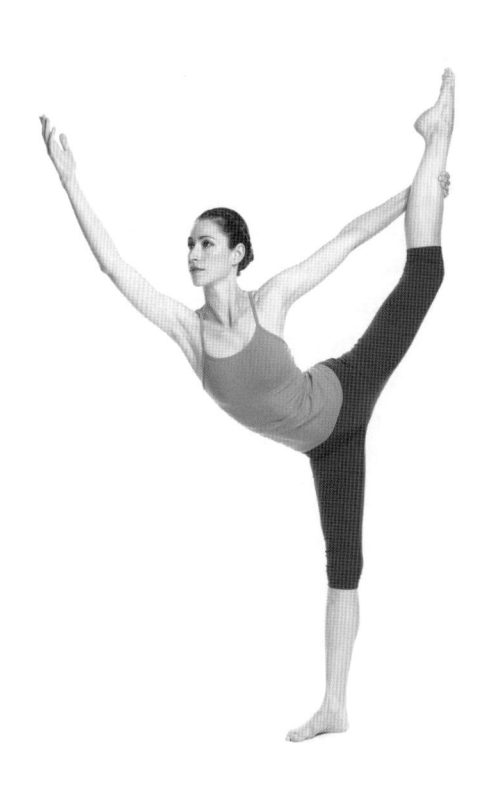

Dançarina

Fique de pé, ereto, pés paralelos e afastados alguns centímetros. Alinhe os ombros com os quadris. Feche os olhos. Inspire profundamente pelo nariz. Expire pela boca.

Coloque o peso do corpo sobre a perna direita. Flexione o joelho esquerdo e segure a canela esquerda com a mão esquerda. Concentre-se em alguma coisa à sua frente. Inspire e expire profundamente duas vezes, enquanto está sobre um só pé. Pressione levemente o pé contra a mão para alongar as costas. Não force muito, apenas o que der para fazer com facilidade, sem o mínimo de resistência. Estique o braço direito para cima.

Não se preocupe com a forma da postura. Mantenha a respiração longa e profunda e relaxada, e permita que seu corpo se movimente com facilidade. Agora, se não estiver conseguindo, basta sair da postura e começar novamente. É bom para você. Experimente a postura algumas vezes, brincando com seu equilíbrio. Não se esqueça de sorrir e se divertir.

De pé, corpo flexionado, perna esticada para cima (*standing split*)

Leve as mãos ao chão, alinhadas com os ombros, apoiando-se nas pontas dos dedos. Eleve a perna esquerda ao máximo, alongando-a juntamente com o quadril. Leve as pontas dos dedos das mãos para trás, de modo que fiquem alinhados com os dedos do pé. Solte a cabeça e o pescoço em direção à perna em contato com o chão. Fique assim por três respirações longas e profundas, favorecendo as expirações um pouco mais do que as inspirações. Repita do outro lado [...] e, novamente, fique à vontade para cair se for preciso.

Pouso sobre as mãos com balanço

A partir da postura anterior, pressione as palmas das mãos firmemente no chão, alinhadas com os ombros. Estique os braços. Mantenha a perna esquerda levantada e comece a balançar para a frente e para trás, com a intenção de pegar impulso e erguer os quadris bem alto, de modo a ficarem alinhados com os ombros. Continue respirando durante todo o movimento. Inspire enquanto você se balança para o alto, e expire quando voltar à posição.

Pouso sobre as mãos com as pernas em "L"

Veja se consegue tirar o pé esquerdo do chão por completo, enquanto balança para a frente. Descanse o olhar entre as mãos. Eleve bem a barriga quando balançar para a frente de modo a conseguir respirar mais facilmente. Force ligeiramente a perna direita e erga a perna esquerda, de modo que fiquem em "L".

Pouso sobre as mãos

Se você estiver conseguindo se equilibrar bem na postura anterior, junte as pernas no alto. Mantenha os braços firmes e estáveis e o olhar focado, mas sem esforço, no chão entre as mãos. Há um monte de maneiras divertidas para sair dessa postura. Você pode dar uma estrela, virar o corpo numa contorção para trás num salto, andar nas mãos um pouco até conseguir trazer os pés de volta ao chão, ou inventar um jeito seu. Lembre-se, o yoga é experiencial. É a sua experiência que conta.

Certifique-se de respirar bem durante toda a rotina e repita-a com o outro lado.

Relaxe pra valer!

Às vezes, o problema é o excesso de trabalho, ou o cansaço acumulado; pode ser que estejamos estressados demais ou só precisemos mesmo de um senhor *relax*! Quando seu corpo se "habitua" ao estresse, é mais difícil relaxar, mesmo quando temos tempo para isso. Estas simples posturas de yoga podem desfazer tensões no corpo e na mente, para que possamos relaxar por completo e com facilidade.

A Cura da Tensão pelo Yoga

Quando a tensão vai se acumulando, ela permanece conosco até que façamos algo a respeito. Podemos armazenar tensão não apenas em nossos flancos, coluna e quadris, mas também em nossa mente; por isso, vamos tratar de nos livrar da tensão de uma vez com esta rotina. Faça-a sempre que precisar de um calmante, só que sem efeitos colaterais!

Alongamento lateral

Fique de pé com os pés paralelos e os ombros alinhados com os quadris. Inspire, estenda os braços para fora e, depois, para cima. Segure o pulso esquerdo com a mão direita. Com delicadeza, puxe o braço esquerdo para cima com a mão direita. Deixe o tronco arquear naturalmente sobre seu lado direito. Fique assim por três respirações longas e profundas e, em seguida, trabalhe o outro lado.

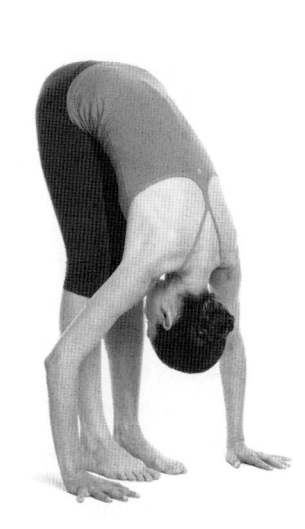

De pé, corpo flexionado para a frente

A partir da postura anterior, fique de pé e confortável. Expire e flexione o tronco para a frente sobre as pernas. Deixe a cabeça e o pescoço relaxados e pesados. Pressione as pontas dos dedos das mãos no chão. Se os tendões estiverem muito esticados, mantenha uma ligeira flexão dos joelhos para lhes dar um pouco mais de espaço para relaxar e alongar.

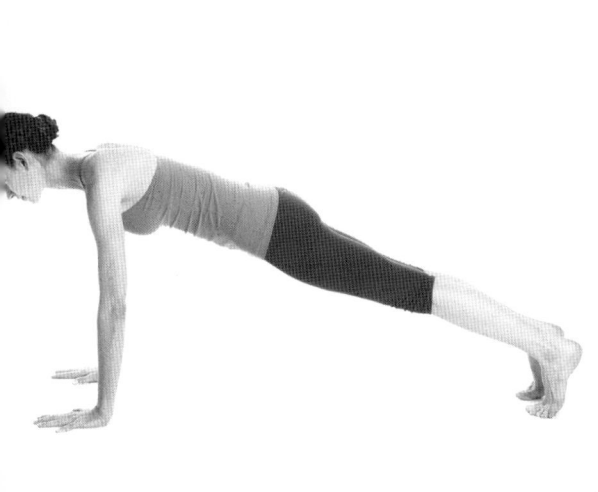

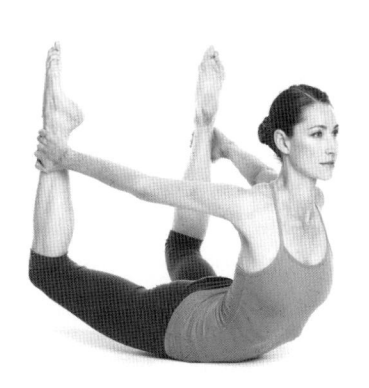

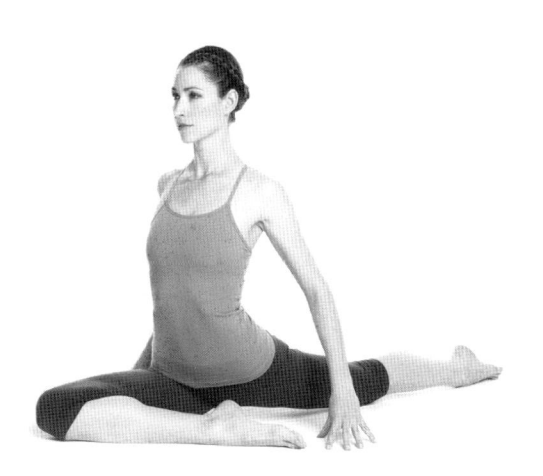

Prancha

Desloque o corpo para a frente até pressionar as palmas das mãos no chão, alinhadas com os ombros. Apoie-se nelas firmemente, estique os pés para trás, assumindo a postura de flexão. Alongue o corpo e estique bem o pescoço para a frente, enquanto estende os calcanhares para trás. Mantenha a barriga confortável e firme, e empurre a frente das coxas para cima. Mantenha a postura durante cinco respirações longas e profundas. Se for muito puxado para você, abaixe os joelhos suavemente até o chão e deixe-os sustentar um pouco do seu peso. Certifique-se sempre de poder respirar sem esforço durante essa postura.

Arco

A partir da postura da prancha, flexione os cotovelos e abaixe o corpo lentamente até o chão. Dobre os joelhos e, estendendo os braços para trás, segure as laterais externas dos tornozelos com as mãos. Esse movimento erguerá seu corpo e alongará a coluna. Não force, vá somente até onde der e for possível respirar com facilidade. Fique assim por cinco respirações longas e profundas e, depois, abaixe o corpo lentamente. Respire um pouco enquanto repousa confortavelmente no chão.

Pombo

Fique de quatro. Em seguida, dobre o joelho direito, mova-o gentilmente para a frente e deite-o de lado (ele deve formar um "V" invertido). Estique a perna esquerda para trás e abaixe os quadris até o chão. Se eles não alcançarem o chão, sente-se sobre uma almofada ou um bloco. Posicione os quadris e ombros de modo que ambos fiquem voltados para a frente. Sente-se o mais ereto que conseguir. Fique assim por dez respirações longas e profundas. Faça o mesmo com o outro lado.

Resfriados

Resfriados podem ser curados com yoga. Essa é a boa notícia. A notícia ainda melhor é que quanto mais você praticar yoga, menos terá resfriados, para começo de conversa. A prática regular de yoga irá reforçar sua imunidade. Aliar essas técnicas de respiração adicionais à sua prática normal de yoga proporcionará uma limpeza do corpo e dos seios nasais, deixando você revigorado e aliviado, mesmo durante o pior dos resfriados.

A Cura dos Resfriados pelo Yoga

Esta rotina foi elaborada para fortalecer sua imunidade, limpar os seios nasais, equilibrar o sistema nervoso e acalmá-lo. Assim, mesmo se o seu resfriado for persistente, fazer esta rotina lhe proporcionará mais conforto e alívio enquanto você trilha o caminho de volta à boa saúde.

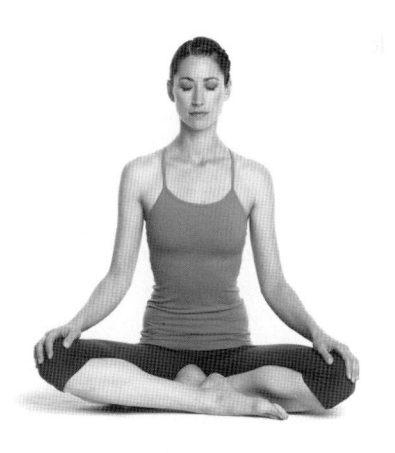

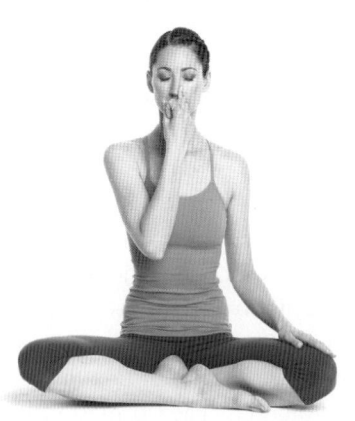

Respiração do fogo

Sente-se ereto e confortavelmente, com as mãos descansando sobre as coxas. Feche os olhos e inspire longa e profundamente. Expire o ar por completo. Comece a inspirar e expirar muito rápido pelo nariz. Se puder, acelere o ritmo, mantendo equilíbrio entre as inspirações e expirações. Continue por um minuto. Depois disso, desacelere suas inspirações e expirações gradualmente até que você volte para a respiração longa e profunda. Delicadamente, abra os olhos.

Respiração das narinas alternadas

Sente-se ereto. Com a mão direita, curve os dedos indicador e médio em direção à palma. Você vai usar o dedo anular e o polegar, pois o espaço entre eles é perfeito para acomodar seu nariz.

Pressione o dedo anular sobre a narina esquerda e inspire pela narina direita, contando até quatro. Feche a narina direita com o polegar de modo que ambas as narinas permaneçam fechadas. Conte até quatro prendendo o ar. Solte o dedo anular e deixe todo o ar sair pela narina esquerda, contando até quatro. Inverta o padrão e repita toda a operação durante três a cinco minutos.

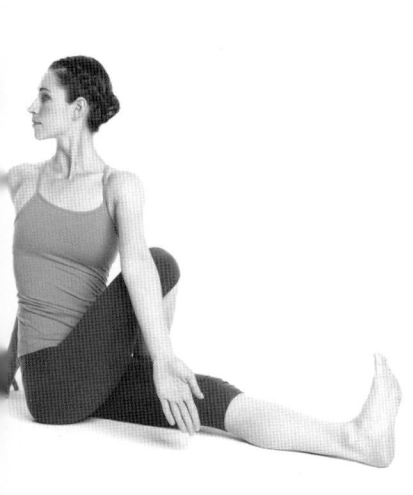

Torção sentada da coluna

Estenda a perna esquerda à sua frente. Abrace o joelho direito junto ao peito e coloque o pé direito no chão, próximo ao seu quadril esquerdo, passando-o por cima da perna esquerda. Inspire e estique o braço esquerdo para cima. Enquanto expira, cruze o braço sobre a perna direita. Pressione as pontas dos dedos da mão direita no chão, atrás dos quadris. Inspire, endireite o tronco, expire e torça-o ainda mais para a direita. Repita esse mesmo movimento e padrão de respiração mais duas vezes. Suavemente, reverta a torção do tronco para sair da postura. Inverta a posição das pernas e faça a mesma coisa do outro lado.

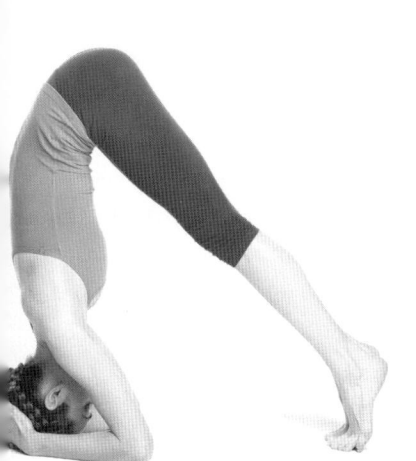

Preparação para a postura da cabeça

Sente-se sobre os calcanhares. Entrelace os dedos frouxamente e apoie as laterais das mãos no chão. Coloque a parte superior da cabeça no espaço formado por suas mãos em concha. Fique assim por algumas respirações até sentir-se confortável. Se não funcionar, volte a sentar-se sobre os calcanhares. Fique assim por algumas respirações. Se estiver confortável, dobre os dedos dos pés e estique as pernas. Fique assim por dez respirações longas e profundas e, quando estiver pronto, gentilmente abaixe os joelhos até o chão e relaxe na postura da criança.

Postura da cabeça

Se você quiser passar para uma postura da cabeça completa, comece a trazer os pés em direção ao corpo, de modo que seus quadris se alinhem ao longo dos ombros e as costas estejam retas. Fique assim por algumas respirações. Se você se sentir confortável, flexione um joelho, trazendo o calcanhar para o quadril. Traga-o de volta para baixo e tente com a outra perna. Se você ficar estável com uma perna, tente as duas pernas ao mesmo tempo. Quando os calcanhares estiverem puxados em direção aos quadris, lentamente estique as pernas para cima. Se puder, fique assim por vinte respirações longas e profundas. Quando você estiver pronto para descer, abaixe lentamente uma perna de cada vez e descanse na postura da criança por algumas respirações.

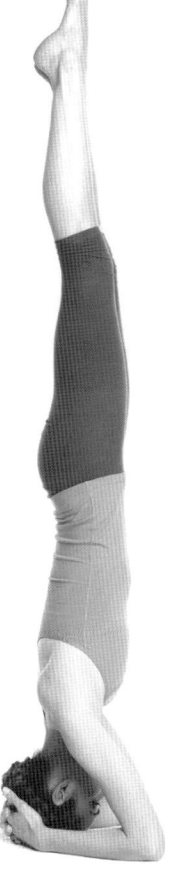

Ressaca

Quando você está com uma baita ressaca, a única coisa que quer é se livrar logo dela. Ao pensar em curá-la, a última coisa que vai passar pela sua cabeça é praticar yoga, mas isso é um dos melhores meios de alívio da ressaca que existem por aí. Minha aula de sábado do meio da manhã geralmente está repleta de pessoas sofrendo de desidratação autoprovocada, tonturas e tremores por terem bebido muito na noite anterior. Elas vêm em bando para o yoga porque sabem que, depois de pouco mais de uma hora de cachorros olhando para baixo, torções e inversões, a ressaca estará curada.

A Cura da Ressaca pelo Yoga

Em primeiro lugar, a melhor maneira de curar uma ressaca é tentar evitar uma. Beber até ficar bêbado não é assim tão divertido. Com uma prática regular de yoga, você pode começar a se ver curtindo apenas uma taça de vinho, não a garrafa toda. Sua tolerância ao álcool pode até diminuir um pouco quando seu corpo ficar purificado pelo yoga. (Falo por experiência própria. O yoga transforma você de várias maneiras. Algumas dessas mudanças você percebe logo. Outras, trazem agradáveis surpresas.)

Quando vem a ressaca, é bom ter o yoga do seu lado. As posturas de torção do yoga torcem, literalmente, as toxinas para fora do corpo (inclusive o álcool), auxiliam a digestão e mantêm o fluxo sanguíneo renovado. O yoga também melhora a circulação e ajuda o corpo a produzir um novo suprimento de sangue. Posturas da cabeça são bem conhecidas por curar dores de cabeça e enxaquecas. Dependendo do grau da sua experiência de yoga e da gravidade da sua ressaca, por favor, pratique posturas da cabeça com sabedoria e cuidado. Faça a rotina a seguir quando estiver de ressaca. Se você andar realizando esta rotina mais do que uma vez por mês, pratique mais yoga e beba menos.

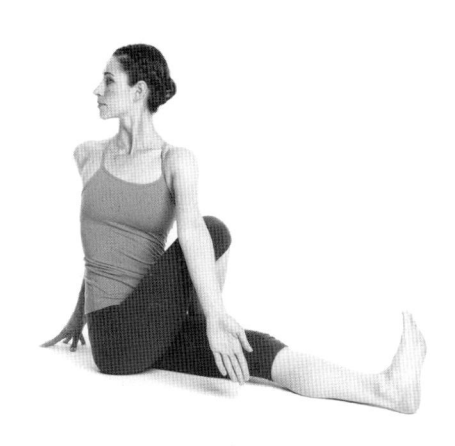

Torção sentada da coluna

Sente-se numa posição confortável. Abrace o joelho direito junto ao peito e coloque o pé direito no chão no lado esquerdo da perna esquerda. Inspire profundamente pelo nariz. Expire pela boca. Repita esse padrão de respiração mais duas vezes. Inspire com o braço esquerdo para cima. Ao expirar, repouse a mão esquerda sobre o joelho direito. Pressione as pontas dos dedos da mão direita no chão atrás dos quadris. Inspire e mova o tronco e o peito para cima. Expire e torça o tronco para a direita. Repita esse padrão de respiração e movimento mais duas vezes. Gire suavemente o tronco de volta para o centro. Faça a mesma coisa do outro lado.

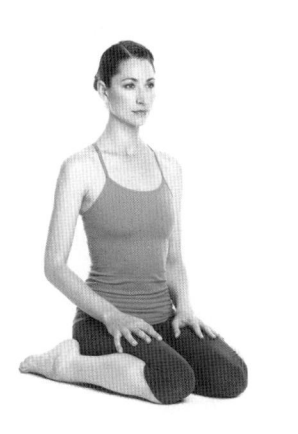

Herói

Fique de joelhos com os ombros alinhados com os quadris. Pressione os polegares na parte de trás dos joelhos e afaste as panturrilhas para os lados. Pressione o peito dos pés contra o chão, especialmente nas extremidades, próximo aos dedos mindinhos. Sente os quadris entre as pernas, seja no chão ou numa almofada. Se sentir desconforto nos joelhos, use a almofada, não force os quadris tentando alcançar o chão. Descanse os ombros sobre os quadris e repouse as mãos sobre as coxas. Fique assim por dez respirações longas e profundas. Essa postura estimula a digestão e acalma a mente.

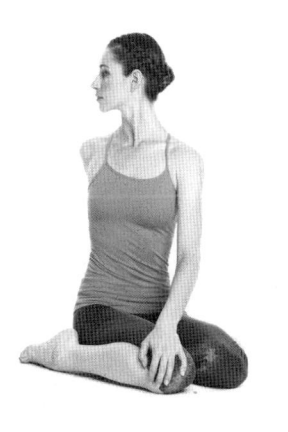

Herói com torção

Segure o joelho direito com a mão esquerda. Pressione as pontas dos dedos da mão direita no chão, atrás dos quadris. Inspire e mova o tronco e o peito para cima. Expire e torça o tronco para a direita. Repita esse padrão de respiração e movimento mais duas vezes. Faça a mesma coisa do outro lado.

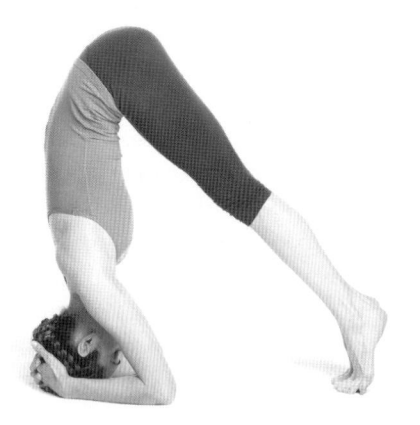

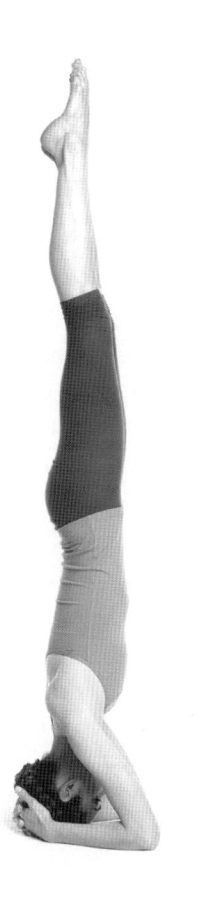

Preparação para a postura da cabeça

Quando estiver de ressaca, faça a postura da cabeça por sua própria conta e risco. Mesmo se você for um especialista nessa postura, sua capacidade fica um pouco distorcida quando você está de ressaca. Se você está tentando fazer a postura da cabeça pela primeira vez, provavelmente é melhor começar num dia em que você esteja cem por cento sóbrio.

Sente-se sobre os calcanhares. Entrelace levemente os dedos e coloque as mãos no chão. Apoie o topo da cabeça no chão de modo que os dedos sustentem a parte de trás da cabeça. Fique assim por algumas respirações para se sentir confortável na posição. Caso sinta desconforto, desfaça a postura e volte a sentar-se sobre os calcanhares. Se estiver confortável, dobre os dedos e estique as pernas. Fique assim por dez respirações longas e profundas e, quando estiver pronto, desmanche suavemente a postura abaixando os joelhos até o chão e relaxando na postura da criança.

Se você quiser passar para uma postura da cabeça completa, comece a trazer os pés em direção ao corpo, de modo que os quadris se alinhem com os ombros e a coluna fique ereta. Permaneça assim por algumas respirações. Se estiver confortável, dobre um joelho e traga o calcanhar até o quadril. Desdobre o joelho e tente fazer o mesmo com a outra perna. Se sentir que está estável com uma perna, tente as duas pernas ao mesmo tempo. Quando os calcanhares estiverem próximos aos quadris, estenda lentamente as pernas para cima. Fique assim por vinte respirações longas e profundas, se possível. Quando estiver pronto para descer, abaixe lentamente uma perna de cada vez e descanse na postura da criança por algumas respirações.

Rugas

Se tivermos sorte, vamos viver o suficiente para o tempo acabar enrugando a nossa pele. As rugas contam a história da nossa vida. Cabe a nós escolher se o nosso rosto vai revelar os anos passados sorrindo e gargalhando, ou os dias desperdiçados franzindo a testa e fechando a cara. O modo como enxergamos o envelhecimento e lidamos com ele depende de nós. Um relacionamento saudável e feliz com nós mesmos à medida que o tempo passa é muito mais útil e agradável do que passar nossos anos adultos correndo atrás da juventude perdida. Não faz sentido. Perseguir um fantasma de nós mesmos só leva a mais padrões desalinhados de pensamento, hábitos e ações [...] e infelicidade na nossa própria pele, literalmente.

Aproveite o hoje! Só temos a oportunidade de viver cada dia uma única vez. Aproveite cada momento plenamente. O envelhecimento é uma parte natural e bela da vida. As rugas não têm que ser encaradas como o beijo da morte ou algo que nos apressamos a suavizar com tratamentos de pele agressivos ou cirurgia plástica. Aproveite quem você é hoje e todos os dias.

Dito isso, tomar muito cuidado com a sua pele irá mantê-lo fresco e vibrante de dentro para fora. Não se pode comprar um creme de beleza que forneça o brilho que vem de um interior feliz e saudável. Somente você pode iluminar sua pele de dentro para fora. O yoga pode mostrar-lhe como. O yoga pode manter sua pele brilhante, reduzir os efeitos da gravidade e evitar que o estresse em sua vida o deixe abatido.

Tonya Jacobs, uma cientista do UC Davis's Center for Mind and Brain, afirma que quem medita mostra maior bem-estar psicológico, e que essa diferença leva a mudanças bioquímicas associadas à resistência ao envelhecimento em nível celular. Você pode mudar seu corpo em nível celular com o yoga. Além disso, quanto mais você praticar yoga, menos você fará caretas por estar de mau humor. Linhas de expressão causadas por estresse e caras contrafeitas, fora!

A Cura das Rugas pelo Yoga

A cura para rugas pelo yoga consiste em você não se importar quando começar a ter rugas. Você conquistou-as vivendo sua vida. A cura para as rugas desnecessárias é ser feliz, menos estressado e praticar yoga regularmente.

Esta rotina é elaborada para você relaxar e também reverter os efeitos da gravidade sobre o corpo. Procure ficar calmo e tranquilo quando praticá-la. Se você tem dificuldade para ficar calmo, pare no ponto em que estiver e inspire longa e profundamente pelo nariz e expire pela boca. Repita isso mais duas vezes para obter um agradável efeito calmante.

Pratique esta rotina diariamente para se revitalizar de dentro para fora.

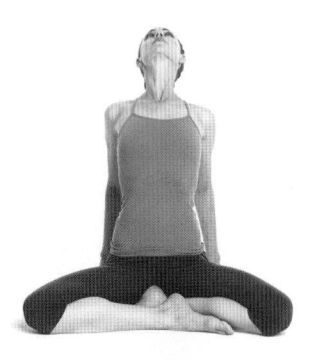

Elevação peitoral sentada

A partir de uma posição confortável, sentado, pressione as pontas dos dedos no chão atrás dos quadris. Inspire e estufe o peito. Se você se sentir bem, alongue também os quadris a partir do chão, ampliando o espaço entre cada uma de suas vértebras. Ao expirar, volte a abaixar suavemente o quadril e sente-se ereto.

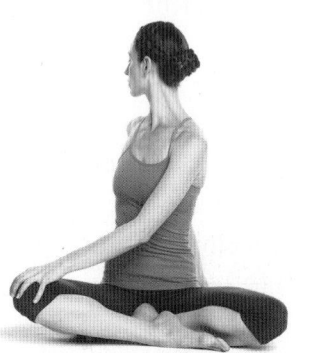

Torção sentada fácil

A partir de uma posição confortável, sentado, inspire e levante o braço esquerdo. Ao expirar, descanse a mão esquerda no joelho direito. Pressione as pontas dos dedos da mão direita no chão, atrás dos quadris. Inspire e alongue o tronco ereto. Expire e torça o tronco para a direita. No final da expiração, retorne o tronco para o centro e repita o mesmo movimento e padrão de respiração do outro lado.

Postura da cabeça

Se você for novato nesta postura, é melhor tentá-la com a assistência de um professor de yoga ou de alguém que pratique yoga há algum tempo e possa ajudar.

Sente-se sobre os calcanhares. Entrelace levemente os dedos e coloque as mãos no chão. Apoie o topo da cabeça no chão de modo que os dedos sustentem a parte de trás da cabeça. Fique assim por algumas respirações para se sentir confortável na posição. Dobre os dedos dos pés, erga os quadris e coloque as pernas conforme a postura do cachorro olhando para baixo. Fique assim por dez respirações longas e profundas e, quando estiver pronto para sair da postura, abaixe os joelhos suavemente até o chão e relaxe na postura da criança.

Comece a trazer os pés para perto do corpo, de modo que os quadris fiquem alinhados com os ombros e as costas estejam na vertical. Fique assim por algumas respirações. Se você se sentir bem nessa posição, dobre um joelho, trazendo o calcanhar para o quadril. Traga-o de volta para baixo e tente com a outra perna. Tente com as duas pernas ao mesmo tempo. Quando os calcanhares estiverem puxados em direção aos quadris e você se sentir firme e estável, lentamente estique as pernas para cima. Fique assim por vinte respirações longas e profundas, se puder. Quando você estiver pronto para descer, abaixe lentamente uma perna de cada vez e descanse na postura da criança por algumas respirações.

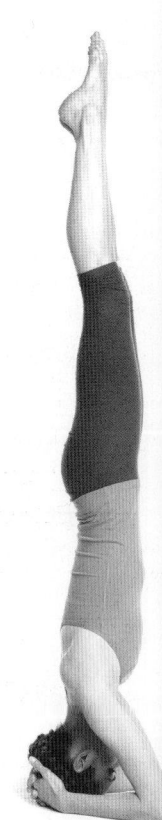

Sedentarismo

Você já se tornou literalmente um refém do sofá? O que começa como um inofensivo momento de total relaxamento do corpo e da mente pode degenerar rapidamente para uma nidificação aconchegante que, por sua vez, dá uma guinada súbita para pior, acabando num estado vegetativo-zumbi sem muita esperança de um retorno mal-humorado ao nosso estado normal de energia. Uma vez atingido o estado de "sofá-letargia", ficamos literalmente presos ao móvel. As almofadas e travesseiros nos engolem como areia movediça e estamos definitivamente perdidos. Filmes, lanches, revistas, livros, tudo o que você poderia desejar está ao alcance da mão, por isso, não é de admirar que seja tão fácil acabar enterrado no sofá.

A Cura do Sedentarismo pelo Yoga

A única cura possível para a síndrome do "sofá-letargia" é conseguir encontrar ao menos um pouquinho de inspiração para iniciar alguns movimentos simples, mas com atenção plena. Saiba que começar devagar vai ajudar a trazer a vitalidade de volta ao seu corpo e energizar todo o seu organismo. Assim que você começar a fazer estes movimentos simples, elaborados para aumentar a circulação e amplitude de movimentos, logo estará de volta ao seu eu habitual. Se você está sofrendo de sofá-letargia, mas lhe restou ao menos um pouquinho de vontade de recuperar alguma mobilidade e energia, esta rotina pode ajudar. E a melhor parte é que você não precisa nem sair do sofá para fazê-la. Advertência: depois de realizar esta rotina você pode se sentir motivado a dar um passeio e desfrutar de algumas atividades não relacionadas com o sofá.

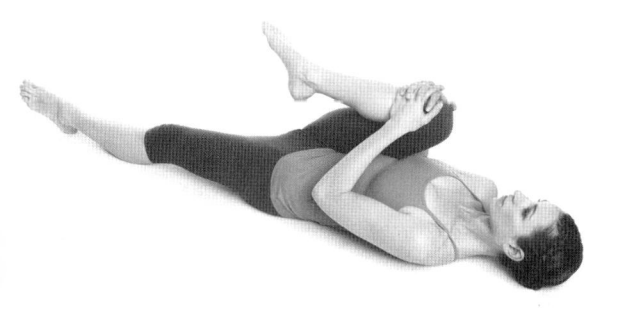

Abraço a joelho, deitado

Deite-se de costas. Abrace o joelho direito suavemente em seu peito. A cada expiração, traga o joelho mais perto do seu ombro direito. Fique assim por cinco respirações longas e profundas.

Abraço a joelho, deitado, com torção

A partir da postura anterior, cruze o joelho direito sobre o corpo em direção ao quadril esquerdo. Abra os braços para os lados, apoiando as palmas das mãos no sofá, se for possível. Se ele for muito estreito, apenas mantenha as mãos apoiadas frouxamente sobre os quadris. Olhe para o lado direito. Fique assim por dez respirações longas e profundas. Faça a mesma coisa com o outro lado, começando pela postura anterior.

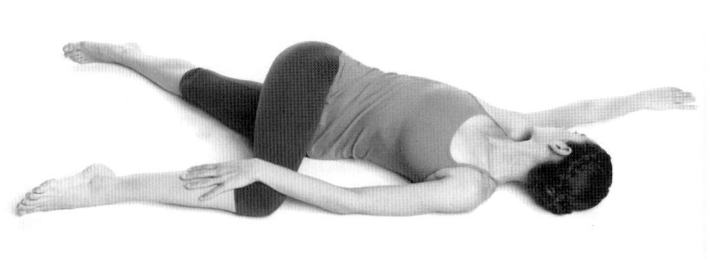

Postura do bebê feliz (metade)

Ainda deitado de costas, abrace o joelho direito em seu peito. Aponte a sola do pé direito para cima. Segure a borda externa do pé direito com a mão direita e pressione o joelho para baixo, contra o sofá, com a força do seu braço direito. Fique assim por cinco respirações longas e profundas. Em seguida, faça a mesma coisa do outro lado.

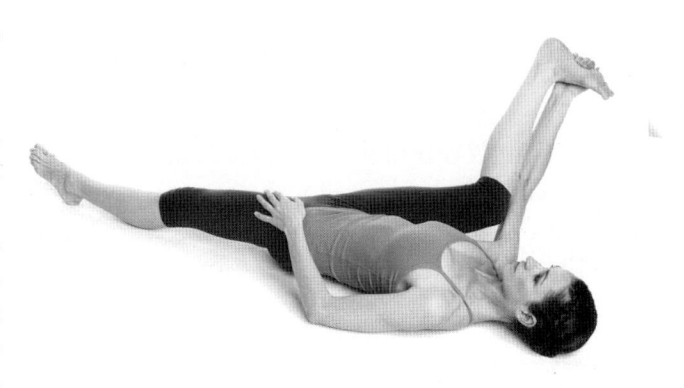

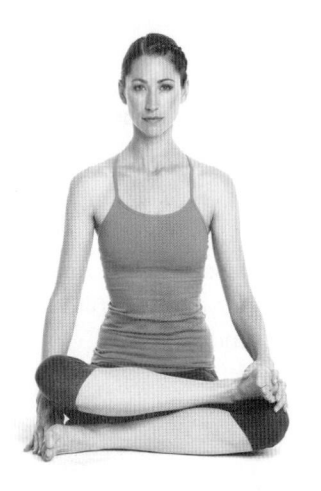

Sentado, tornozelo no joelho

Sente-se ereto. Dobre os joelhos e puxe as pernas em sua direção, como se estivesse entrando numa meditação sentada. Erga a perna direita e coloque-a em cima da perna esquerda de modo que o tornozelo direito fique apoiado sobre o joelho esquerdo e o joelho direito esteja apoiado no tornozelo esquerdo. Fique assim por dez respirações longas e profundas. Em seguida, faça a mesma coisa do outro lado.

Sobrepeso/obesidade

A prática regular de yoga tem-se mostrado eficaz em levar pessoas a um peso saudável quando dietas e outras formas de exercício falharam. Por quê? Porque o yoga é uma prática sustentável e transformadora que nos ensina a prestar atenção. Simplificando, praticar yoga torna as pessoas conscientes do que e como elas comem, e isso pode ajudar a prevenir o temível fenômeno do aumento de peso na meia-idade, em pessoas com peso normal. Além disso, pode promover a perda de peso em pessoas com sobrepeso. Ficamos sensíveis às necessidades do nosso corpo e, como resultado, nossos desejos e vontades naturalmente mudam para os alimentos que são nutritivos, em vez de destrutivos. Quanto mais praticamos, mais consciência adquirimos do que depositamos em nosso corpo e nossa vida, e cuidar de nós mesmos em todos os sentidos torna-se uma segunda natureza.

CURAS DA VIDA REAL: A drástica perda de peso de Durk

Durk, um rapaz de 1,93 metro de altura e mais de 113 quilos de peso, começou a fazer yoga a fim de entrar em forma e reduzir o estresse, e também como um modo divertido de passar o tempo com sua namorada. Depois de algumas aulas, o jovial rapaz desenvolveu o desejo de preparar suas refeições em casa; passou a desejar comer verduras, já não sentindo mais a ânsia por frituras e carnes, que respondiam por grande parte de sua dieta anterior. Seus hábitos alimentares recém-descobertos, juntamente com a prática de yoga três a quatro vezes por semana, ajudaram Durk a perder mais de 18 quilos em quatro meses. Sua pressão arterial baixou para um nível saudável, e ele tem ainda mais energia e entusiasmo para a vida do que antes. E, ainda por cima, ele agora consegue elevar as pernas acima do coração na postura da vela, uma postura complicada para pessoas mais pesadas, pois envolve levantar os quadris acima da cabeça, e um grande tronco pode atrapalhar. A postura da vela é uma posição fantástica, que corrige uma série de desequilíbrios no corpo, incluindo a regulação da glândula tireoide, o que é extremamente útil quando se quer perder peso. Durk está mais empolgado a cada dia. A cada aula ele se sente melhor e mais leve de corpo e alma. Durk tem sempre um enorme sorriso estampado no rosto.

A Cura do Sobrepeso/Obesidade pelo Yoga

Ao começar a praticar yoga com o objetivo de perder peso, vá devagar. Não há necessidade de forçar nada e nem mesmo começar com o compromisso de uma prática de sete dias por semana. Procure ficar aberto às mudanças; permita que seu corpo e seu espaço mental iniciem um novo caminho rumo a uma saúde radiante e perene. Comece a praticar uma vez por semana durante algumas semanas para se aclimatar, e depois sinta-se à vontade para intensificar a prática, fazendo três ou quatro aulas por semana ou mais, dependendo de como se sente. Logo você estará tão viciado em se sentir bem com o yoga que o estará praticando todos os dias.

A meditação é importante e muito benéfica quando se trata de perda de peso. Tente estabelecer um horário regular para a prática da meditação ao começar a manhã. Você pode meditar até mesmo ainda deitado na cama. Experimente esta rotina de três a quatro vezes por semana. Faça a meditação diariamente.

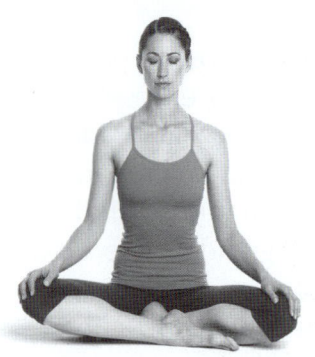

Meditação sentada

Sente-se bem ereto, no entanto, o mais confortavelmente possível. Relaxe os ombros, de modo que eles fiquem longe de suas orelhas. Descanse as mãos sobre as coxas (palmas para cima ou para baixo, o que for mais confortável para você) e feche os olhos. Comece a concentrar a atenção em sua respiração. Observe o ar entrar na inspiração e sair na expiração. Acalme a mente no espaço entre elas. Comece a prolongar e aprofundar as inspirações e expirações, estabelecendo um ritmo lento e fácil de respirar. Se um pensamento começar a entrar na sua mente, simplesmente observe-o como uma nuvem passando. Deixe o pensamento passar e volte para sua respiração. Continue observando a respiração por três a cinco minutos. Você pode usar um cronômetro se julgar conveniente, ou pode simplesmente sentir e constatar depois quanto tempo se passou realmente quando você abrir os olhos. Qualquer das duas maneiras é útil.

Faça essa prática por pelo menos cinco minutos de manhã, cinco minutos em alguma parte do seu dia, seja no trabalho, durante uma viagem (num trem, ônibus ou táxi, não se você estiver dirigindo), e à noite, antes de dormir. A prática regular da meditação irá aliviar sua mente e ajudá-lo a relaxar o corpo. Também é fantástica para lidar com os desejos, impulsos e a tendência a compulsão alimentar, purgação, comer por ansiedade, ou comer apressado. A meditação sensibiliza todo o seu organismo para que você comece a apreciar melhor sua comida. Seu sentido do paladar, seu tato e seu olfato realmente começarão a se apurar. Aproveite a viagem!

Agora, vamos praticar a meditação em movimento com algumas saudações ao sol. Deixe a respiração ser a única "postura de yoga" na qual você irá se concentrar. Seu corpo vai se deslocar para as posturas naturalmente; deixe-o acompanhar sua respiração. Se você observar o corpo enrijecer, isso é bom, porque significa que você está prestando atenção; basta simplesmente guiar sua atenção de volta para a respiração. Grande parte do que envolve a perda de peso tem a ver com relaxamento, com encontrar facilidade no esforço, dentro e fora do tapete de yoga. Encontrar facilidade no tapete irá ajudá-lo a encontrá-la também na vida, e isso mudará a maneira como você se relaciona com a comida.

SAUDAÇÕES AO SOL

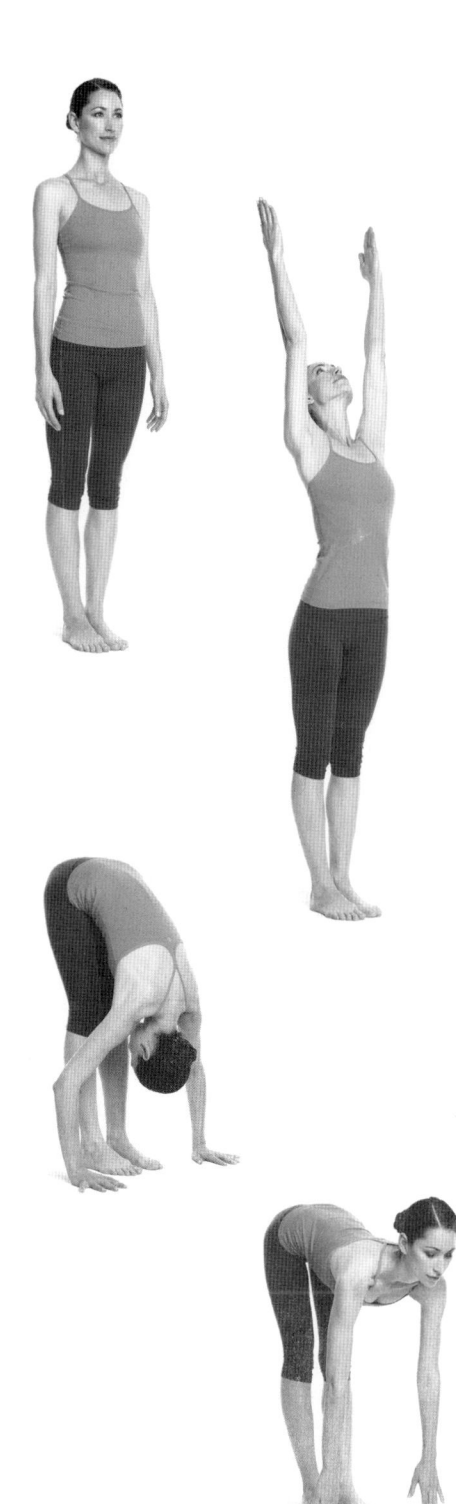

Saudações ao sol aquecem, alongam e fortalecem todo o seu corpo, acalmando a mente ao mesmo tempo.

Postura da montanha

Posicione-se sobre a ponta do tapete de yoga. Pés paralelos e ligeiramente afastados, na largura dos ossos do quadril. Certifique-se de que seus pés não estejam muito separados. Você pode verificar colocando dois punhos entre os pés. Feche os olhos e concentre a atenção em sua respiração. Prolongue e aprofunde as inspirações e expirações, e continue a respirar nesse ritmo lento e agradável por cinco respirações completas. Delicadamente, abra os olhos.

De pé, braços erguidos

Inspire e estenda os braços para o alto, enchendo todo o espaço com sua respiração e seu movimento. Relaxe o cóccix para baixo e estufe o peito. Mantenha os ombros relaxados e baixos e olhe para cima, mantendo o rosto e a testa relaxados.

De pé, corpo flexionado para a frente

Expire e flexione o tronco para a frente sobre as pernas. Deixe a cabeça e o pescoço relaxados e pesados. Se os tendões estiverem muito esticados, mantenha uma ligeira flexão dos joelhos para lhes dar um pouco mais de espaço para relaxar e alongar. Pressione os dedos no chão.

De pé, corpo flexionado para a frente em arco

Inspire, olhe para a frente e estique as costas, de modo que elas fiquem praticamente na horizontal. Deixe os dedos tocarem o chão. Se os tendões estiverem muito esticados, pressione as mãos levemente sobre os tornozelos para obter um alongamento agradável em sua coluna.

Prancha

Pressione firmemente as palmas das mãos no chão. Apoiado nas mãos, estique os pés para trás. Certifique-se de que os pulsos estão alinhados com os ombros e os joelhos com os quadris. Abra as mãos e afaste os dedos. Dobre os dedos dos pés e estique as pernas e os braços, formando uma linha reta com o corpo do topo da cabeça até os calcanhares. Mantenha a barriga confortável e firme e empurre a frente das coxas para cima. Mantenha a postura durante cinco respirações longas e profundas. Se for muito puxado para você, abaixe os joelhos suavemente até o chão. Certifique-se de sempre poder respirar facilmente durante essa postura.

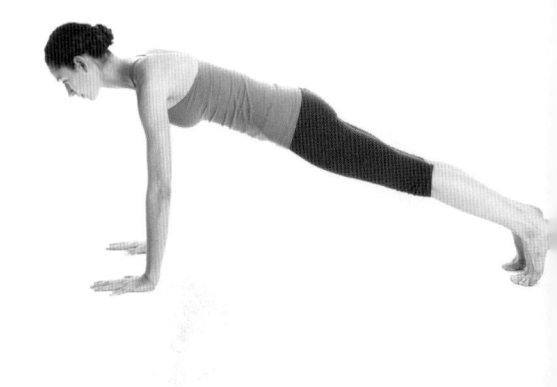

Prancha com flexão

Flexione os cotovelos para trás e abaixe o corpo até a metade em linha reta, de modo que os braços fiquem paralelos ao chão. Se flexionar até a metade for muito puxado para você, abaixe os joelhos até o chão e, então, flexione os cotovelos até a metade, abaixe o corpo lentamente até encostar a barriga no chão, flexionando os cotovelos completamente.

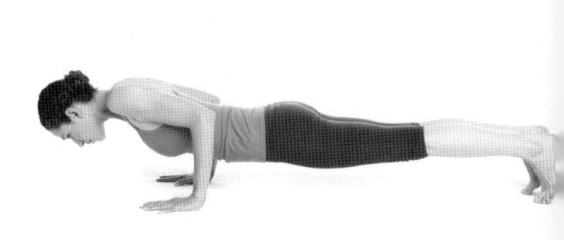

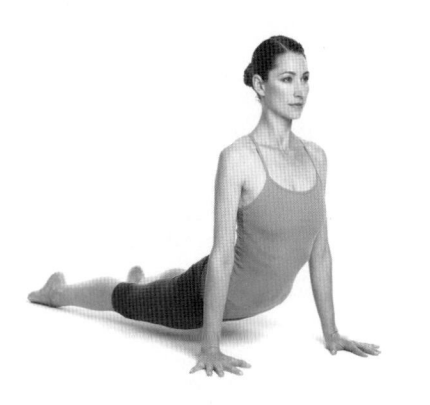

Cobra

Abaixe os joelhos suavemente até o chão. Abaixe os ombros e estufe o peito entre os braços com uma grande inspiração. Estique os braços quanto for possível sem causar desconforto, mantendo os ombros para baixo. Se com os braços esticados você sentir pressão nas costas, flexione os cotovelos e continue a erguer o peito entre seus braços até onde for confortável. Não se acanhe de acrescentar um movimento se ele for necessário para você manter a postura e aliviar as costas. Balance um pouco o tronco de um lado para o outro se você se sentir bem com isso. Lembre-se, mantenha seu corpo confortável, nunca forçado ou tenso.

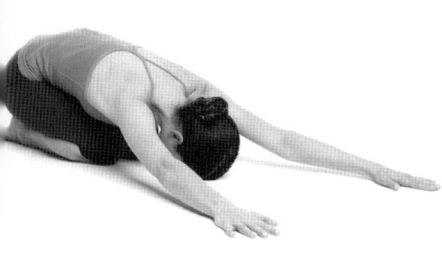

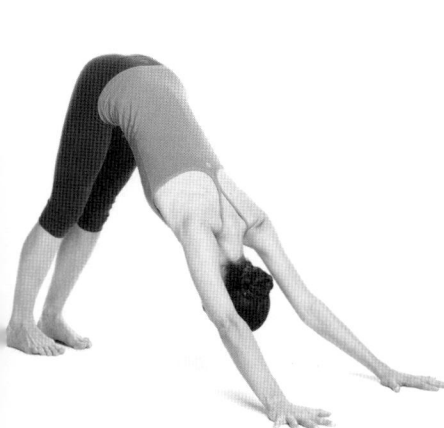

Postura da criança

Suavemente, fique de quatro. Relaxe os quadris e sente-se sobre os calcanhares. Descanse a testa no chão e respire profundamente, expandindo as costas. Fique assim por cinco respirações longas e profundas.

Cachorro olhando para baixo

Quando estiver pronto, abra as mãos e afaste os dedos, erga os quadris, dobre os dedos dos pés e olhe para baixo. Apoie os calcanhares no chão, relaxe os ombros, a cabeça e o pescoço. Balance suavemente de um lado para o outro. Experimente por conta própria alguns movimentos fáceis acompanhando a respiração, que também deve ser fácil, para alongar o corpo e acalmar a mente. Mantenha a postura por cinco respirações longas e profundas.

Depois, direcione lentamente os pés até as mãos e retorne à postura de pé, corpo flexionado para a frente. Mantendo a cabeça e o pescoço pendendo pesadamente, erga-se vagarosamente, uma vértebra de cada vez. Uma vez ereto, inspire e erga os braços para fora e para cima, preenchendo completamente o espaço com o corpo todo, e você estará de volta ao ponto em que começamos. Repita cinco vezes ou mais para trazer um pouco de calor ao corpo e calma à mente.

Prancha

Fique de quatro. Certifique-se de que seus pulsos estão alinhados com os ombros e os joelhos com os quadris. Abra as mãos e afaste os dedos, como se estivesse cavando a areia molhada. Dobre os dedos dos pés e estique as pernas e os braços, formando uma linha reta com o corpo do topo da cabeça até os calcanhares. Mantenha a barriga confortável e firme e empurre a frente das coxas para cima. Mantenha a postura durante cinco respirações longas e profundas. Se for muito puxado para você, abaixe os joelhos suavemente até o chão. Certifique-se de sempre poder respirar facilmente durante essa postura.

Vamos nos deter aqui por um instante. Essa simples postura pode nos ensinar que somos fortes o suficiente para sustentar nosso próprio corpo. Nossa mente pode tentar nos dizer o contrário. Se sua mente começar a ficar tensa, lembre-se de que os braços não vão cair e seu corpo estará energizado quando o exercício terminar, e volte a prestar atenção em sua respiração. Fique na postura de prancha por dez respirações longas e profundas. Encontre a facilidade no esforço. Permitir que seu corpo fique na postura da prancha dessa maneira alivia a ansiedade que está relacionada a todos os tipos de coisas, inclusive comer por ansiedade. Além disso, também irá fortalecer o corpo de dentro para fora, tonificar seus ombros, coxas e toda a região abdominal. O benefício mais importante é aprender a ficar calmo durante circunstâncias desafiadoras. Se você precisar de uma pausa, descanse na postura da criança, mas volte para a prancha. E faça-a todos os dias também! Essa postura torna-se muito mais fácil com a prática. Eu garanto!

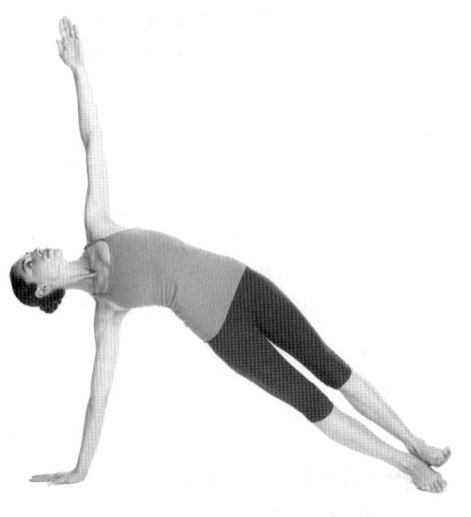

Prancha lateral

A partir da postura da prancha, apoie-se na mão direita, erga os quadris levemente e role para a borda externa do pé direito. Estenda o braço esquerdo para o alto, de modo que ele fique reto e alinhado com os ombros. Olhe para a mão esquerda. Você pode manter os pés como eles estão, empilhados um sobre o outro, se você se sentir estável; ou, se isso for puxado demais para você, abaixe o joelho direito para que possa sentir-se mais estável. Fique assim por duas inspirações e expirações longas e profundas. Role de volta à postura da prancha e tente fazer a mesma coisa com o outro lado.

Cobra

Abaixe os joelhos suavemente até o chão. Abaixe os ombros e estufe o peito entre os braços com uma grande inspiração. Estique os braços quanto for possível sem causar desconforto, mantendo os ombros para baixo e para trás. Se suas costas estiverem bem (sem nenhuma dor), erga mais o peito apoiando-se na parte de cima dos dedos dos pés e estique os joelhos. Fique assim por duas respirações longas e profundas.

Cachorro olhando para baixo

Numa expiração, dobre os dedos dos pés, leve os quadris para trás e para cima, e apoie os calcanhares no chão, assumindo a postura do cachorro olhando para baixo. Fique assim por cinco respirações longas e profundas.

Você pode repetir esta rotina a partir do cachorro olhando para baixo, rolando para a postura da prancha, passando para a prancha lateral de um lado, depois do outro, mergulhando para a postura da cobra e levantando novamente para a postura do cachorro olhando para baixo. Praticar a rotina com os olhos fechados realmente faz com que a atenção se volte para seu interior, e também desafia sua consciência corporal e seu equilíbrio, o que é divertido!

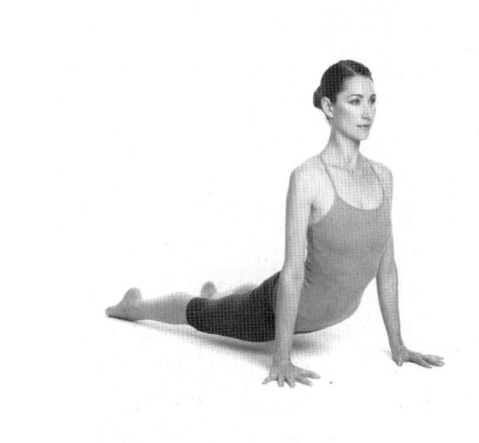

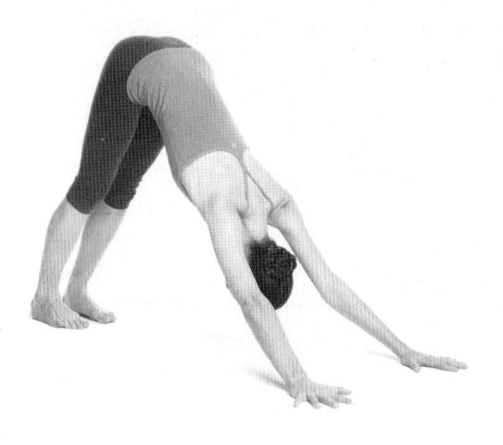

TDA/TDAH

Para muitas crianças e adultos, uma mente irrequieta é mais do que um problema perturbador. É o principal sintoma de TDA (transtorno do déficit de atenção) e TDAH (transtorno do déficit de atenção com hiperatividade). O yoga tem se mostrado valioso para ajudar a focar e acalmar a mente e aliviar os problemas das pessoas que sofrem desses transtornos. Mesmo que você não sofra de qualquer um dos dois, nossa sociedade está constantemente "ligada", somos constantemente superestimulados. Estamos conectados por meio de nossos dispositivos móveis, incessantemente enviando e recebendo mensagens durante todo o dia. Pode ser muito fácil se deixar levar por esse frenesi e não conseguir desligar-se um pouco para se concentrar numa coisa de cada vez. O tempo que passamos no computador pode encurtar ainda mais nossa atenção.

Um estudo selecionou aleatoriamente crianças com TDAH para praticar yoga ou seguir uma rotina de exercícios mais tradicional. O resultado não deixou margens para dúvida: as crianças que praticaram yoga realmente melhoraram a atenção e tiveram menos sintomas de TDAH em comparação com o grupo dos exercícios.

A Cura do TDA e do TDAH pelo Yoga

Do mesmo modo que a redução do estresse tem um efeito profundo em sua saúde geral, cultivar a capacidade de prestar atenção leva você muito mais longe do que apenas melhorar sua capacidade de concentração. Prestar atenção, sem se deixar envolver por pensamentos acelerados e responder a cada impulso do nosso corpo sem hesitação é essencial no desenvolvimento do bem-estar do corpo e da mente. Viver com corpo e mente à vontade é muito mais agradável do que viver com uma mente que salta de pensamento em pensamento como uma bola de pingue-pongue, agitada, debatendo-se para controlar sua inquietação.

A rotina a seguir foi elaborada para relaxar e focar a mente por meio de um pouco de esforço físico. A maioria de nós já experimentou um dia longo e supercansativo, do tipo que, quando acaba, tudo o que você quer fazer é ir para casa e cair no sofá e apagar pelo restante da noite. Quando adultos, nós nos encontramos polarizados entre esforço e relaxamento. Ou estamos trabalhando muito e, simultaneamente, elevando o nível de estresse e tensão em nosso corpo e mente, ou relaxando "em ponto morto". Se aprendermos a encontrar tranquilidade na fase do esforço, podemos realmente relaxar o tempo todo.

Quando descobrimos essa tranquilidade em nossa vida, nossa mente pode deixar de lado todo o excesso de atividade que não é útil e só entulha nosso cérebro e corpo, como um ralo entupido. Pense nesta rotina como um "dreno" para uma mente inquieta. Experimente segui-la todos os dias e crie um novo e excelente hábito.

Cadeira

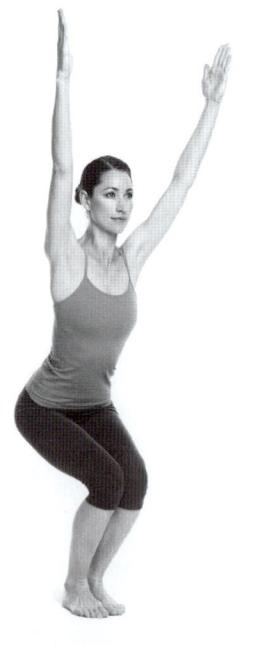

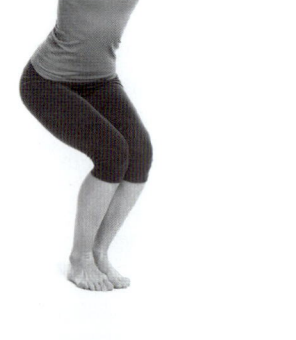

De pé, ereto, com os pés paralelos entre si e alinhados com os quadris. Os ombros devem estar alinhados com os quadris. Feche os olhos e permaneça assim por três respirações longas e profundas. Na próxima inspiração, flexione os joelhos e abaixe os quadris como se fosse sentar-se numa cadeira. Levante os braços em direção às orelhas, mantendo as escápulas retas. Relaxe o rosto. Permita que seus músculos trabalhem para você sem se envolver. Se os pensamentos começarem a invadir sua mente, observe-os e, em seguida, despache-os suavemente. Fique assim por cinco respirações longas e profundas. Se você começar a sentir que seu corpo está tendo trabalho para ficar nessa posição, isso é uma coisa boa, significa apenas que você está vivo e tem um corpo funcionando. Respire mais fundo e longamente para dar ao seu corpo o que ele precisa.

Flexionado para a frente com alongamento de ombros

Ponha-se confortavelmente de pé, com os pés afastados poucos centímetros. Inspire profundamente. Ao expirar, flexione levemente o tronco para a frente, sobre as pernas. Entrelace as mãos atrás de você e deixe os braços caírem para a frente. Se sentir tensão nos tendões, flexione os joelhos ligeiramente e descanse a barriga nas coxas. Relaxe mais profundamente na postura a cada expiração. Comece a prolongar suas expirações um pouco mais do que suas inspirações, o que irá estimular o corpo a relaxar e a mente a se acalmar. Fique assim por cinco respirações longas e profundas.

Postura da montanha

Partindo da postura de alongamento de ombros, libere as mãos entrelaçadas e descanse as pontas dos dedos no chão. Flexione os joelhos levemente, relaxe a cabeça e o pescoço e, lentamente, role até a posição ereta, uma vértebra de cada vez. Seus ombros devem estar alinhados acima dos quadris e a parte superior da cabeça deve parecer quase como se estivesse flutuando. Inspire longa e profundamente pelo nariz e expire pela boca. Feche os olhos e concentre a atenção em sua respiração. Prolongue e aprofunde suas inspirações e expirações, e continue a respirar nesse ritmo lento e agradável por cinco respirações completas. Delicadamente, abra os olhos.

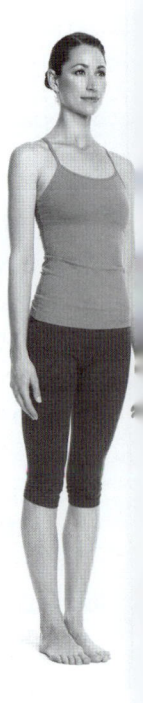

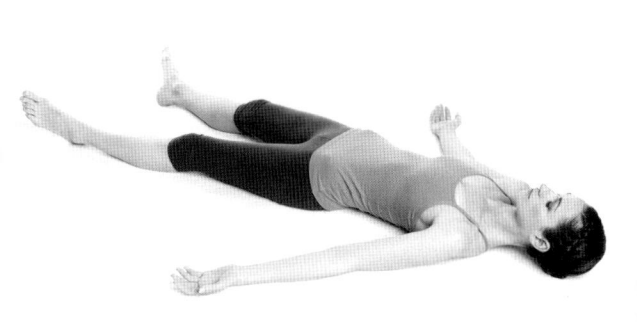

Postura do cadáver

Deite-se de costas. Afaste as pernas numa largura correspondente à dos quadris, ou um pouco mais, dependendo do que for mais confortável para você. Relaxe os braços ligeiramente afastados para os lados, com as palmas voltadas para cima. Inspire profundamente pelo nariz e solte todo o ar pela boca. Repita o mesmo padrão de respiração mais duas vezes. Agora respire naturalmente e relaxe de três a cinco minutos.

Quando estiver pronto para sair da postura, comece lentamente a aprofundar a respiração. Role os pulsos e tornozelos. Delicadamente, abrace os joelhos no peito e balance o corpo para se sentar.

INSPIRE/PRENDA, EXPIRE/PRENDA

Dar à mente uma tarefa específica para realizar é geralmente uma maneira muito eficaz de acalmar e concentrar uma mente inquieta. Vamos praticar um padrão de respiração simples, criando uma meditação que visa acalmar e focar a mente.

Inspire lentamente pelo nariz, enquanto conta até quatro, sendo "um" o início da inspiração e "quatro" o auge. No auge, prenda todo o ar e comece uma nova contagem até quatro e, em seguida, solte o ar lentamente, contando até quatro mais uma vez, devagar. Fique sem respirar por outra contagem lenta até quatro. Inicie o ciclo novamente na próxima inspiração e repita esse padrão de respiração dez vezes.

Se você quiser continuar com essa meditação por mais algum tempo depois de ter concluído o padrão de respiração, retorne à respiração natural, com inspirações e expirações fáceis. Se sua mente começar a divagar, conduza-a suavemente de volta à respiração. Se você se sentir inquieto, fique sempre à vontade para ajustar sua posição sentada. Continue a meditar durante o tempo que quiser. Como meta inicial, tente repetir isso todos os dias durante uma semana. A partir daí, espera-se, você ficará viciado nos grandes benefícios e continuará a fazê-lo de modo permanente. Aproveite!

Tensão

A tensão adora se acumular em nosso corpo e mente durante todo o dia. É uma parte natural da vida. Séculos atrás, os humanos sobreviviam em condições estressantes. Você gostaria de passar os dias correndo para salvar sua vida de predadores e lutando pela sobrevivência? Embora as tensões modernas possam parecer um pouco diferentes, suportamos a tensão e o estresse em nosso corpo do mesmo modo que os nossos antepassados. Quanto mais estressante for o dia, mais a tensão aumenta. Se não aliviarmos um pouco a tensão, ela vai começar a cobrar seu preço. É importante domarmos a tensão a cada dia para que possamos evitar acúmulos pesados que resultam em doenças.

A Cura da Tensão pelo Yoga

Administrar a tensão não significa necessariamente encontrar formas de extingui-la. Sempre haverá tensão. Como lidamos com ela e como a controlamos é o que importa em nossa vida. Quando encontramos tranquilidade em meio ao esforço e ao estresse, somos capazes de administrar muito mais com muito menos esforço. Faça esta rotina uma ou duas vezes por dia para pressionar o botão de reinicialização e trazê-lo de volta a um estado limpo e neutro.

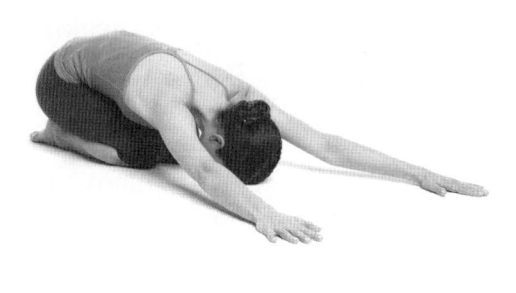

Postura da criança

Suavemente, fique de quatro. Relaxe os quadris e sente-se sobre os calcanhares. Descanse a testa no chão e respire profundamente, expandindo as costas. Fique assim por cinco respirações longas e profundas.

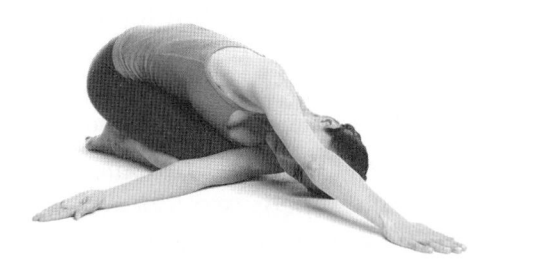

Postura da criança com torção

A partir da postura anterior, passe o braço esquerdo sob o braço direito, de modo que todo o ombro esquerdo e o lado esquerdo do seu rosto fiquem apoiados no chão. Permaneça assim por cinco respirações longas e profundas, e faça o mesmo com o outro lado.

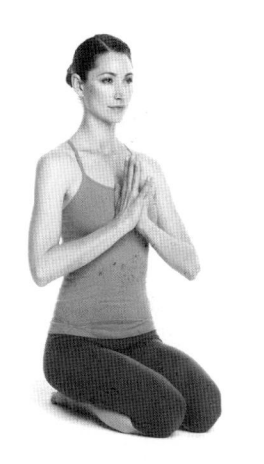

Sentado sobre os calcanhares, mãos em oração (respiração profunda)

A partir da postura da criança, sente-se sobre os calcanhares. Pressione as palmas das mãos juntas em frente ao peito, pressionando os polegares em seu esterno, para que você possa sentir o coração bombear. Feche os olhos. Veja se pode abrandar o ritmo cardíaco, aprofundando a respiração. Inspire profundamente, elevando o peito. Expire todo o ar pela boca. Repita esse mesmo padrão de movimento e respiração mais duas vezes. Fique assim e respire naturalmente por mais alguns momentos. Quando estiver pronto, suavemente relaxe as mãos sobre as coxas.

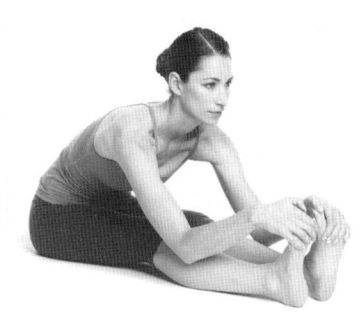

Sentado, corpo flexionado, pernas estendidas para a frente

Sente-se ereto e estenda as pernas diante de você. Inspire e levante os braços. Ao expirar, alongue o tronco para a frente, debruçando-o sobre as pernas. Se você não conseguir segurar os dedos dos pés com facilidade, flexione os joelhos, de modo que a barriga possa descansar em suas coxas. Você terá uma abertura melhor com os joelhos flexionados do que curvando as costas e forçando as mãos a tocar os pés. Fique assim por dez respirações longas e profundas.

TPM e cólicas menstruais

Uma provação mensal para muitas mulheres, a TPM e as cólicas podem causar sintomas que vão desde dor e desconforto ao aumento da irritabilidade, sensibilidade e agressividade. A lista é um pouco diferente para cada mulher. Aqui estão algumas posturas simples de yoga que podem ajudá-la a lidar com o desconforto, de modo que você não tenha mais que aturar isso todos os meses.

A Cura da TPM e das Cólicas Menstruais pelo Yoga

Esta rotina é elaborada para acalmar o corpo, aliviar a pressão e a dor das cólicas, reduzir a ansiedade e equilibrar as emoções exacerbadas que podem aflorar junto com seu ciclo mensal. Quando praticada regularmente, esta rotina pode reduzir esses sintomas desconfortáveis ao longo do tempo.

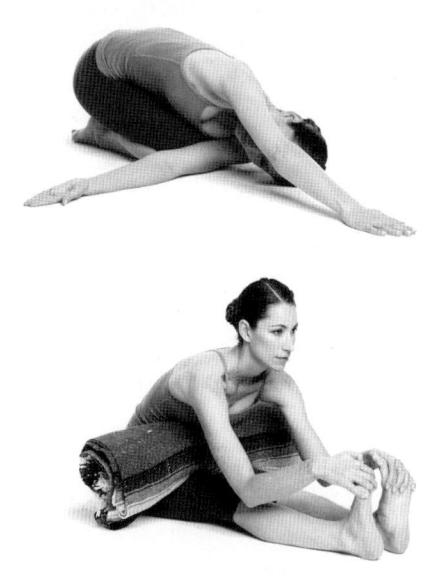

Postura da criança com torção

Partindo da postura da criança, com os quadris sobre os calcanhares, testa relaxada no chão, braços estendidos diante de você, passe o braço esquerdo sob o braço direito, de modo que todo o ombro esquerdo e a lateral esquerda do seu rosto fiquem apoiados no chão. Permaneça assim por cinco respirações longas e profundas e, em seguida, faça o mesmo do outro lado.

Sentada, corpo flexionado, pernas estendidas para a frente (cobertor no colo)

Enrole um cobertor. Sente-se com as pernas esticadas à sua frente. Coloque o cobertor sobre as coxas. Flexione o tronco delicadamente sobre o cobertor. Fique assim por dez respirações longas e profundas.

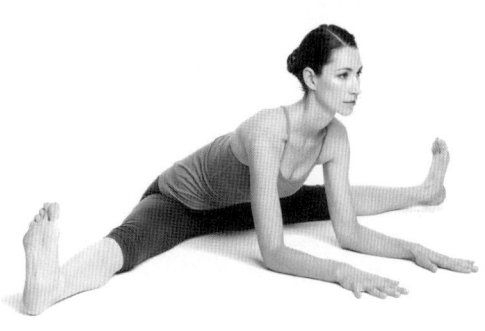

Sentada, pernas amplamente afastadas

Sente-se ereta e abra as pernas para os lados até sentir uma ligeira tensão, mas não tanto que seja desconfortável. Deslize as mãos para a frente entre as pernas e mantenha o tronco esticado. Fique assim por dez respirações longas e profundas, favorecendo as expirações um pouco mais do que as inspirações, para incentivar a liberação da tensão.

Transtorno da compulsão alimentar periódica

Num estudo publicado em 2009 por pesquisadores da Austrália, um grupo de mulheres com idade entre 35 e 63 anos, que foram diagnosticadas com transtorno da compulsão alimentar periódica, participou de um programa de yoga de doze semanas que visava reduzir a gravidade de seus padrões alimentares desordenados. O grupo que praticou yoga relatou reduções significativas em seus comportamentos alimentares compulsivos. O grupo de controle não relatou nenhuma mudança significativa.

A Cura do Transtorno da Compulsão Alimentar Periódica pelo Yoga

A cura pelo yoga, quando se trata de compulsão alimentar e outros transtornos alimentares, fundamenta-se basicamente em tranquilizar a mente e curá-la da ansiedade, preocupações, medos e da necessidade de controle. O yoga tem a capacidade de nos harmonizar, trazendo-nos de volta ao equilíbrio. Quando encontramos dificuldade para fazer isso por nós mesmos, o yoga está aí para nos ajudar.

Esta rotina foi elaborada para aliviar a mente e engajar o corpo de uma maneira descontraída. Faça esta rotina diariamente.

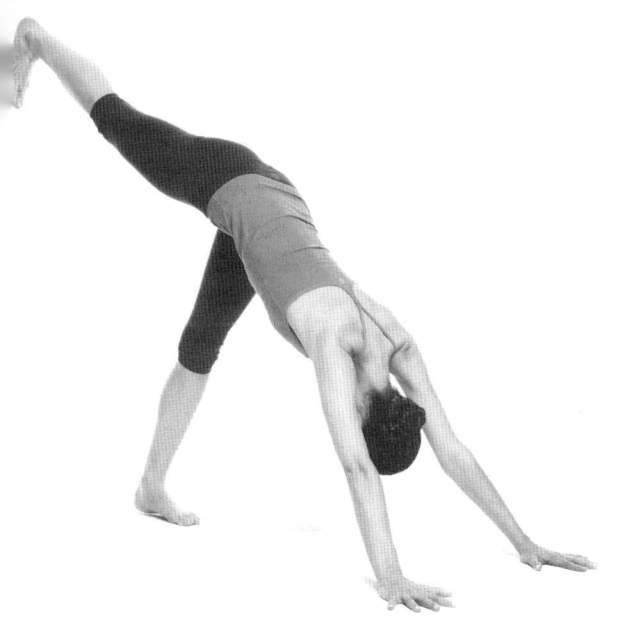

Cachorro olhando para baixo com a perna esticada

Depois da meditação, fique de quatro. Dobre os dedos dos pés, erga os quadris, e posicione as pernas de acordo com a postura do cachorro olhando para baixo. Inspire e levante a perna direita esticada. Mantenha os quadris encaixados, de modo que os dedos do pé direito estejam apontando para baixo, em direção ao chão. Sinta a parte posterior da coxa enquanto eleva a perna esticada. Pressione o chão com as mãos com firmeza, de modo uniforme. Volte a apoiar os dois calcanhares no chão com o peso distribuído por eles uniformemente.

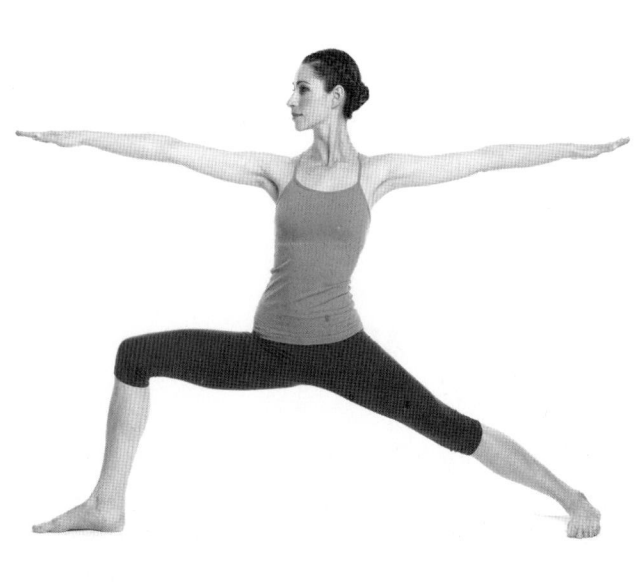

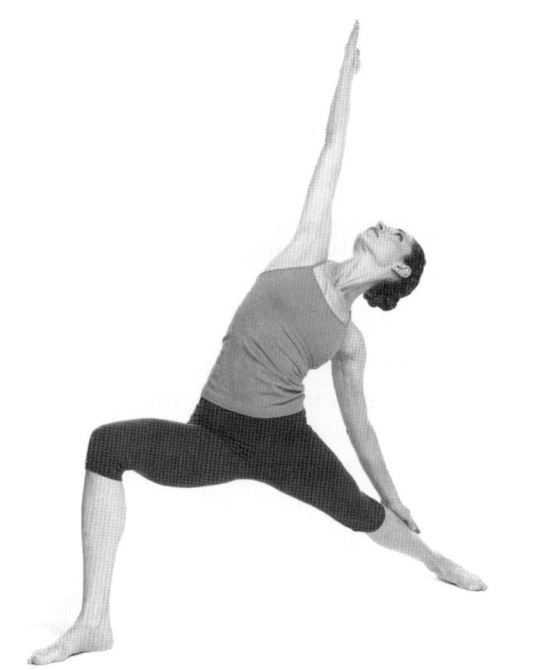

Guerreiro 2

Erga o joelho direito em direção à testa e coloque delicadamente o pé entre as mãos. Verifique se o calcanhar esquerdo está bem apoiado, de modo que os pés estejam firmemente plantados no chão. Erga-se apoiado nos pés e posicione o tronco de forma a alinhá-lo com os quadris. Deixe o pé de trás em ângulo, com os dedos apontando ligeiramente para a frente e o calcanhar estendido ao máximo para trás. Abra os braços esticados e afaste-os do tronco, com o braço direito na sua frente e o braço esquerdo atrás de você, com as palmas para baixo. Olhe por cima da mão da frente. Flexione o joelho direito para que sua coxa fique paralela ao chão. Fique assim por dez respirações longas e profundas.

Guerreiro invertido

Mantenha as pernas onde estão, incline-se para trás, em direção à perna esquerda, deixando a mão esquerda abaixar e apoiar-se na panturrilha. Estenda o braço direito para cima. Fique assim por duas respirações longas e profundas.

Ângulo estendido

Mantenha as pernas onde estão, leve o tronco para a frente, sobre a coxa da frente. Apoie o antebraço direito sobre a coxa direita e estufe o peito para fora e para cima. Estenda o braço esquerdo para cima, sobre a orelha esquerda. Olhe em direção à sua palma esquerda. Fique assim por cinco respirações longas e profundas.

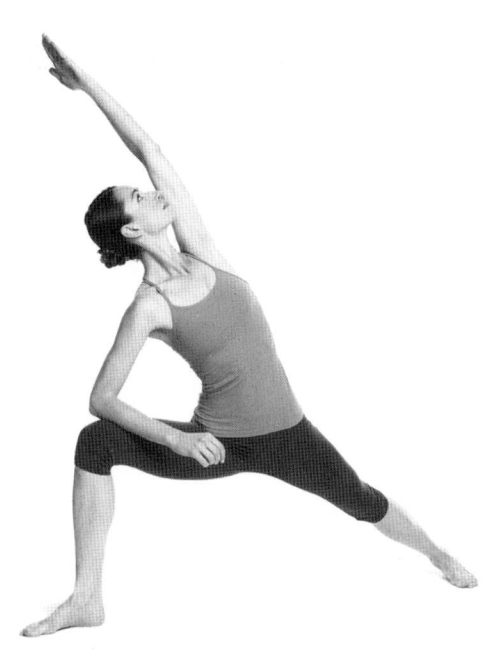

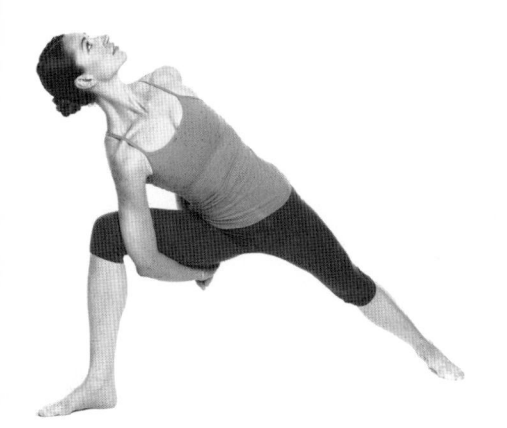

Ângulo estendido amarrado

Partindo da postura do ângulo estendido, se conseguir, envolva a coxa direita com o braço direito. Passe o braço esquerdo por trás das costas e prenda as mãos juntas. Alongue o tronco para cima, procurando formar uma linha reta do topo de sua cabeça e costas até a borda externa do pé de trás.

Volte para a postura do cachorro olhando para baixo e repita a rotina com o outro lado.

Vertigem

A sensação de que tudo está girando e a tontura que acompanham a vertigem não são nem um pouco divertidas. A perda de equilíbrio que acontece quando a vertigem ataca pode ser tão assustadora quanto perigosa. Ela pode ser causada por um desequilíbrio do ouvido interno, ansiedade e até mesmo problemas no cérebro, por isso é importante consultar seu médico se você está tendo vertigem. Em muitos casos, o yoga pode ajudar a aliviar a ansiedade ocasionada por essa condição, mas também tem se mostrado eficaz para equilibrar os sistemas do corpo a fim de reduzir e até mesmo curar a vertigem.

A Cura da Vertigem pelo Yoga

A cura da vertigem pelo yoga consiste em respirar realmente fundo e movimentar-se superlentamente, sabendo que você sempre tem a opção de parar e sair da postura. Sentar-se sobre os calcanhares ou descansar na postura da criança são ótimas posições no caso de sentir tontura. Se achar que está prestes a desmaiar ou a sala começar a girar, sempre deixe a postura.

Arado

Deite-se de costas com os braços no chão ao lado do corpo. Pressione os braços no chão, curve as costas e, lentamente, passe os pés por cima da cabeça. Se isso colocar muita tensão em suas costas ou pescoço, saia da postura lentamente e relaxe. Não force o pescoço nessa posição. Se suas costas e seu pescoço estiverem bem, fique assim por dez respirações longas e profundas.

Postura da vela

Role de volta lentamente apoiando as costas de novo no chão. Pressione as palmas das mãos em suas costas, com as pontas dos dedos apontando para cima. Aproxime mais os cotovelos um do outro e eleve-se o máximo que puder, sustentando as costas com as mãos. Mantenha as pernas para o alto, esticando-as bem, de modo a formar uma linha reta perpendicular ao chão. Fique assim por vinte respirações longas e profundas. Feche os olhos ou mantenha o olhar direcionado suavemente para o umbigo.

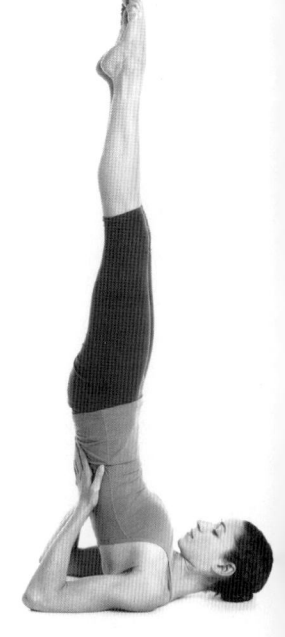

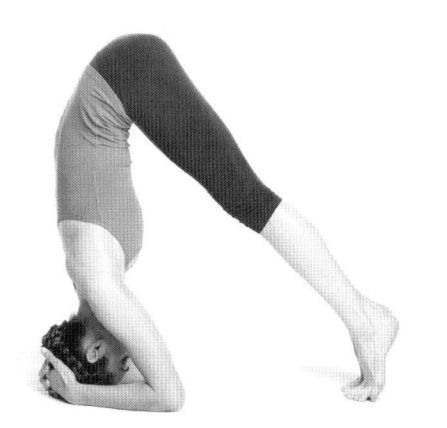

Preparação para a postura da cabeça

Sente-se sobre os calcanhares com os ombros alinhados com os quadris. Entrelace os dedos frouxamente e apoie as laterais das mãos no chão. Coloque a parte superior da cabeça no espaço formado por suas mãos em concha. Fique assim por algumas respirações até sentir-se confortável. Se puder, permaneça assim por algumas respirações antes de deixar a postura. Se você estiver confortável, dobre os dedos dos pés e estique as pernas como faria na postura do cachorro olhando para baixo. Fique assim por dez respirações longas e profundas e, quando estiver pronto, gentilmente abaixe os joelhos até o chão e relaxe na postura da criança.

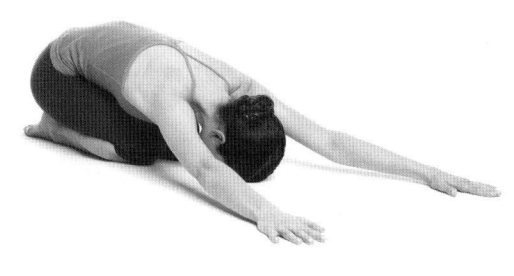

Postura da criança

Suavemente, fique de quatro. Relaxe os quadris e sente-se sobre os calcanhares. Descanse a testa no chão e respire profundamente, expandindo as costas. Fique assim por cinco respirações longas e profundas.

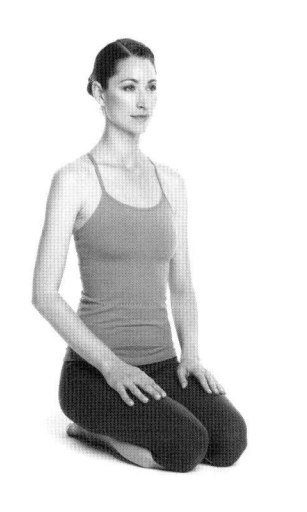

Sentado nos calcanhares

A partir da postura anterior, mantendo os quadris sobre os calcanhares, sente-se ereto, de modo que seus ombros fiquem alinhados com os quadris. Descanse as palmas das mãos sobre as coxas. Fique assim por cinco respirações longas e profundas.

Visão embaçada

Muitos de nós passam longas horas na frente de uma tela de computador, o que pode causar o chamado olho seco, cansaço visual e visão embaçada ou dupla. Um estudo recente, publicado na *Head & Face Medicine*, relatou os efeitos do tratamento dos olhos com yoga em usuários de computador profissionais em Bangalore, na Índia. Funcionários de uma empresa de software foram divididos em dois grupos, sendo que um deles praticou yoga e o outro participou de atividades recreativas, diariamente, por sessenta dias. Os pesquisadores descobriram que o grupo que praticou yoga teve uma diminuição de 30% nos problemas oculares, incluindo olho seco e fadiga ocular. No entanto, o grupo das atividades recreativas teve um aumento no número de queixas oculares.

A Cura da Visão Embaçada pelo Yoga

Se nós gastamos muito de nosso tempo em frente ao computador, é importante combater a fadiga ocular com o yoga. Existem várias técnicas que podem aliviar e reparar a visão. Também é uma boa ideia reduzir o tempo de lazer no computador a um mínimo, para evitar mais danos aos olhos.

Esta rotina foi elaborada para aliviar o estresse sobre os olhos, melhorar o relaxamento dos músculos ao redor dos olhos e melhorar a visão. Faça-a diariamente para melhorar a visão.

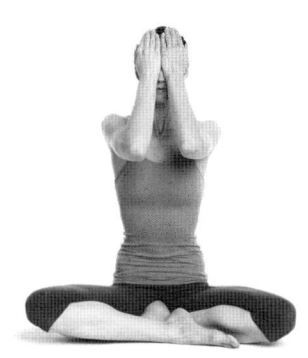

Olhos calmos

Sente-se confortavelmente. Relaxe os ombros e sente-se ereto. Esfregue as palmas das mãos para obter um pouco de calor. Feche os olhos, pressione a base das mãos suavemente sobre as pálpebras e descanse os dedos contra a testa. Respire naturalmente. Solte as mãos e deixe-as pender para os lados.

Águia

Levante-se e posicione os pés paralelos um ao outro, alinhados com os quadris. Inspire e flexione os joelhos, abaixando-se como na postura da cadeira. Apoie seu peso sobre a perna esquerda e cruze a perna direita por cima da perna esquerda, enganche o pé direito em torno do tornozelo esquerdo. Passe o braço direito por baixo do braço esquerdo, enroscando-os, e traga os braços para a frente do seu rosto. Para se equilibrar, abaixe os quadris tanto quanto elevar os braços. Olhe para a frente, para além de seus braços. Essa postura fortalece sua visão periférica. Fique assim por três respirações longas e profundas e, em seguida, tente com o outro lado.

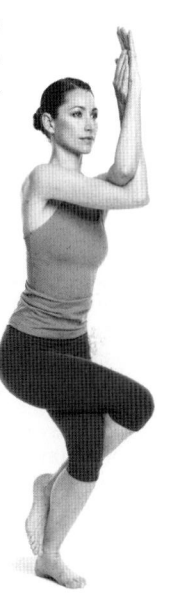

Vontade de comer doces

A vontade de comer doces é outra manifestação da tensão e do estresse. Uma mente errante e agitada é suscetível a todos os tipos de pensamento desalinhado. A vontade de comer doces pode resultar de seu corpo e mente se sentindo lentos e desejando um impulso de energia. Se você comer uma grande quantidade de açúcar regularmente, a vontade de comer doces só se intensificará. Não há nada de terrível em comer um doce de vez em quando. Privar-nos de alimentos e lutar para reprimir desejos pode levar a uma série de outros problemas, até mesmo distúrbios. Tente fazer uma escolha saudável da próxima vez que a vontade de comer algo doce atingi-lo, como um pouco de chá quente com mel não processado, ou um pedaço de chocolate amargo, que pode ajudar a baixar a pressão arterial e manter o coração saudável.

Quando essa vontade de comer doces estiver fora de controle, e tornando-se uma ocorrência constante e nada saudável, tente esta rotina. Como tudo no yoga, ela é elaborada para sintonizá-lo com o que está acontecendo dentro de você.

A Cura da Vontade de Comer Doces pelo Yoga

Desejos e vícios têm a ver com não estar no momento presente, e, muitas vezes, não querer estar. É por essa brecha que o vício se instala, seja ele açúcar, outros alimentos, drogas ou álcool. O yoga diz respeito a estar no momento presente e prestar atenção ao que está acontecendo com você, agora. Lidar com isso é mais útil na cura dos vícios e para encarar os desejos do que mascarar negligentemente nosso sentimento em relação à comida, às drogas ou ao álcool.

Esta rotina é elaborada para desviar sua atenção para longe dos desejos e colocá-la novamente em contato com a respiração, e em sintonia com seu corpo. Faça esta rotina três vezes por semana para curar os desejos.

Meditação sentada com braços em "V"

A partir de uma posição sentada confortável, levante os braços acima da cabeça, formando um "V". Relaxe os ombros para baixo, em direção às costas, e estique os braços até as pontas dos dedos das mãos. Fique assim e respire por três minutos. Encontrar a tranquilidade para ficar assim por alguns minutos irá limpar sua mente e liberar um monte de tensão do seu corpo.

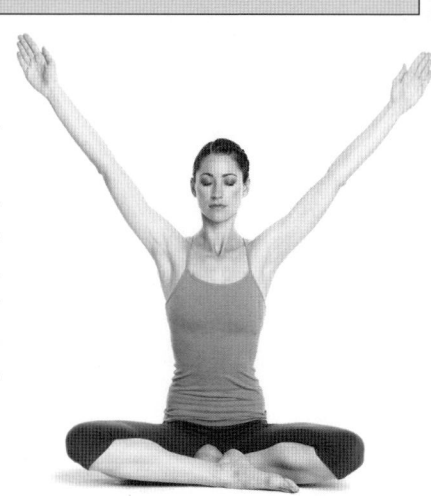

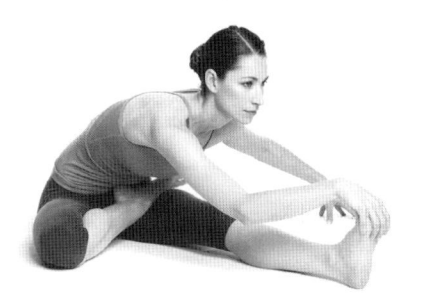

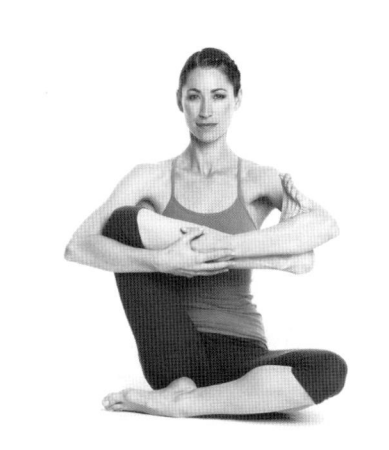

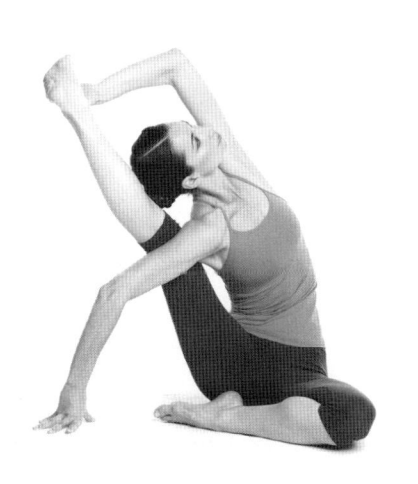

Sentado, corpo flexionado, uma perna estendida para a frente (pé sobre a virilha)

Sente-se ereto, com os ombros alinhados com os quadris. Estenda a perna esquerda para a frente, diante de você. Dobre o joelho direito e apoie o peito do pé direito sobre a virilha. Se isso machucar seu joelho ou quadril, em vez disso, coloque o pé no chão, ao lado da parte interna da coxa esquerda. Se o seu pé estiver sobre a virilha, você deve sentir o calcanhar pressionando seu baixo-ventre. Inspire e erga os braços. Ao expirar, incline o tronco para a frente sobre as pernas, mantendo a coluna alongada. Fique assim por dez respirações longas e profundas.

Abraço a canela, sentado

Envolva o joelho direito com os braços. Se houver espaço, pressione a planta do pé direito na dobra interna do cotovelo esquerdo, passe o braço direito em torno da coxa direita, e junte as mãos para embalar a perna. Se isso machucar o joelho, segure o pé direito com a mão esquerda e o joelho direito com a mão direita. Alongue o tronco e sente-se ereto. Relaxe os ombros para baixo. Balance a perna esquerda de um lado para o outro para abrir o quadril.

Compasso

Se sentir os quadris abertos, pressione a mão direita sob a panturrilha direita e leve a perna direita para descansar em cima do ombro direito. Segure a parte externa do pé direito com a mão esquerda. Pressione as pontas dos dedos da mão direita no chão, do lado direito do quadril. Incline-se para a direita, olhe para cima por baixo do braço esquerdo. Se seus tendões não estiverem muito tensos, comece a esticar a perna direita e continue a abrir o tronco para cima e para a esquerda. Se ele parar alinhado ao braço direito, está ótimo. Fique assim por cinco respirações longas e profundas. Saia da postura e faça a rotina com o outro lado, a partir da postura inicial, "Sentado, corpo flexionado, uma perna estendida para a frente (pé sobre a virilha)".

Material extra:

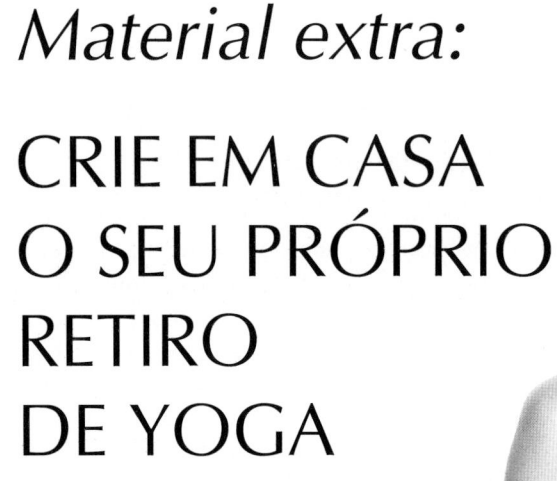

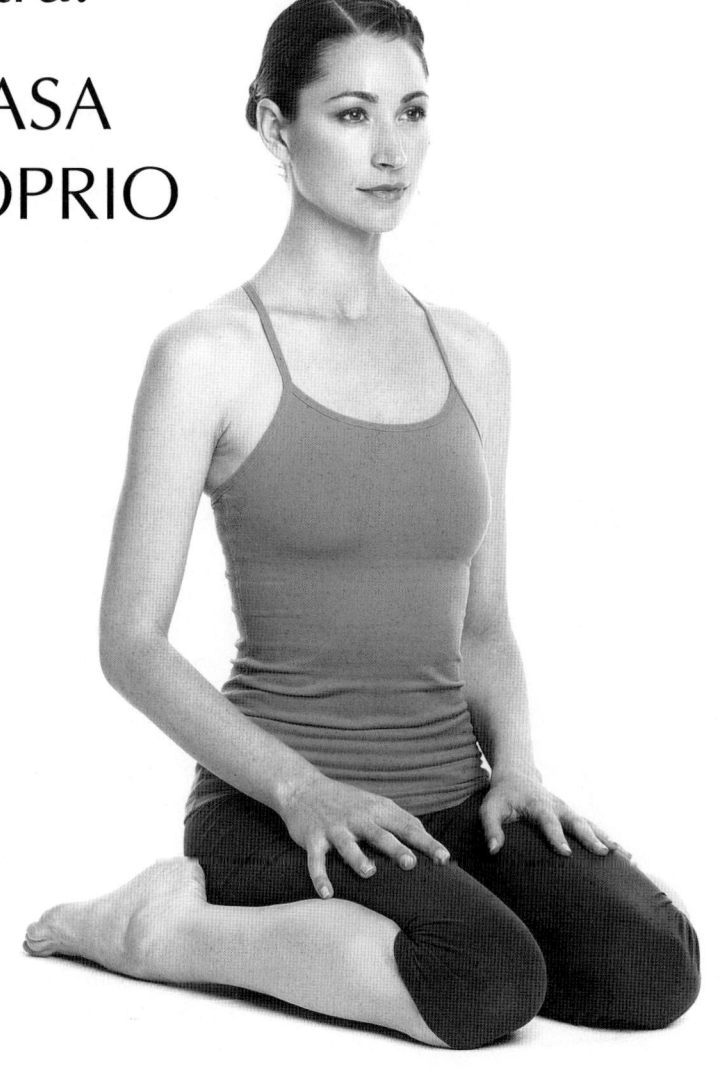

CRIE EM CASA O SEU PRÓPRIO RETIRO DE YOGA

A essa altura você já sabe que quanto mais puder integrar o yoga a sua vida diária, mais feliz e saudável você será. Uma coisa que pode ajudá-lo a fazer isso de uma maneira significativa e duradoura é criar um ambiente inspirador em sua casa, que o lembre de respirar fundo e conectar-se consigo mesmo. O yoga pode ser levado com você durante todo o dia — quer você esteja descansando, relaxando, trabalhando, ou fazendo qualquer outra coisa.

Eu gosto de comentar brincando no Strala que praticar yoga é como mudar para uma casa ou apartamento maior dentro de si mesmo, sem o aumento do aluguel ou hipoteca. Você se sente melhor após a prática de yoga, porque seu corpo tem mais espaço e sua mente está um pouco mais clara.

Seu lar é um ótimo lugar para a prática de yoga. Com algumas ideias e rotinas simples de yoga, você pode transformar sua casa num retiro de yoga durante todo o ano, o que lhe permite renovar e inspirar a si mesmo e a sua criatividade todos os dias.

Quer limpar todo o seu organismo e desentulhar sua casa enquanto faz isso, dando a si um novo começo de dentro para fora? Então, o retiro de limpeza e desintoxicação de dois dias está no cardápio. Está procurando um pouco de inspiração para fazer uma mudança criativa em sua vida? Tenho o retiro sob medida para você. Ou prefere relaxar, renovar-se e revitalizar-se? Se assim for, o retiro de relaxamento, restauração e revitalização é a pedida para você. Escolha o seu retiro ou faça todos os três. Tudo o que você precisa é de um fim de semana e você estará no caminho para a mais completa felicidade. Marque no calendário! Feliz retiro!

Retiro de limpeza e desintoxicação

Sua casa é o seu lugar de energia sólida, calma e pacífica, em que você deve se sentir seguro e relaxado. Se sua casa é entulhada e bagunçada, é quase impossível você se sentir em paz nela. Existem alguns ajustes simples que você pode fazer para criar calma em sua casa, que não necessitam de reformas caras, nem a instalação de estátuas de Buda em tamanho natural, ou escavar um lago de carpas equipado com uma relaxante cachoeira.

LIMPEZA E DESINTOXICAÇÃO

A maioria de nós, num grau maior ou menor, acumula coisas desnecessárias em casa. Confesso que sou conhecida por deixar papéis e livros se amontoarem com a desculpa de que preciso deles esparramados para que eu possa usá-los como referência e inspiração. A verdade é que eles acabam formando uma pilha tão alta e frequentemente ficam tão espalhados que às vezes eu não consigo encontrar uma carta importante, um livro ou fatura se não fizer uma faxina de emergência. Então, vamos combinar que eu pessoalmente compreendo os benefícios da limpeza dos entulhos de dentro para fora e de fora para dentro do corpo/mente/casa: existem mais conexões do que gostaríamos de admitir!

Enfrentar a desordem pode ser assustador. Por onde começar? Quando abrimos os olhos e realmente prestamos atenção ao que está ao nosso redor, em nossa casa, podemos começar a perceber do que precisamos, do que não precisamos, e o que nós precisamos organizar. Todos nós temos a capacidade de criar calma em nossa casa e em nossa vida. Podemos tratar a limpeza e arrumação da casa da mesma forma que uma prática de yoga que limpa e desentulha a mente. Ambas as práticas necessitam de atenção diária e repetição.

Quando você pratica a limpeza da bagunça, você está abrindo espaço para que a inspiração e a criatividade acorram para preencher o espaço (sem ocupar mais espaço). Precisamos criar espaço dentro e fora. Então, vamos começar a fazê-lo.

DIA 1: COLOQUE POR ESCRITO

Comece o seu retiro no período da manhã. Você vai precisar de um caderno e de uma caneta. Sente-se ereto e de maneira confortável, no seu local preferido da casa. Inspire longa e profundamente e expire. Olhe ao redor de sua casa. Existe um monte de tralha que você pode facilmente arrumar? Há pilhas de cartas, roupas para lavar, e coisas assim? Anote onde você vê a bagunça e trace um plano para o que você vai fazer com ela. Você precisa acabar com as pilhas de coisas, lavar a roupa suja ou separar roupas velhas para doação? Faça uma lista e trace um plano.

Agora, feche os olhos e comece a descansar a atenção em sua respiração. Se sua mente começar a vagar em direção a pensamentos, conduza-a suavemente de volta. Proponha a si mesmo as seguintes perguntas:

- Como está minha saúde?
- O que posso fazer para melhorar minha saúde?
- Eu como coisas que não são saudáveis?
- Eu poderia comer de forma mais saudável?
- Como está meu nível de ansiedade?
- Posso ser menos estressado?
- O que eu poderia fazer diariamente para reduzir meus níveis de estresse?

Abra os olhos e anote em seu caderno tudo o que vier à mente. Descobrir o que pode estar atravancando sua saúde é importante, então anote simplesmente tudo que lhe ocorrer. Dê uma olhada no que você escreveu. Elabore um plano para acabar com a desordem em sua casa, que está entre você e um modo de vida mais saudável. Se tiver tempo, comece a limpeza imediatamente. Mesmo que por ora você só tenha condições de se livrar de uma pilha de papéis, trate de fazer isso.

Yoga da limpeza: Rotina da manhã

Realize esta rotina depois de ter feito sua lista e a limpeza.

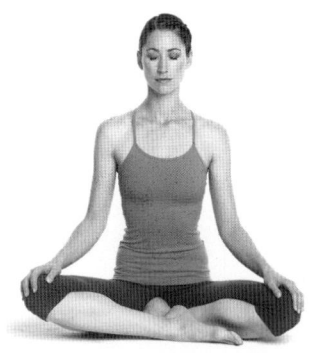

Meditação sentada

Sente-se bem ereto, no entanto, o mais confortavelmente possível. Relaxe os ombros, de modo que eles fiquem longe de suas orelhas. Descanse as mãos sobre as coxas e feche os olhos. Comece a concentrar a atenção em sua respiração. Observe o ar entrar na inspiração e sair na expiração. Acalme sua mente no espaço entre elas. Comece a prolongar e aprofundar suas inspirações e expirações, estabelecendo um ritmo lento e fácil de respirar. Se um pensamento começar a entrar na sua mente, simplesmente observe-o como uma nuvem passando. Deixe o pensamento passar e volte para a sua respiração. Continue observando a respiração por três a cinco minutos.

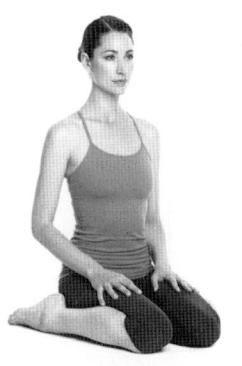

Respiração do fogo

Permaneça sentado, inspire lenta e profundamente. Expire o ar por completo. Comece a inspirar e expirar rapidamente pelo nariz. Se puder, acelere o ritmo, mantendo equilíbrio entre as inspirações e expirações. Continue por um minuto. Depois disso, desacelere gradualmente suas inspirações e expirações até que você volte para a respiração longa e profunda. Delicadamente, abra os olhos.

Herói

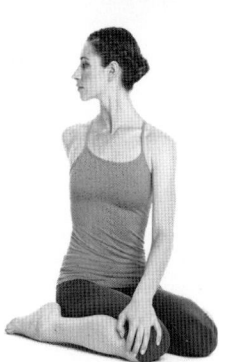

Fique de joelhos e posicione os quadris sobre eles. Leve os polegares até a parte de trás dos joelhos e afaste as panturrilhas para os lados. Pressione firmemente o peito dos pés contra o chão. Sente os quadris no chão entre as pernas. Se os quadris não alcançarem o chão com facilidade ou a postura provocar qualquer desconforto nos joelhos, sente-se numa almofada ou bloco de yoga. Continue pressionando o peito dos pés contra o chão para proteger os joelhos. Fique assim por dez respirações longas e profundas.

Herói com torção

Partindo da postura do herói, segure o joelho direito com a mão esquerda. Pressione as pontas dos dedos da mão direita no chão, atrás dos quadris. Inspire e endireite o tronco. Expire e torça o tronco ainda mais para a direita.

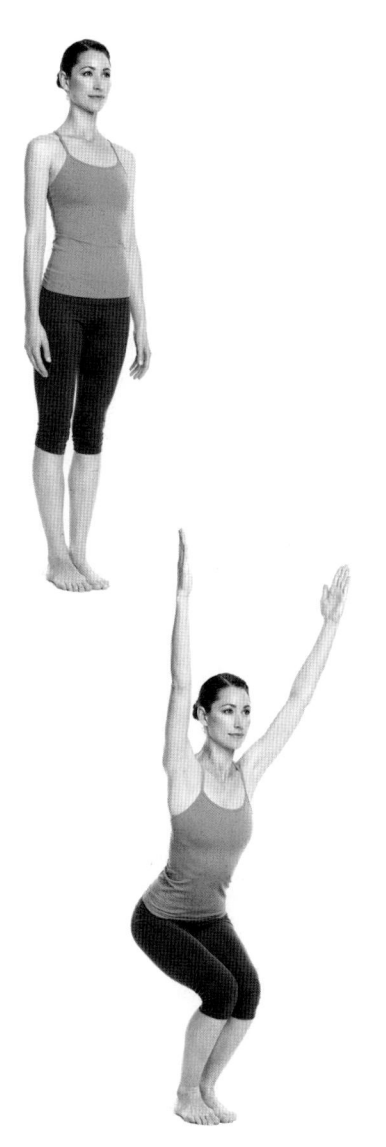

Postura da montanha

Posicione-se sobre a ponta do tapete de yoga. Pés paralelos e ligeiramente afastados, na largura dos ossos do quadril. Certifique-se de que seus pés não estejam muito separados. Você pode verificar colocando dois punhos entre os pés. Feche os olhos e concentre a atenção em sua respiração. Prolongue e aprofunde suas inspirações e expirações, e continue a respirar nesse ritmo lento e agradável por cinco respirações completas. Delicadamente, abra os olhos.

Postura da cadeira com respiração do fogo

Inspire e abaixe os quadris enquanto levanta os braços acima dos ombros. Relaxe os ombros em direção às costas e alongue os flancos. Fique assim por dez respirações longas e profundas. Acrescente a respiração do fogo por trinta segundos.

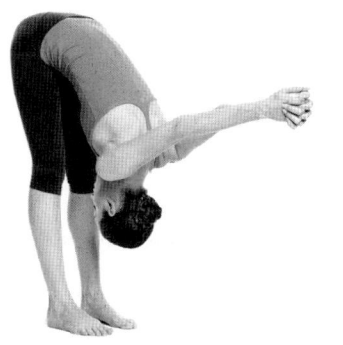

Flexionado para a frente com alongamento de ombros

A partir da postura da cadeira, flexione o tronco sobre as pernas, entrelace as mãos atrás das costas e relaxe os ombros. Deixe os braços caírem no chão com cada expiração. Se sentir os tendões tensos, flexione os joelhos e descanse a barriga nas coxas. Fique assim por cinco respirações longas e profundas.

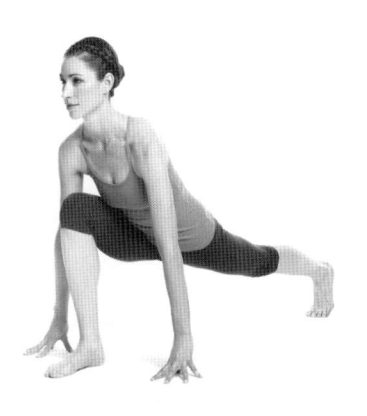

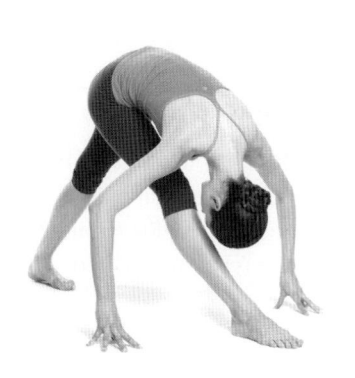

Afundo baixo

Pressione as pontas dos dedos das mãos no chão, flexione os joelhos e posicione a perna esquerda num afundo baixo. Abaixe bem os quadris. Alongue em direção ao topo da cabeça e para trás em direção ao calcanhar esquerdo. Se estiver confortável para você, mova um pouco o corpo de um lado para o outro, e para a frente e para trás, permitindo que os quadris se abram e se suavizem. Fique assim por cinco respirações longas e profundas.

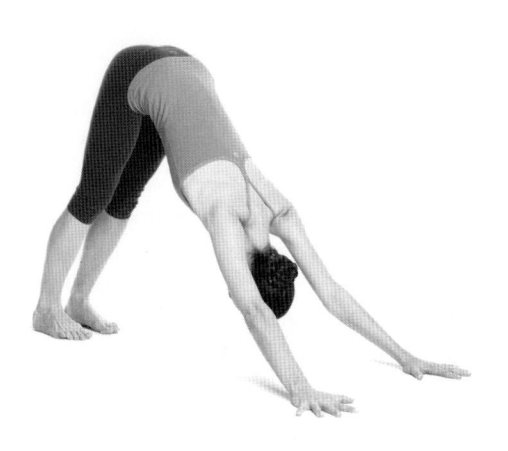

De pé, corpo flexionado, uma perna estendida para a frente

Partindo da postura anterior, pressione as pontas dos dedos das mãos no chão de cada lado das pernas. Afaste a perna esquerda para trás cerca de meio metro atrás da perna direita. Estique as pernas e incline o tronco sobre a perna da frente. Se a perna da frente não esticar com facilidade, flexione-a o suficiente de modo que os dedos possam pressionar o chão. Fique assim por dez respirações longas e profundas e, então, repita do outro lado.

Cachorro olhando para baixo

Dobre ligeiramente a perna da frente, pressione as palmas firmemente contra o chão em cada um dos lados do pé da frente e assuma a postura do cachorro olhando para baixo. Relaxe os calcanhares no chão. Relaxe os ombros e a cabeça.

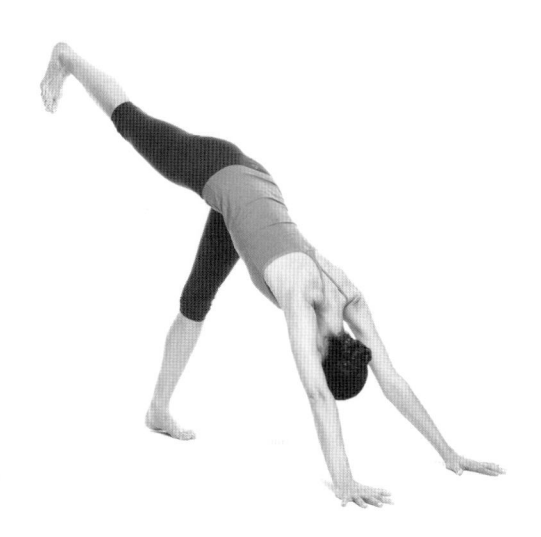

Cachorro olhando para baixo com a perna esticada

Partindo do cachorro olhando para baixo, inspire e levante a perna direita bem alto. Mantenha os quadris encaixados, de modo que os dedos do seu pé direito apontem para o chão. Sinta a parte posterior da coxa enquanto eleva a perna esticada. Pressione de modo uniforme tanto as mãos quanto os calcanhares. Mantenha os braços e as pernas retos.

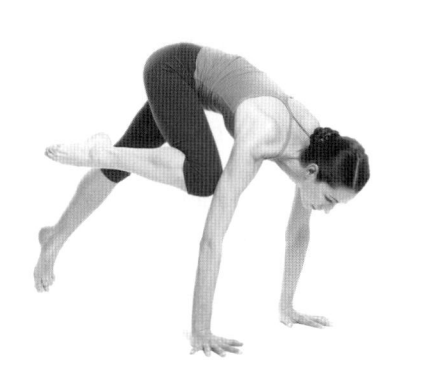

Cachorro olhando para baixo com o joelho tocando o braço

A partir do cachorro olhando para baixo com a perna esticada, mantenha os quadris e a barriga elevados enquanto inspira e toque o braço direito com o joelho direito. Ao expirar, volte a esticar a perna para o alto.

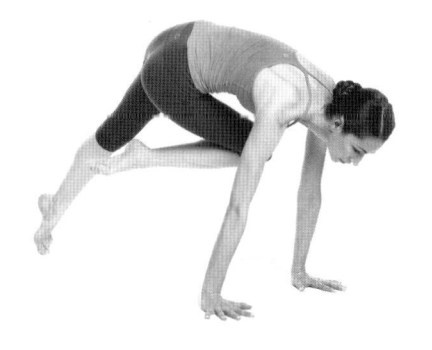

Cachorro olhando para baixo com o joelho apontando para o braço oposto

Partindo da postura do cachorro olhando para baixo com a perna esticada, mantenha o quadril e a barriga elevados enquanto inspira e faça o joelho direito apontar para a parte superior do braço esquerdo. Ao expirar, eleve a perna de volta à postura do cachorro olhando para baixo com a perna esticada.

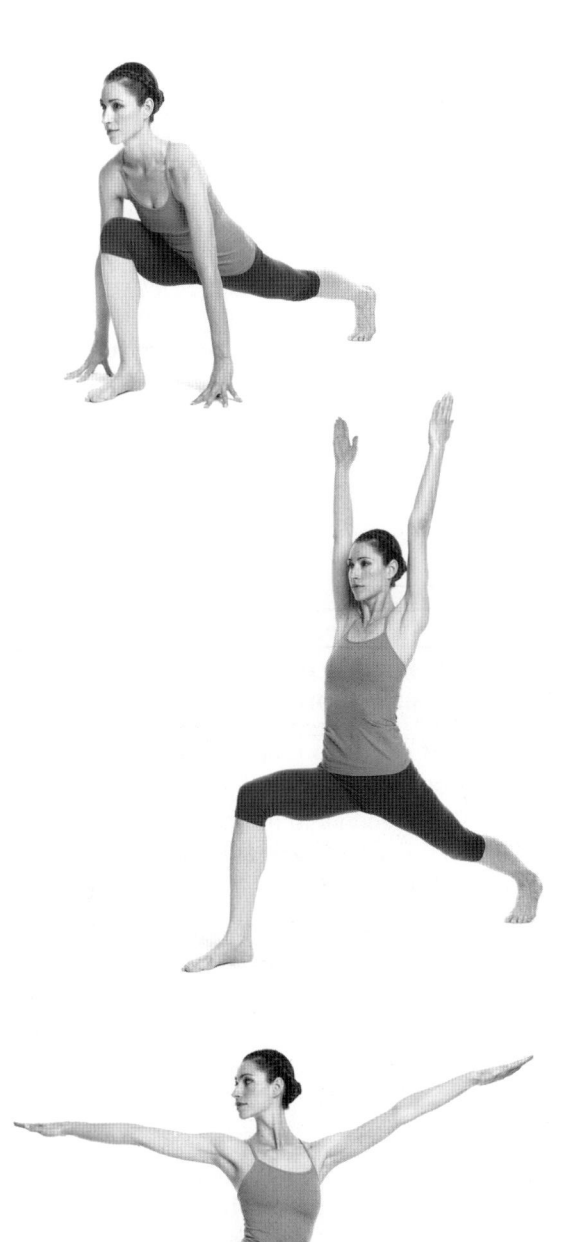

Afundo baixo

A partir da postura do cachorro olhando para baixo com a perna esticada, inspire e levante o joelho direito em direção à testa e posicione o pé entre as mãos. Abaixe os quadris. Alongue o corpo em direção ao topo da cabeça e para trás, em direção ao calcanhar esquerdo. Se estiver confortável para você, mova um pouco o corpo de um lado para o outro, e para a frente e para trás, permitindo que os quadris se abram e se suavizem. Fique assim por cinco respirações longas e profundas.

Afundo alto com braços levantados

Assuma a postura de afundo baixo. Pressione os pés contra o chão e posicione o tronco de forma a alinhar os ombros sobre os quadris. Inspire e levante os braços. Relaxe os ombros em direção às costas. Fique assim por cinco respirações longas e profundas.

Afundo alto com torção

A partir de seu afundo alto, ao expirar, gire o corpo para a direita e abra os braços para os lados. Abaixe os quadris, de modo que a coxa da frente fique paralela ao chão.

Afundo alto com torção invertido

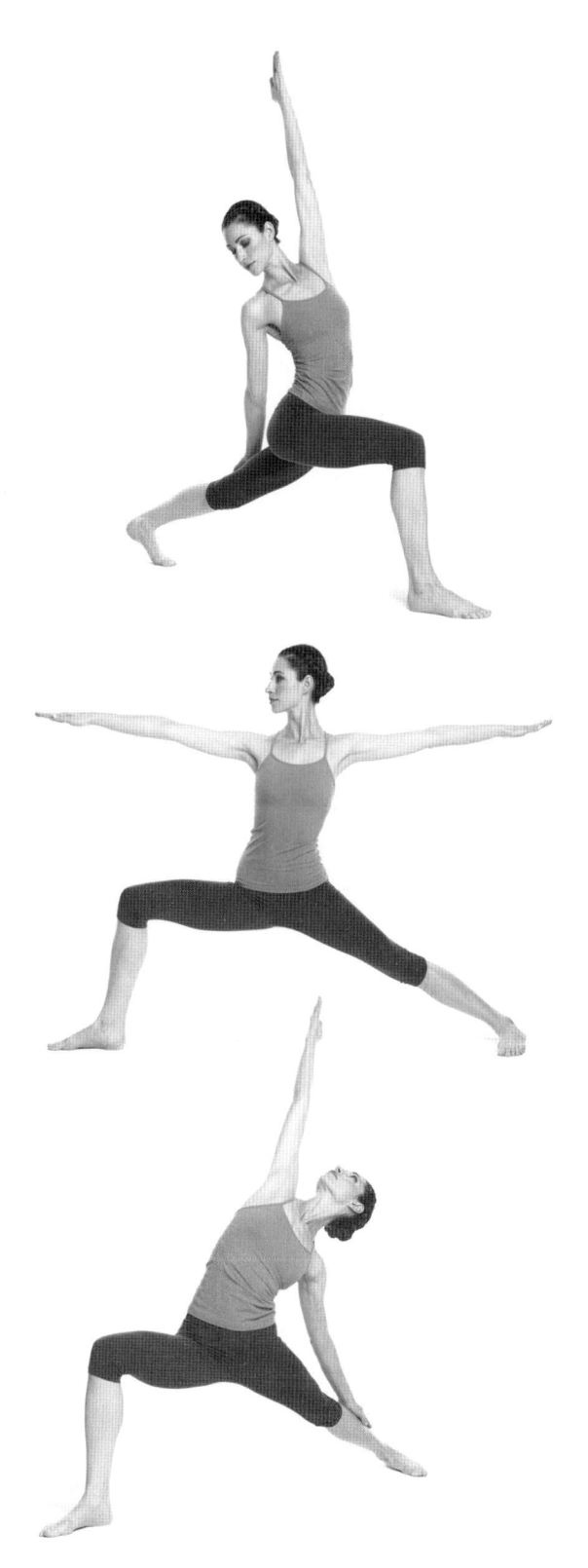

A partir de seu afundo alto com torção, incline o tronco para trás em direção à perna traseira enquanto inspira. Deixe a mão direita repousar levemente na perna de trás.

Guerreiro 2

A partir de seu afundo alto com torção invertido, gire o calcanhar de trás de modo que a sola do pé fique firmemente plantada no chão. Estenda os braços para os lados, afastando-os do tronco, e gire-o para a direita. O braço direito deve estar à sua frente e o braço esquerdo atrás de você, com ambas as palmas das mãos voltadas para baixo. Olhe por cima da mão da frente. Flexione o joelho da frente sobre o pé direito e abaixe os quadris, de modo que a coxa fique paralela ao chão. Permaneça assim por dez respirações longas e profundas.

Guerreiro invertido

Partindo do guerreiro 2, inspire e incline o tronco para trás, alongando os flancos. Deixe a mão esquerda deslizar sobre a perna e gentilmente repousar sobre a panturrilha. Estique o braço direito para o alto. Fique assim por duas respirações longas e profundas.

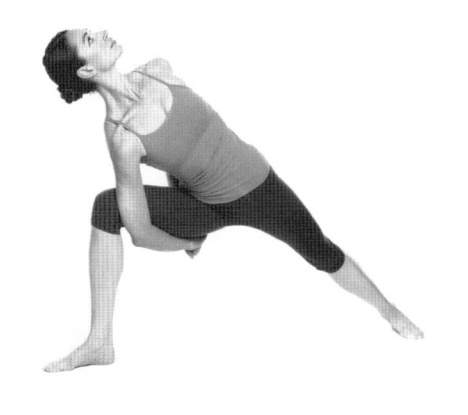

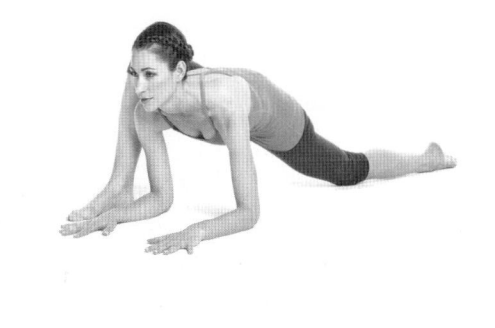

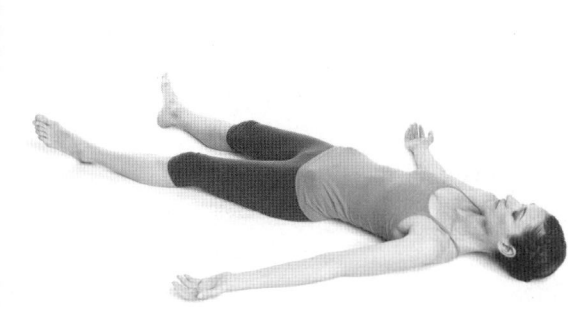

Ângulo estendido amarrado

Partindo da postura do guerreiro invertido, gire o tronco para cima, sobre a perna da frente. Pressione o antebraço direito sobre a coxa direita e estique o braço esquerdo por cima da cabeça ou, se conseguir alongar o tronco o suficiente para cruzar os braços por baixo da perna da frente (sem afetar suas respirações longas e profundas ao fazer isso), envolva os braços em torno da perna direita e abra o tronco de modo que o peito aponte para o teto. Fique assim por cinco respirações longas e profundas.

Lagarto

A partir da postura anterior, assuma a postura de um afundo baixo, com a perna direita para a frente. Mova o pé direito em direção à mão direita, mantendo os dedos dos pés apontando para a frente. Abaixe o joelho de trás até o chão. Abaixe delicadamente os antebraços até o chão. Fique assim por dez respirações longas e profundas.

Partindo do lagarto, assuma a postura do cachorro olhando para baixo, deslize gentilmente o pé em direção às mãos e erga-se vagarosamente. A partir daqui, repita a rotina do outro lado, começando com a postura da montanha. Quando chegar ao lagarto, assuma a postura do cachorro olhando para baixo, deslize suavemente os pés em direção às mãos, flexione os joelhos e deite-se de costas.

Postura do cadáver

Deite-se de costas. Afaste as pernas na largura dos quadris, ou um pouco mais, dependendo do que for mais confortável para você. Relaxe os braços ligeiramente afastados para os lados, com as palmas voltadas para cima. Inspire profundamente pelo nariz, e expire todo o ar pela boca. Repita esse padrão de respiração mais duas vezes. Então, simplesmente permaneça assim e relaxe por três a cinco minutos.

Quando estiver pronto para sair da postura, lentamente comece a aprofundar sua respiração. Role seus pulsos e tornozelos. Delicadamente, abrace os joelhos em seu peito e balance o corpo para se sentar.

PEDACINHOS DE PURA FELICIDADE

Por favor, tente comer de maneira muito saudável durante o seu retiro [...] queremos remover a desordem interior, também. Algumas sugestões:

- **Água:** Beba "milhares" de litros de água ao longo dos próximos dois dias. A água é o melhor produto de limpeza da natureza, tanto para o lado de dentro como para o de fora. Muitas vezes, não tomamos o suficiente desse precioso líquido. Mantenha um copo grande sempre cheio durante todo o dia pelos próximos dois dias. Mantenha um copo ao lado de sua cama durante a noite, também.
- **Chá de dente-de-leão:** Você pode encontrar esse chá na maioria das lojas de alimentos naturais e em muitos supermercados grandes. Tome o chá duas vezes por dia para ajudar a promover a desintoxicação e limpar o organismo.
- **Quinoa e couve:** Uma refeição muito saborosa para o almoço ou jantar, ou ambos! A couve é um superalimento, muito rico em betacaroteno, vitaminas K e C, luteína e também rico em cálcio. Os antioxidantes encontrados na couve foram ligados à redução do colesterol e do risco de, pelo menos, cinco tipos de câncer, incluindo o da bexiga, mama, cólon, ovário e próstata. Cozinhe a couve no vapor para que não perca a capacidade de baixar o colesterol. A quinoa é tão fácil de cozinhar quanto o arroz e é uma proteína completa, o que significa que inclui todos os nove aminoácidos essenciais. A quinoa é rica em lisina, que é fundamental para o crescimento e reparação dos tecidos. Com altos teores também de magnésio, ferro, cobre e fósforo, a quinoa é útil para combater a dor de cabeça, os sintomas do diabetes e a aterosclerose.

Depois de terminar a rotina, viva o seu dia como faria normalmente, e busque maneiras de limpar a desordem de sua vida, física e emocionalmente. Se você preferir ficar em "modo de retiro", pegue aquele livro inspirador que você vinha pensando em ler, leia-o por um tempo, talvez tire um cochilo, e saia para uma longa caminhada. Desfrute de um agradável dia de lazer sem quaisquer tarefas com que se preocupar.

Yoga da limpeza: Rotina da noite

Faça esta rotina à noite, antes ou depois do jantar. Se for realizá-la após o jantar, espere pelo menos uma hora para fazer a digestão antes de começar.

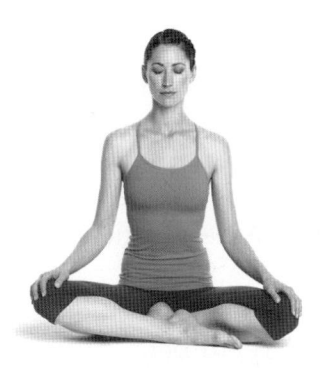

Meditação sentada

Sente-se bem ereto, no entanto, o mais confortavelmente possível. Relaxe os ombros, de modo que eles fiquem longe de suas orelhas. Descanse as mãos sobre as coxas e feche os olhos. Comece a concentrar a atenção em sua respiração. Observe o ar entrar na inspiração e sair na expiração. Acalme sua mente no espaço entre elas. Comece a prolongar e aprofundar suas inspirações e expirações, estabelecendo um ritmo lento e fácil de respirar. Se um pensamento começar a entrar na sua mente, simplesmente observe-o como uma nuvem passando. Deixe o pensamento passar e volte para a sua respiração. Continue observando a respiração por três a cinco minutos.

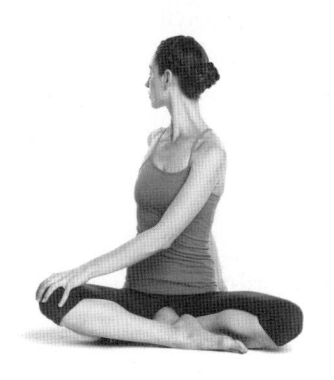

Torção sentada fácil

A partir de sua posição sentada e confortável, inspire e erga o braço esquerdo. Ao expirar, descanse a mão esquerda sobre o joelho direito. Pressione as pontas dos dedos da mão direita no chão, atrás de seus quadris. Inspire e alongue o tronco, deixando-o bem ereto. Expire e torça o tronco para a direita. Ao final da expiração, volte o tronco para o centro e repita o mesmo movimento e padrão de respiração com o outro lado.

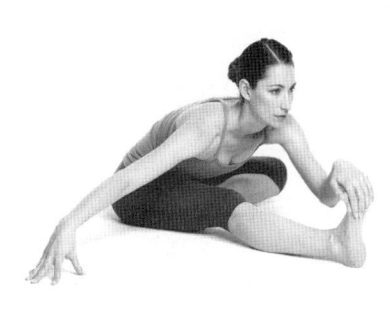

Sentado, corpo flexionado, uma perna estendida para a frente

Sente-se ereto. Estique a perna direita para a frente e flexione o pé direito. Dobre a perna esquerda em direção ao corpo de modo que o joelho relaxe um pouco do lado esquerdo. Inspire e estenda os braços para cima. Expire e incline o tronco sobre a perna direita. Segure os dedos do pé direito com a mão esquerda e pressione as pontas dos dedos da mão direita no chão, ao lado da perna direita. Estique o lado esquerdo das costas de modo que fique alongado. Fique assim por dez respirações longas e profundas.

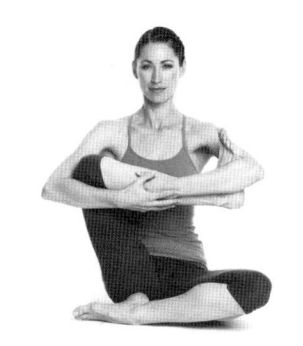

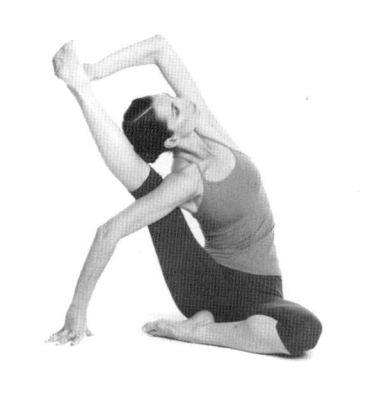

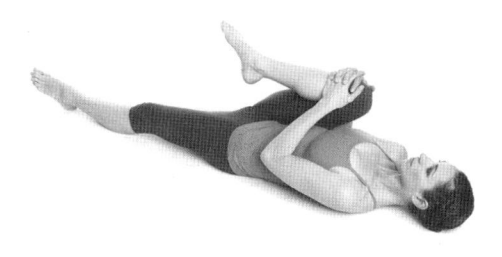

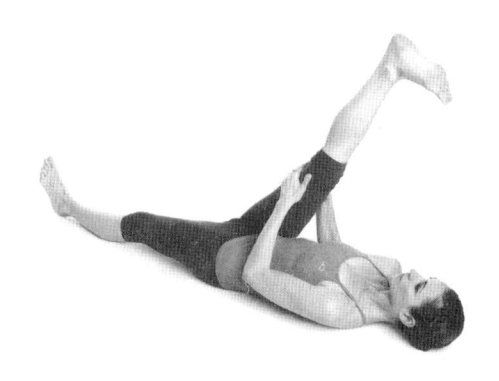

Abraço a canela, sentado

Envolva o joelho direito com os braços, de modo que sua canela fique paralela ao chão. Flexione o joelho esquerdo e deslize a perna de modo a se aproximar do centro de seu corpo. Alongue o tronco e sente-se ereto. Relaxe os ombros para baixo. Balance a canela e a perna de um lado para o outro a fim de abrir os quadris.

Compasso

Pressione a mão direita sob sua panturrilha direita e traga a perna direita para descansar em cima do ombro direito. Segure a parte externa do pé direito com a mão esquerda. Pressione as pontas dos dedos da mão direita no chão, ao lado de seu quadril direito. Incline-se para a direita, olhe para cima por baixo do braço esquerdo. Comece a esticar a perna direita e continue a abrir o tronco para cima e para a esquerda. Permaneça assim por cinco respirações longas e profundas. Saia da postura e faça a rotina com o outro lado.

Abraço a joelho, deitado

Deite-se de costas. Abrace o joelho direito em seu peito. A cada expiração, traga o joelho mais perto de seu ombro direito. Fique assim por cinco respirações longas e profundas.

Alongamento de tendão, deitado

Estenda a perna direita para cima. Segure por trás a panturrilha, o joelho, ou o tendão, qualquer lugar que você possa segurar com facilidade e confortavelmente. Fique assim por dez respirações longas e profundas. Tente não forçar a perna em sua direção; em vez disso, permita que suas expirações liberem a tensão e, naturalmente, mova a perna para mais perto de você à medida que obtiver mais extensão.

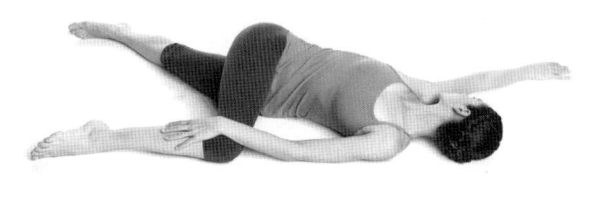

Abraço a joelho, deitado, com torção

A partir de seu abraço a joelho, deitado, cruze o joelho direito sobre o corpo em direção ao quadril esquerdo. Abra os braços para os lados. Olhe para o lado direito. Fique assim por dez respirações longas e profundas. Faça a mesma coisa com o outro lado, começando pela postura anterior.

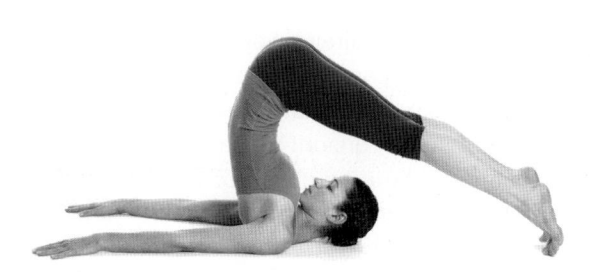

Arado

Deitado de costas, pressione os braços no chão ao lado do corpo, curve as costas e passe os pés por cima da cabeça, assumindo a postura do arado.

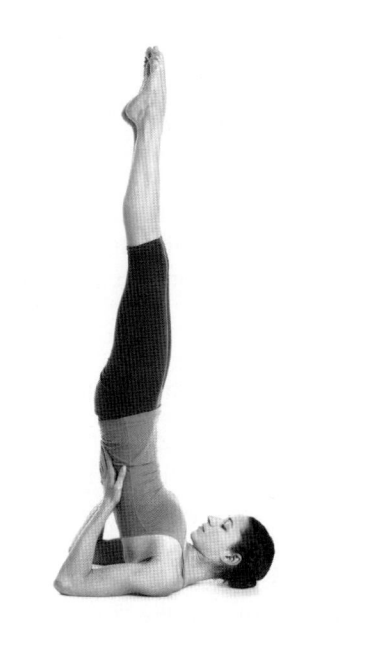

Postura da vela

Role lentamente, voltando a se deitar sobre as costas. Pressione as palmas das mãos em suas costas, com as pontas dos dedos apontando para cima. Aproxime mais os cotovelos um do outro e eleve-se o máximo que puder, sustentando as costas com as mãos. Mantenha as pernas para o alto, esticando-as bem, de modo a formar uma linha reta perpendicular ao chão. Fique assim por vinte respirações longas e profundas. Feche os olhos ou mantenha o olhar direcionado suavemente para o umbigo.

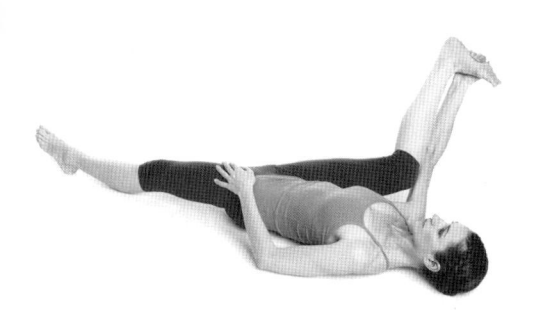

Postura do bebê feliz (metade)

Deite-se de costas. Abrace o joelho direito em seu peito. Aponte a sola do pé direito para cima. Segure a borda externa do pé direito com a mão direita. Pressione o joelho para baixo, contra o chão, com a força de seu braço direito. Fique assim por cinco respirações longas e profundas. Em seguida, faça a mesma coisa do outro lado.

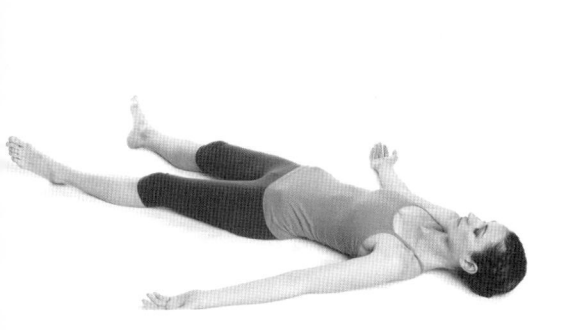

Postura do cadáver

Deite-se de costas. Afaste as pernas na largura dos quadris, ou um pouco mais, dependendo do que for mais confortável para você. Relaxe os braços ligeiramente afastados para os lados, com as palmas voltadas para cima. Inspire profundamente pelo nariz, e expire todo o ar pela boca. Repita esse padrão de respiração mais duas vezes. Relaxe todo o seu ser por três a cinco minutos.

Quando estiver pronto para sair da postura, lentamente comece a aprofundar sua respiração. Role os pulsos e tornozelos. Com delicadeza, abrace os joelhos em seu peito e balance o corpo para se sentar confortavelmente.

Tente diminuir as distrações ao mínimo antes de se deitar. Leia um livro ou revista em vez de assistir TV ou usar o computador. Mantenha seu diário ao lado da cama no caso de você querer anotar qualquer pensamento. Durma bem!

DIA 2: ACORDE E REFLITA

Quando você acordar, sente-se na cama e recoste na parede ou cabeceira, se tiver. Relaxe as mãos sobre as coxas e preste atenção à sua respiração. Fique assim e medite por alguns minutos. Quando terminar, anote no seu diário o que lhe vier à mente, qualquer coisa. Se você tiver alguma opinião sobre o Dia 1 do retiro, anote-a.

Antes do desjejum, faça a rotina da manhã. Viva o seu dia como de costume, fazendo o que precisa ser feito; continue a beber muita água e a fazer escolhas saudáveis. Se tiver tempo, limpe um pouco mais da desordem em sua casa.

À noite, antes do jantar, reserve dez minutos para a meditação. Mantenha seu diário à mão. Registre nele todos os pensamentos ou inspirações que surgiram para você ao longo do dia. Sente-se ereto, confortavelmente, no seu local preferido da casa. Inspire longa e profundamente e expire. Feche os olhos e simplesmente acompanhe a sua respiração por dez minutos. Relaxe completamente e assista o ar entrando na inspiração e saindo na expiração. Se lhe ocorrer pensamentos ou inspirações que você gostaria de lembrar, anote-os, e volte para a sua respiração.

Execute a rotina da noite antes ou depois do jantar. Quando for hora de dormir, mais uma vez, tente evitar a superestimulação da TV ou da tela do computador. Leia ou escreva em seu diário antes de dormir. Mantenha seu diário e um grande copo de água ao lado da cama.

Quando acordar no dia seguinte, repita a meditação da manhã e as anotações no diário. Dessa vez, depois de escrever tudo que primeiro lhe vier à mente, escreva sobre sua experiência ao longo dos últimos dois dias. Se houver qualquer parte do retiro que você achou útil e que possa integrar a sua vida diária, anote, com a intenção de fazê-lo. Aproveite o resto do seu dia!

Retiro inspiracional

A inspiração estimula mudança e transformação. Seja lá o que for que o inspire a fazer uma mudança para melhor em sua vida, não perca essa coisa de vista e deixe-a impulsionar você como combustível de jato. Sua inspiração vai levá-lo muito longe. Você sente vontade de renovar sua vida? Aguarda um acontecimento divisor de águas em sua vida? Seja qual for a circunstância, os próximos dois dias foram projetados para inspirá-lo e proporcionar aquele gás que todos nós precisamos para nos manter energizados e empolgados com a vida.

Todos nós passamos por fases de inspiração e tédio, quando é um pouco mais difícil sair da cama e levar o dia. Ao passar por um período de tédio, há coisas simples que você pode fazer em sua casa para voltar a se inspirar e revigorar suas paixões. Quando um pouco de feng shui atende ao seu estilo pessoal e bom senso, sua casa pode se transformar de um mero lugar onde você descansa o esqueleto numa zona mágica de refúgio que inspirará você todos os momentos que passar em casa.

DIA 1: COLOQUE POR ESCRITO

Comece o seu retiro no período da manhã. Você vai precisar de um caderno e de uma caneta. Sente-se ereto e confortavelmente, no seu local preferido da casa. Inspire longa e profundamente e expire. Olhe ao redor de sua casa e faça um balanço do que o inspira e do que não o inspira. Você tem alguma pintura favorita, objeto ou recanto em sua casa que o atrai quando busca inspiração? Há outras partes de sua casa que não o inspiram particularmente e que você sente que poderiam passar por uma pequena renovação?

Agora feche os olhos e comece a prestar atenção em sua respiração. Comece a observar a si mesmo sem se envolver emocionalmente. Você se sente inspirado? Você sente o desejo de ser inspirado? O que você pode fazer para mudar sua vida de modo a se sentir mais inspirado? Abra os olhos e anote em seu caderno tudo o que lhe vier à mente. Se você tem ideias específicas sobre como gostaria de voltar a se inspirar, coloque-as por escrito, também.

Inspiração de Deepak Chopra

Meu amigo Deepak Chopra tem sempre algo original, interessante, comovente e sábio a dizer. Trabalhei num projeto com ele que tinha como tema central a transformação. Na palestra, que ocorreu no belo Parque Nacional Joshua Tree, o diretor lhe pediu para falar sobre como motivar as pessoas a mudar suas vidas. Deepak parou ali e disse: "Eu não acredito em motivação. Acredito em inspiração". Ele continuou a explicar que a motivação é baseada no medo, e não é duradoura. Se você motivar alguém, isso está vindo de fora. Por exemplo: olhe para essa pessoa, ela não o motiva a ser melhor? Não coma esse biscoito, em vez disso motive-se para comer brócolis. Motivação é algo forçado, empurrado, e mesmo que ela funcione por um instante, provoca estresse, cria tensão e não é sustentável.

A inspiração, por outro lado, vem de dentro e é uma fonte de energia duradoura e sustentável no interior de todos nós. Quando estamos inspirados, podemos realizar qualquer coisa. Não há limites nem fronteiras para a nossa criatividade. É importante nos inspirarmos praticando yoga, para que possamos ficar conectados à nossa intuição, criatividade e ao fluxo da natureza.

A seguir estão algumas ideias que você deveria pensar em incorporar à sua casa para manter a inspiração fluindo. Ame-as ou deixe-as. Eu sempre digo em minhas aulas de yoga que tudo é opcional; tudo o que você tem a fazer é respirar. Se você se conectar com qualquer uma dessas sugestões, coloque-a em prática; se não, crie suas próprias e divirta-se.

Objetos de força: Não se preocupe, não estou falando sobre a exibição de nada complicado ou assustador como uma grande espada para lembrá-lo de assumir o comando de sua vida; trata-se de algo um pouco mais suave. Você já tem alguma coisa em sua casa que faz você se sentir bem quando a vê, toca, cheira? Eu tenho algumas pedrinhas que coletei e amo, e um par de sapos da prosperidade* (pequenas estatuetas de sapo que dizem atrair boa sorte e dinheiro). Se você tem alguns objetos que inspiram você, considere colocá-

---

* *Chan Chu*, um símbolo de prosperidade popular na China.

-los juntos num canto de um aposento no qual você se sente bem, pois, desse modo, você poderá vê-los com mais frequência.

Cheiros bons: Para um grande impulso de energia natural e criatividade pela manhã, tente manter uma pequena garrafa de óleo de eucalipto na mesinha de cabeceira. Dê uma borrifada no ar com ele para você se sentir revigorado e energizado.

Arte: Você não precisa ser um colecionador de obras de Monet e Van Gogh para ser inspirado por arte em sua casa. Você pode até mesmo fazer suas próprias pinturas, adquirindo telas em branco numa loja de material artístico e algumas tintas nas suas cores favoritas. Pintar pode ser um grande incentivo para inspirá-lo a outros projetos e, no final, você vai ter algo agradável para pendurar em sua parede.

Yoga para inspiração: Rotina da manhã

Faça esta rotina pela manhã, antes ou depois do desjejum. Se você praticar depois de comer, espere pelo menos uma hora para fazer a digestão antes de começar.

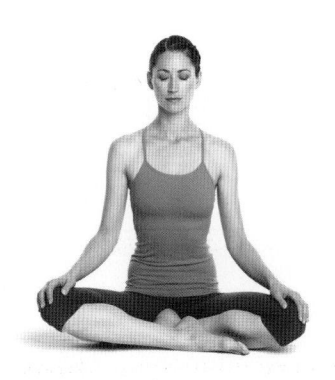

Meditação sentada

Sente-se bem ereto, no entanto, o mais confortavelmente possível. Relaxe os ombros, de modo que eles fiquem longe de suas orelhas. Descanse as mãos sobre as coxas e feche os olhos. Comece a concentrar a atenção em sua respiração. Observe o ar entrar na inspiração e sair na expiração. Acalme sua mente no espaço entre elas. Comece a prolongar e aprofundar suas inspirações e expirações, estabelecendo um ritmo lento e fácil de respirar. Se um pensamento começar a entrar na sua mente, simplesmente observe-o como uma nuvem passando. Continue observando a respiração por três a cinco minutos.

Postura da montanha

Posicione-se sobre a ponta do tapete de yoga. Pés paralelos e ligeiramente afastados, na largura dos ossos do quadril. Certifique-se de que seus pés não estejam muito separados. Você pode verificar colocando dois punhos entre os pés. Feche os olhos e concentre a atenção em sua respiração. Prolongue e aprofunde suas inspirações e expirações, e continue a respirar nesse ritmo lento e agradável por cinco respirações completas. Delicadamente, abra os olhos.

De pé, braços erguidos

Inspire e estenda os braços para o alto, enchendo todo o espaço com sua respiração e seu movimento. Relaxe o cóccix para baixo e estufe o peito. Mantenha os ombros relaxados e baixos e olhe para cima, mantendo o rosto e a testa relaxados.

Dançarina

Coloque o peso do corpo sobre a perna direita. Flexione o joelho esquerdo e segure a canela esquerda com a mão. Pressione levemente a perna contra a mão para alongar as costas. Estique o braço direito para cima. Fique assim por cinco respirações longas e profundas.

Segurando o dedão do pé

Abrace o joelho direito contra o peito e segure o dedão do pé com dois dedos da mão direita. Fique assim por três respirações longas e profundas.

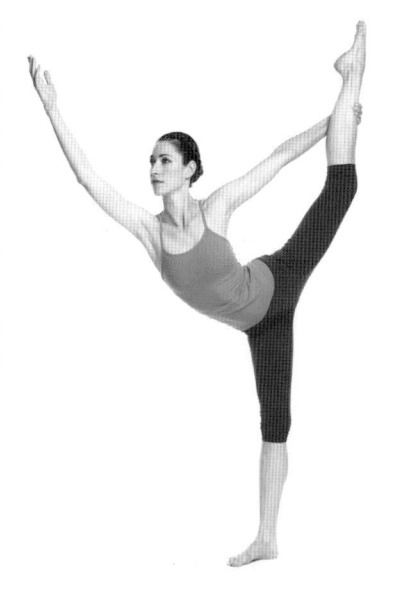

Segurando o dedão do pé com a perna estendida para a frente

Se sentir que mantém o equilíbrio, estenda suavemente a perna direita para a frente. Conduza com o quadril. Se não conseguir esticar totalmente a perna, não force. Mantenha os ombros baixos e relaxados, e mantenha-se estável com a respiração. Fique assim por três respirações longas e profundas.

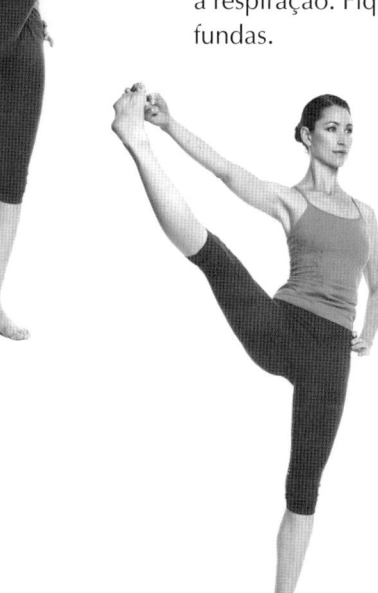

Segurando o dedão do pé, extensão lateral

Partindo da perna estendida para a frente, gire-a para o lado direito. Fique assim por três respirações longas e profundas, então traga a perna de volta para a posição frontal.

Águia

A partir da postura segurando o dedão com extensão lateral, abrace o joelho direito em direção ao peito, dobre o joelho esquerdo e cruze a perna direita sobre a perna esquerda. Enganche o pé em qualquer lado da panturrilha esquerda, aquele que o fizer se sentir mais confortável. Passe o braço direito por baixo do braço esquerdo, enroscando-os. Alongue o corpo entre a inclinação do joelho esquerdo puxando para baixo e os braços entrelaçados puxando para cima. Fique assim por três respirações longas e profundas.

Afundo baixo

Partindo da águia, desenganche as pernas e braços, pressione as pontas dos dedos da mão no chão e posicione a perna esquerda num afundo baixo. Abaixe os quadris. Alongue o corpo em direção ao topo da cabeça e para trás, em direção ao calcanhar esquerdo. Se estiver confortável para você, mova um pouco o corpo de um lado para o outro, e para a frente e para trás, permitindo que os quadris se abram e se suavizem. Fique assim por cinco respirações longas e profundas.

Prancha lateral

Pressione a palma direita firmemente no chão. Afaste bem os dedos. Erga os quadris, role para a borda externa de seu pé direito e vire os quadris e o tronco para a esquerda. Estique o braço esquerdo para o alto e olhe em direção aos dedos da mão esquerda. Fique assim por três respirações longas e profundas e posicione a mão esquerda no chão para assumir a postura da prancha.

Cobra

A partir da prancha, abaixe os joelhos suavemente até o chão, dobre ligeiramente os cotovelos e afaste os ombros das orelhas. Balance o tronco de um lado para o outro para soltar quaisquer áreas dele que estejam tensas. Fique assim por três respirações longas e profundas.

Cachorro olhando para baixo

Partindo da postura da cobra, dobre os dedos dos pés, levante os quadris e assuma a postura do cachorro olhando para baixo. Apoie os calcanhares no chão, relaxe os ombros, a cabeça e o pescoço. Fique assim por cinco respirações longas e profundas.

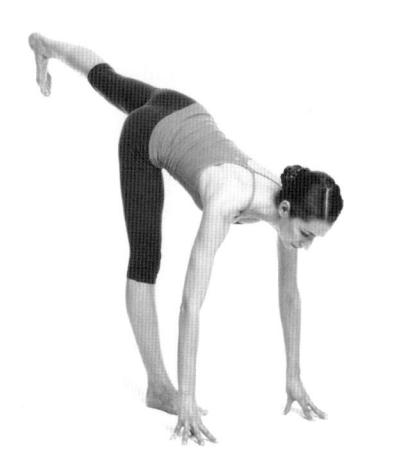

Guerreiro 3, pontas dos dedos para baixo

A partir do cachorro olhando para baixo, coloque o pé direito para a frente, assumindo a postura de afundo baixo, desloque o peso sobre a perna direita e erga a perna esquerda de modo que fique paralela ao chão, mantendo seus quadris encaixados. Pressione as pontas dos dedos da mão no chão abaixo dos ombros. Fique assim por três respirações longas e profundas.

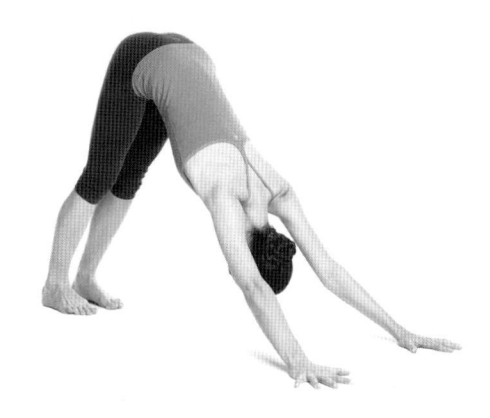

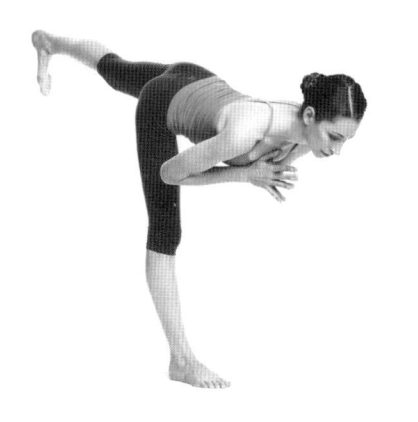

Guerreiro 3, palmas das mãos juntas

Se sentir que está estável no guerreiro 3, tente testar o equilíbrio pressionando as palmas uma contra a outra em frente ao peito.

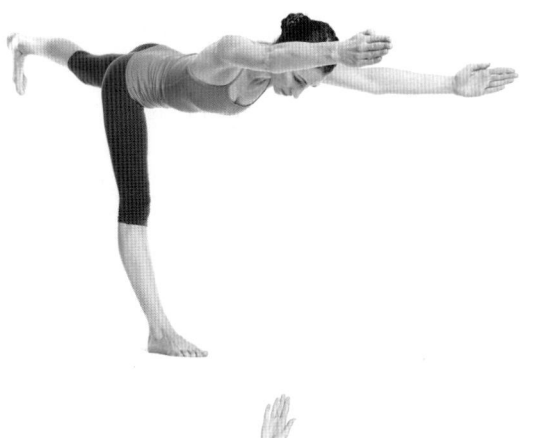

Guerreiro 3, braços esticados à frente

Se sentir que está estável com as palmas unidas, tente esticar os braços bem retos para a frente.

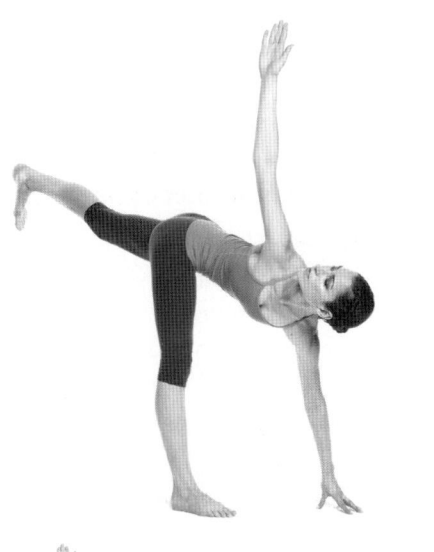

Meia-lua com torção

A partir do guerreiro 3, mantenha as pontas dos dedos da mão esquerda abaixo dos ombros e estenda o braço direito em direção ao teto. Gire o tronco para a direita. Alongue o corpo uniformemente do topo da cabeça até o calcanhar de trás. Fique assim por três respirações longas e profundas.

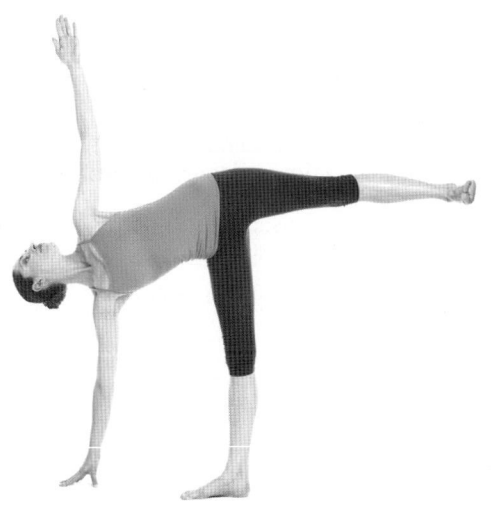

Meia-lua

Partindo da meia-lua com torção, apoie as pontas dos dedos da mão direita no chão, sob o ombro direito, posicione o quadril esquerdo sobre o lado direito e abra o tronco para a esquerda. Estique o braço esquerdo para o alto e olhe em direção aos dedos da mão esquerda. Fique assim por cinco respirações longas e profundas.

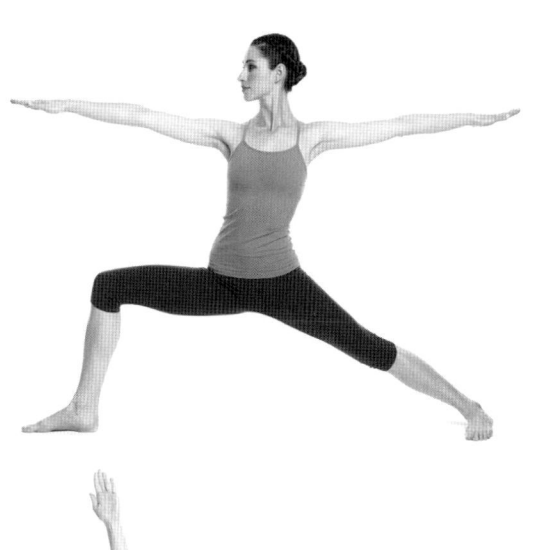

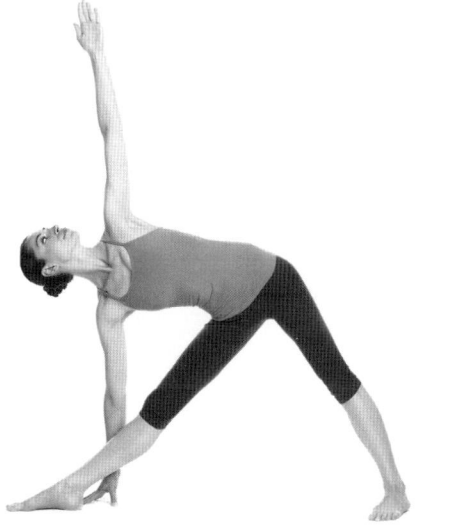

Guerreiro 2

A partir da meia-lua, flexione profundamente a perna de apoio, estenda a perna esquerda até o pé tocar no chão. Endireite a coluna e abaixe o joelho da frente de modo que a coxa fique paralela ao chão. Gire os quadris e o tronco para a esquerda. Abra os braços para os lados, alinhando-os com os ombros, e direcione os olhos para os dedos da mão direita. Fique assim por cinco respirações longas e profundas.

Triângulo

Partindo do guerreiro 2, estique a perna direita de modo que ambas as pernas fiquem esticadas. Curve o tronco em direção à perna da frente, mantendo os dois lados do tronco alongados. Repouse a mão direita sobre a canela ou apoie as pontas dos dedos no chão, se conseguir. Incline-se para trás, gire os ombros e estique o braço esquerdo bem alto acima dos ombros. Olhe na direção dos dedos da mão esquerda. Fique assim por cinco respirações longas e profundas.

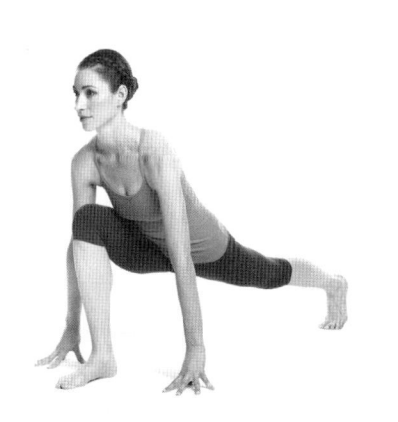

Afundo baixo

Partindo do triângulo, flexione o joelho direito e pressione as pontas dos dedos no chão de cada lado da perna da frente, trazendo o tronco para a frente. Dobre os dedos do pé de trás e estique a perna. Abaixe os quadris. Alongue em direção ao topo da cabeça e para trás em direção ao calcanhar esquerdo. Se estiver confortável para você, mova um pouco o corpo de um lado para o outro, e para a frente e para trás, permitindo que os quadris se abram e se suavizem. Fique assim por cinco respirações longas e profundas.

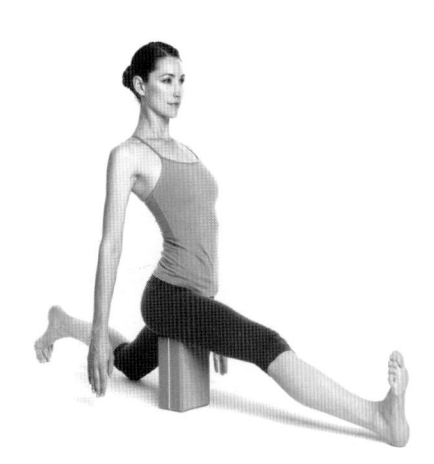

Espacate (com bloco de yoga)

Pegue um bloco de yoga ou um livro grosso de capa dura. A partir da postura de afundo baixo, abaixe o joelho de trás até o chão. Flexione o pé da frente e deslize o calcanhar para a frente, esticando a perna. Coloque o bloco sob a coxa direita para estabilizar seu corpo, se necessário. Deslize as pontas dos dedos das mãos para trás, de modo que seus ombros fiquem alinhados com os quadris. Estufe o peito. Fique assim por dez respirações longas e profundas.

Suavemente, saia da postura de espacate sentando-se para o lado e retorne à postura do cachorro olhando para baixo. Traga os pés para perto de suas mãos, role o tronco para cima, fique de pé e repita toda a rotina até esse ponto com o outro lado.

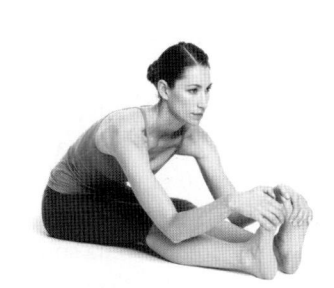

Sentado, corpo flexionado, pernas estendidas para a frente

Sente-se ereto e estenda as pernas diante de você. Inspire e levante os braços. Ao expirar, alongue o tronco para a frente, debruçando-o sobre as pernas. Se você não conseguir segurar os dedos dos pés com facilidade, flexione os joelhos, de modo que a barriga possa descansar em suas coxas. Você terá uma abertura melhor com os joelhos flexionados do que curvando as costas e forçando as mãos a tocar os pés. Fique assim por dez respirações longas e profundas.

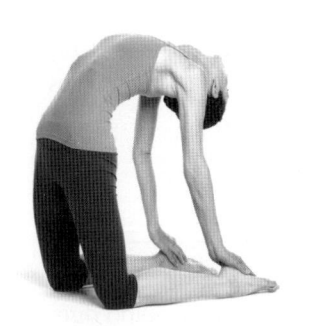

Camelo

Ajoelhe-se sem sentar, com as costas eretas. Inspire e estenda o braço direito para cima e para trás, como se estivesse fazendo o nado de costas. Se você conseguir segurar facilmente o calcanhar direito com a mão direita, vá em frente. Se isso não for fácil para você, volte a endireitar as costas suavemente e faça a mesma coisa do outro lado. Se você conseguiu segurar facilmente o calcanhar direito, dê a braçada para cima e para trás também com o braço esquerdo e segure o calcanhar esquerdo. Estufe o peito para cima, em direção ao teto. Fique assim por três respirações longas e profundas, e volte a endireitar o tronco suavemente.

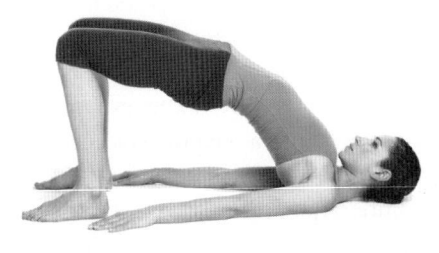

Ponte

Deite-se de costas. Flexione os joelhos e pressione as plantas dos pés no chão, ao lado do corpo, de modo que os joelhos apontem para cima. Com os braços estendidos ao lado do corpo, pressione-os para baixo e erga os quadris e o peito para cima. Fique assim por cinco respirações longas e profundas.

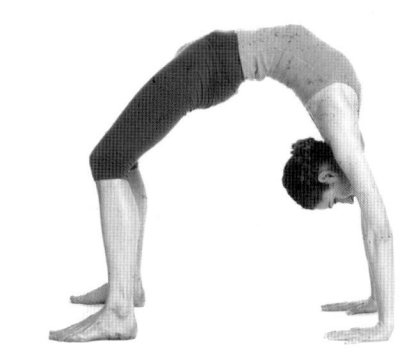

Roda

Flexione os cotovelos e coloque as palmas das mãos no chão, ao lado das orelhas. Apoie-se firmemente nas palmas e comece a erguer o peito. Estique os braços quanto for possível, de maneira que continue respirando com facilidade, enquanto mantém o peito erguido. Alongue os joelhos para a frente e mantenha a coluna esticada. Fique assim por cinco respirações longas e profundas. Para descer, dobre o queixo sobre o peito, flexione os cotovelos e abaixe lentamente.

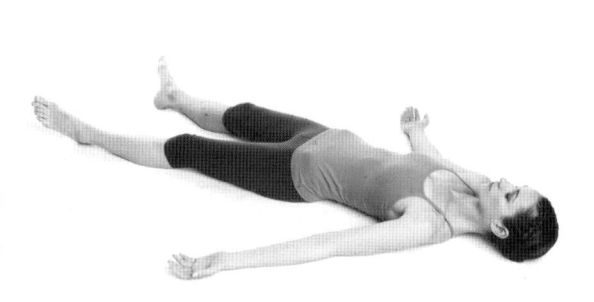

Postura do cadáver

Deite-se de costas. Afaste as pernas na largura dos quadris, ou um pouco mais, dependendo do que for mais confortável para você. Relaxe os braços ligeiramente afastados para os lados, com as palmas voltadas para cima. Inspire profundamente pelo nariz, expire todo o ar pela boca. Repita esse mesmo padrão de respiração mais duas vezes. Relaxe todo o seu ser por três a cinco minutos.

Quando estiver pronto para sair da postura, lentamente comece a aprofundar sua respiração. Role seus pulsos e tornozelos. Com delicadeza, abrace os joelhos em seu peito e balance o corpo para se sentar confortavelmente.

Viva o seu dia como de costume e preste atenção em todas as pequenas coisas que lhe derem inspiração em todos os momentos hoje.

PEDACINHOS DE PURA FELICIDADE

Sempre que eu preciso de alguma inspiração, penso em temperos picantes. Adicionar um pouco desse tipo de tempero em seus alimentos deixa o seu organismo aquecido e animado. Se não quiser complicar as coisas, apenas acrescente pimenta-malagueta moída no que você estiver preparando para o jantar. Se for comida mexicana ou indiana, experimente a versão extrapicante. Meu prato mexicano "faça-você-mesmo" favorito é um burrito de feijão preto picante e espinafre, com quinoa em vez de arroz. Adicione pimenta-malagueta e salsa para incrementá-lo ainda mais! O tradicional chai indiano (chá-preto misturado com especiarias) é uma delícia e você pode adoçá-lo com um pouco de mel não processado para tomar após a refeição.

Yoga para inspiração: Rotina da noite

Faça esta rotina à noite, antes ou depois do jantar. Se for realizá-la após o jantar, espere pelo menos uma hora para fazer a digestão antes de começar.

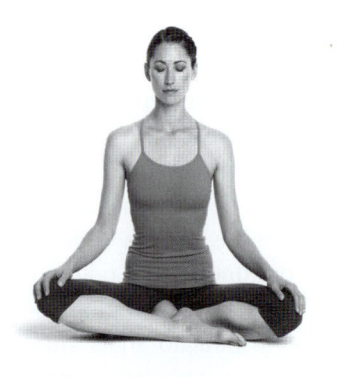

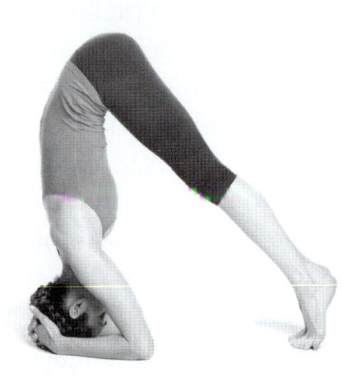

Meditação sentada

Sente-se bem ereto, no entanto, o mais confortavelmente possível. Relaxe os ombros, de modo que eles fiquem longe de suas orelhas. Descanse as mãos sobre as coxas (palmas para cima ou para baixo, o que for mais confortável para você). Comece a concentrar a atenção em sua respiração. Observe o ar entrar na inspiração e sair na expiração. Acalme sua mente no espaço entre elas. Comece a prolongar e aprofundar suas inspirações e expirações, estabelecendo um ritmo lento e fácil de respirar. Se um pensamento começar a entrar na sua mente, simplesmente observe-o como uma nuvem passando. Deixe o pensamento passar e volte para sua respiração. Continue observando a respiração por três a cinco minutos. Você pode usar um cronômetro se julgar conveniente, ou você pode simplesmente sentir e constatar depois quanto tempo se passou realmente quando você abrir os olhos. Qualquer das duas maneiras é útil.

Sentado nos calcanhares

Fique de joelhos, sentando-se sobre os calcanhares. Descanse as mãos sobre as coxas, com as palmas para baixo. Feche os olhos e fique assim por dez respirações longas e profundas.

Preparação para a postura da cabeça

Entrelace levemente os dedos e coloque as mãos no chão. Apoie o topo da cabeça no chão de modo que os dedos sustentem a parte de trás da cabeça. Fique assim por algumas respirações, para se sentir confortável na posição. Dobre os dedos dos pés e estique as pernas como faria na postura do cachorro olhando para baixo. Nessa posição, você usufrui de muitos benefícios de uma postura da cabeça sem sequer erguer o pé do chão. Fique assim por dez respirações longas e profundas e, quando estiver pronto, desmanche suavemente a postura abaixando os joelhos até o chão e relaxando na postura da criança.

Postura da cabeça

Comece a trazer os pés para perto do corpo, de modo que os quadris fiquem alinhados com os ombros e as costas estejam na vertical. Fique assim por algumas respirações. Flexione um joelho, trazendo o calcanhar para o quadril. Leve-o de volta para baixo e tente com a outra perna. Tente as duas pernas ao mesmo tempo. Quando os calcanhares estiverem puxados em direção aos quadris e você se sentir firme e estável, lentamente estique as pernas para cima. Fique assim por vinte respirações longas e profundas, se puder. Quando você estiver pronto para descer, abaixe lentamente uma perna de cada vez e descanse na postura da criança por algumas respirações.

Ponte

Deite-se de costas. Dobre os joelhos e pressione as plantas dos pés no chão, ao lado do corpo, de modo que os joelhos apontem para cima. Com os braços estendidos ao lado do corpo, pressione-os para baixo e erga os quadris e o peito para cima. Fique assim por cinco respirações longas e profundas.

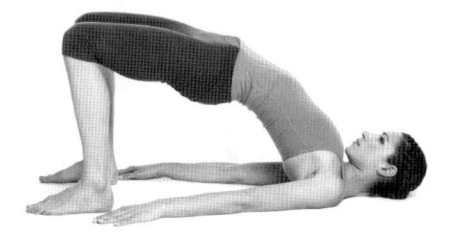

Roda

Flexione os cotovelos e coloque as palmas das mãos no chão, ao lado de suas orelhas. Apoie-se firmemente nas palmas e comece a erguer o peito. Estique os braços quanto for possível, de maneira que continue respirando com facilidade, enquanto mantém o peito erguido. Alongue os joelhos para a frente e mantenha a coluna esticada. Fique assim por cinco respirações longas e profundas. Para descer, dobre o queixo sobre o peito, flexione os cotovelos e abaixe lentamente.

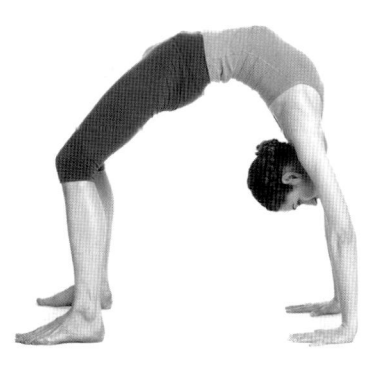

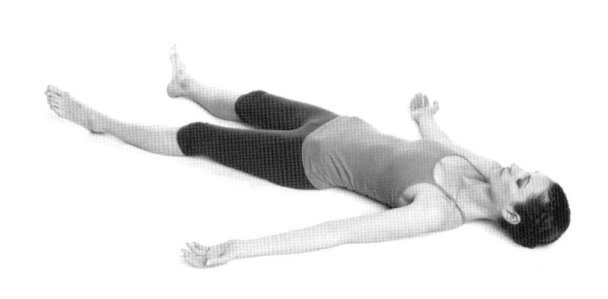

Postura do cadáver

Deite-se de costas. Afaste as pernas na largura dos quadris, ou um pouco mais, dependendo do que for mais confortável para você. Relaxe os braços ligeiramente afastados para os lados, com as palmas voltadas para cima. Inspire profundamente pelo nariz, expire todo o ar pela boca. Repita esse mesmo padrão de respiração mais duas vezes. Relaxe todo o seu ser por três a cinco minutos.

Quando estiver pronto para sair da postura, lentamente comece a aprofundar sua respiração. Role seus pulsos e tornozelos. Com delicadeza, abrace os joelhos em seu peito e balance o corpo para se sentar confortavelmente.

Tente diminuir as distrações ao mínimo antes de se deitar. Leia um livro que você está para começar há muito tempo ou um jornal, em vez de assistir TV ou usar o computador. Mantenha o seu diário ao lado da cama no caso de você querer anotar quaisquer pensamentos inspiradores. Durma bem!

DIA 2: ACORDE E REFLITA

Quando você acordar, sente-se na cama e recoste na parede ou cabeceira, se tiver. Relaxe as mãos sobre as coxas e preste atenção à sua respiração. Fique assim e medite por alguns minutos. Quando terminar, anote no seu diário o que lhe vier à mente, qualquer coisa. Se você tiver alguma opinião sobre o Dia 1 do retiro, anote-a.

Antes do desjejum, faça a rotina da manhã. Viva o seu dia como de costume, fazendo o que precisa ser feito; continue a beber muita água e a fazer escolhas saudáveis. Se preferir passar o dia no "modo retiro", escolha uma atividade que o inspire, seja pintar ou tocar violão, sair para um passeio ao ar livre, ou visitar a galeria de arte mais próxima.

À noite, antes do jantar, reserve dez minutos para a meditação. Mantenha seu diário à mão. Registre nele todos e quaisquer pensamentos ou inspirações que lhe vierem à mente. Sente-se ereto, confortavelmente, no seu local preferido da casa. Inspire longa e profundamente e expire. Feche os olhos e preste atenção em sua respiração. Se sua mente começar a divagar, gentilmente a reconduza à respiração. Se lhe ocorrer algo inspirador e não desejar que o pensamento se perca, anote-o, e volte para a sua meditação.

Viva o dia como de costume e fique de olho nas inspirações espontâneas!

Execute a rotina da noite antes ou depois do jantar. Quando for hora de dormir, mais uma vez, tente evitar a superestimulação da TV ou da tela do computador. Você pode achar que essas coisas o acalmam, mas isso não é verdade. Leia ou escreva em seu diário antes de dormir. Mantenha o seu diário e um grande copo de água ao lado da cama. Quando acordar no dia seguinte, repita a meditação da manhã e as anotações no diário. Dessa vez, depois de ter escrito tudo que primeiro lhe vier à mente, escreva sobre sua experiência ao longo dos últimos dois dias. Se houver qualquer parte do retiro que você achou útil e que possa integrar a sua vida diária, anote, com a intenção de fazê-lo.

Retiro de relaxamento, restauração e revitalização

Nossa vida pode ficar tão agitada que ter um espaço calmo e confortável onde possamos deixar os problemas de lado e desacelerar é essencial. Nosso lar deve ser um lugar onde nos sintamos em paz e possamos relaxar por completo. Este retiro é projetado para relaxar, restaurar e revitalizá-lo totalmente no conforto de sua própria casa [...] o que é muito mais barato do que um spa!

DIA 1: ANOTE E DESACELERE

Comece o seu retiro à noite. Você vai precisar de um cobertor, um caderno e uma caneta. Sente-se ereto, mas confortavelmente, no seu local preferido da casa. Inspire longa e profundamente e expire. Olhe ao redor de sua casa e faça um balanço do que o relaxa e o que não o relaxa. Existe alguma coisa em casa que você possa ajustar ligeiramente de forma a auxiliá-lo em sua revitalização? Talvez jogar uma manta sobre o sofá ou abrir espaço em volta de sua cama ajude a prática de yoga.

O que mais? Pense um pouco na questão e busque soluções. Em seguida, faça esta rotina.

Yoga para relaxamento: Rotina da noite

Tente diminuir as distrações ao mínimo antes de se deitar. Leia um livro ou revista em vez de assistir TV ou usar o computador. Mantenha o seu diário ao lado da cama no caso de você querer anotar qualquer pensamento. Durma bem!

Borboleta deitada

Enrole bem apertado um cobertor, como um burrito. Sente-se e coloque o cobertor atrás dos seus quadris, perpendicular a eles. Deite-se por cima do cobertor, de modo que ele fique alinhado à sua coluna. Junte as plantas dos pés e relaxe os joelhos para os lados. Fique assim por três a cinco minutos. Permita que sua respiração se alongue e aprofunde. Concentre-se nas expirações um pouco mais do que nas inspirações para promover o relaxamento. Quando estiver pronto para sair da postura, role suavemente sobre o lado direito e pressione as mãos no chão para voltar a se sentar.

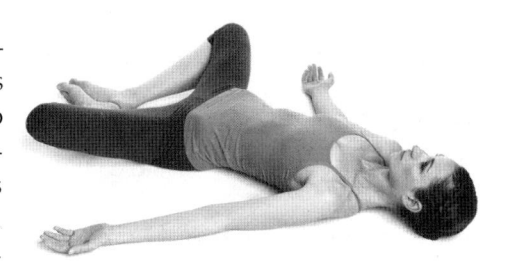

PEDACINHOS DE PURA FELICIDADE

Para ajudar a conseguir uma noite de sono repousante, experimente beber um chá antes de se deitar. Camomila, hortelã-pimenta ou hortelã são ótimas para ajudá-lo a adormecer, continuar dormindo e acordar sentindo-se revigorado e energizado. A valeriana é outro sonífero natural que você também pode encontrar em forma de chá. Beba com moderação. Grandes doses ou o uso excessivo podem resultar em dor de estômago ou depressão leve.

ACORDE E REFLITA

Quando você acordar de manhã, sente-se na cama e recoste na parede ou cabeceira, se tiver. Relaxe as mãos sobre as coxas e preste atenção à sua respiração. Fique assim e medite por alguns minutos. Quando terminar, anote no seu diário o que lhe vier à mente, qualquer coisa. Anote se você se sentir descansado ou não.

Yoga restaurador: Rotina da manhã

Faça esta rotina pela manhã, antes ou depois do desjejum. Se você praticar depois de comer, espere pelo menos uma hora para fazer a digestão antes de começar.

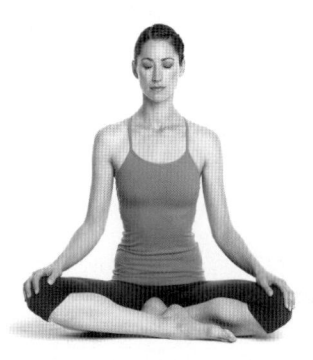

Meditação sentada

Sente-se bem ereto, no entanto, o mais confortavelmente possível. Relaxe os ombros, de modo que eles fiquem longe de suas orelhas. Descanse as mãos sobre as coxas. Comece a concentrar a atenção em sua respiração. Observe o ar entrar na inspiração e sair na expiração. Acalme sua mente no espaço entre elas. Comece a prolongar e aprofundar suas inspirações e expirações, estabelecendo um ritmo lento e fácil de respirar. Se um pensamento começar a entrar na sua mente, simplesmente observe-o como uma nuvem passando. Continue observando a respiração por três a cinco minutos.

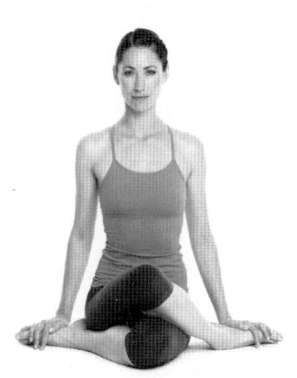

Cara de vaca

Comece sentado, no entanto, procure se sentar de modo a não sentir dor. Pode ser sobre uma almofada ou no chão, se for confortável para você. Pressione as mãos no chão de ambos os lados dos joelhos e ajoelhe-se, apoiando seu peso nas mãos. Coloque o joelho direito na frente do esquerdo, de modo a ficarem alinhados. Mova seus pés para os lados. Suavemente, abaixe os quadris para trás, sobre a almofada ou o chão. Os joelhos estarão agora empilhados um sobre o outro. Se houver tensão nos joelhos ou quadris, coloque uma almofada ou um bloco de yoga sob eles para permitir mais espaço tanto para os quadris quanto para os joelhos se alongarem sem estresse. Sente-se numa linha reta, ombros diretamente alinhados com os quadris. Descanse as mãos perto dos pés. Estufe o peito e coloque os ombros para trás, de modo a sentir os músculos se alongando, e sente-se ereto. Fique assim por dez respirações longas e profundas.

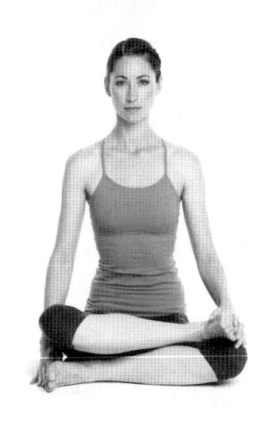

Sentado, tornozelo no joelho

Sente-se ereto. Flexione os joelhos, erga a perna direita e coloque-a em cima da perna esquerda, de modo que o tornozelo direito fique apoiado sobre o joelho esquerdo e o joelho direito esteja apoiado sobre o tornozelo esquerdo. Fique assim por dez respirações longas e profundas. Em seguida, faça a mesma coisa com a outra perna.

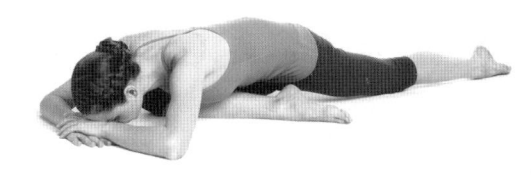

Pombo

A partir da postura anterior, incline-se sobre o quadril direito e estique a perna esquerda para trás. Se os seus quadris não alcançarem o chão, sente-se sobre uma almofada ou um bloco de yoga. Posicione os quadris e ombros de modo que fiquem voltados para a frente. Permaneça assim por dez respirações longas e profundas.

Faça toda a rotina até este ponto com o outro lado, começando com a postura cara de vaca.

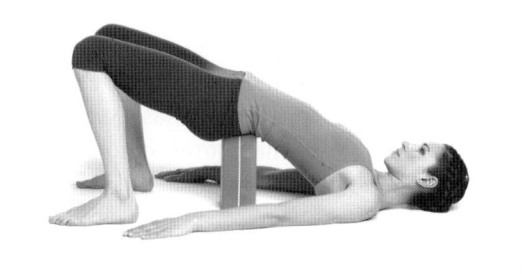

Ponte apoiada em um bloco

Tenha um bloco de yoga à mão. Deite-se, flexione os joelhos e apoie os pés no chão perto do seu corpo, de modo que seus joelhos apontem para o alto. Eleve os quadris e coloque o bloco sob a parte inferior das costas. Você deve se sentir confortável, por isso, se não estiver, ajuste o bloco até estar. O bloco pode ficar alto ou baixo, dependendo de como você o virar, na horizontal ou na vertical. Fique assim por vinte respirações longas e profundas.

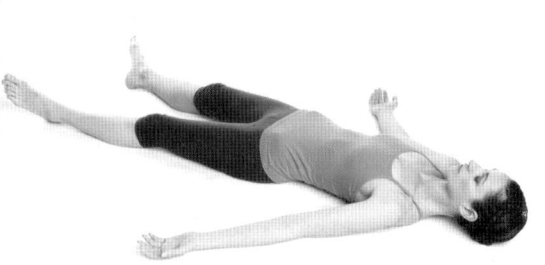

Postura do cadáver

Deite-se de costas. Afaste as pernas na largura dos quadris, ou um pouco mais, dependendo do que for mais confortável para você. Relaxe os braços ligeiramente afastados para os lados, com as palmas voltadas para cima. Inspire profundamente pelo nariz, e expire todo o ar pela boca. Repita esse padrão de respiração mais duas vezes. Relaxe todo o seu ser de três a cinco minutos.

Quando estiver pronto para sair da postura, lentamente comece a aprofundar sua respiração. Role seus pulsos e tornozelos. Com delicadeza, abrace os joelhos em seu peito e balance o corpo para se sentar confortavelmente.

Viva o seu dia como de costume e tente ficar o mais relaxado possível, mesmo quando completar tarefas diárias.

Dia 2
Yoga restaurador: Rotina da noite

Para otimizar o relaxamento, experimente a rotina após o banho.

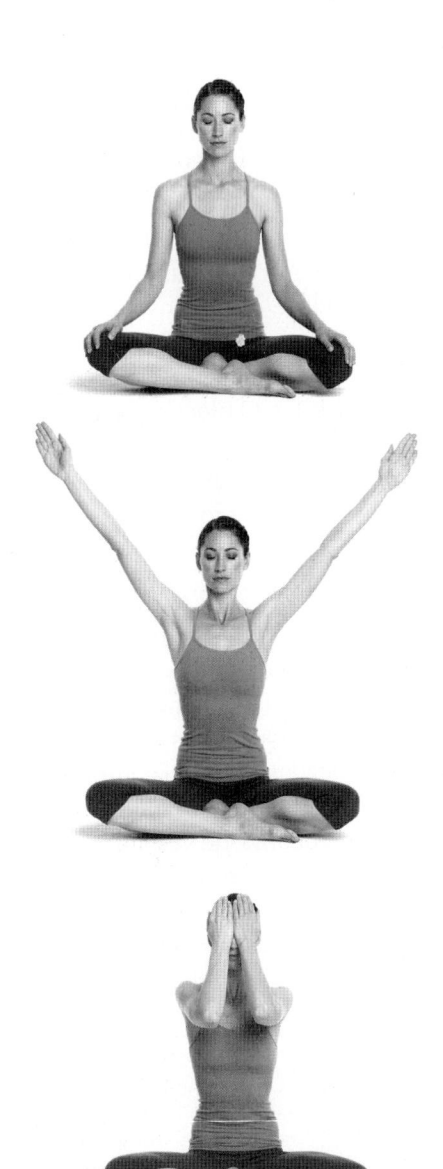

Meditação sentada

Sente-se bem ereto, no entanto, o mais confortavelmente possível. Relaxe os ombros, de modo que eles fiquem longe de suas orelhas. Descanse as mãos sobre as coxas. Comece a concentrar a atenção em sua respiração. Observe o ar entrar na inspiração e sair na expiração. Acalme sua mente no espaço entre elas. Comece a prolongar e aprofundar suas inspirações e expirações, estabelecendo um ritmo lento e fácil de respirar. Se um pensamento começar a entrar na sua mente, simplesmente observe-o como uma nuvem passando. Continue observando a respiração por três a cinco minutos.

Meditação sentada com os braços em "V"

Permanecendo em sua posição sentada e confortável, levante os braços acima da cabeça, formando um "V". Relaxe os ombros para baixo e estique os braços até as pontas dos dedos das mãos. Isso pode não parecer muita coisa a princípio, mas você deverá ficar assim por três minutos. Praticar meditação com os braços erguidos dessa maneira adiciona certa intensidade que o ajudará a relaxar assim que passar o desconforto de manter os braços para cima. Encontrar a tranquilidade para ficar assim por alguns minutos irá limpar sua mente e liberar um monte de tensão do seu corpo.

Olhos calmos

Sente-se ereto e confortavelmente. Esfregue as palmas das mãos rapidamente para obter um pouco de calor. Feche os olhos, pressione a base das mãos suavemente sobre as pálpebras. Descanse os dedos contra a testa. Fique assim por três respirações longas e profundas e relaxe as mãos suavemente sobre as coxas.

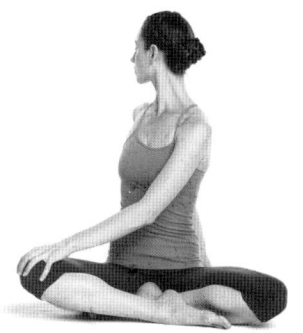

Torção sentada fácil

A partir de sua posição sentada e confortável, inspire e erga o braço esquerdo. Ao expirar, descanse a mão esquerda sobre o joelho direito. Pressione as pontas dos dedos da mão direita no chão, atrás dos seus quadris. Inspire e alongue o tronco, deixando-o bem ereto. Expire e torça o tronco para a direita.

Sentado, pernas e braços cruzados, mãos sobre os joelhos

A partir da postura anterior, inspire e erga o braço direito passando-o sobre o corpo e segure o joelho esquerdo, de modo que as mãos estejam segurando os joelhos opostos. Relaxe a cabeça e o pescoço. Fique assim por três respirações longas e profundas, e delicadamente role o tronco para cima, deixando-o ereto. Faça a mesma coisa do outro lado.

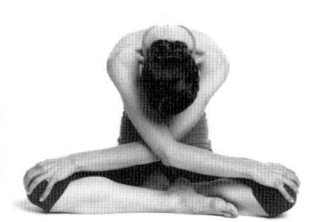

Arado

Estique as pernas para a frente e deite-se de costas. Pressione os braços no chão, ao lado do corpo, curve as costas e passe os pés por cima da cabeça, entrando na postura do arado.

Postura da vela

Se sentir o pescoço muito pressionado na postura do arado, mantenha a posição um pouco mais e, então, role de volta lentamente apoiando as costas de novo no chão. Se estiver tudo bem com o seu pescoço, pressione as palmas das mãos nas costas, com as pontas dos dedos apontando para cima. Aproxime mais os cotovelos um do outro e eleve-se o máximo que puder, sustentando as costas com as mãos. Mantenha as pernas para o alto, esticando-as bem, de modo a formar uma linha reta perpendicular ao chão. Fique assim por vinte respirações longas e profundas. Feche os olhos ou mantenha o olhar direcionado suavemente para o umbigo.

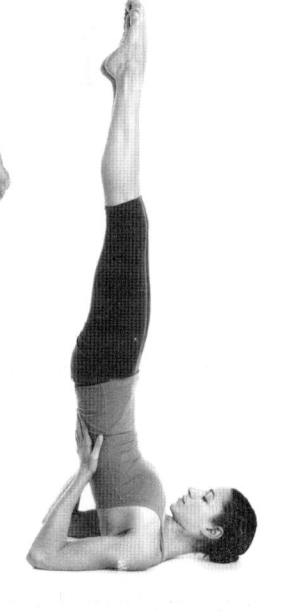

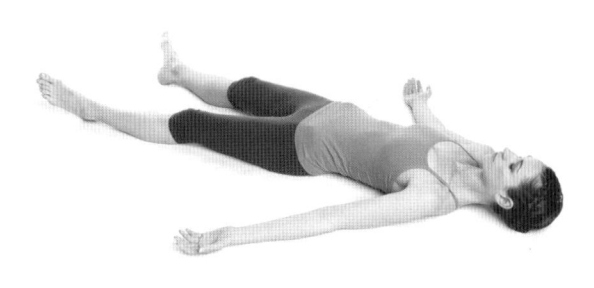

Postura do cadáver

Deite-se de costas. Afaste as pernas na largura dos quadris, ou um pouco mais, dependendo do que for mais confortável para você. Relaxe os braços ligeiramente afastados para os lados, com as palmas voltadas para cima. Inspire profundamente pelo nariz, e expire todo o ar pela boca. Repita esse padrão de respiração mais duas vezes. Relaxe todo o seu ser de três a cinco minutos.

Quando estiver pronto para sair da postura, lentamente comece a aprofundar sua respiração. Role seus pulsos e tornozelos. Com delicadeza, abrace os joelhos em seu peito e balance o corpo para se sentar confortavelmente.

Depois de ter terminado sua rotina de yoga noturna, vá para a cama. Mantenha seu diário à mão, caso queira anotar alguma coisa que lhe venha à mente, e durma bem!

Apenas mais algumas considerações antes de você fechar este livro

Se você está começando a empreender os esforços necessários para encaixar o yoga e outras ideias saudáveis em sua vida, ou se já é um veterano na prática de yoga, um professor, instrutor, mestre, ou, ainda, encontra-se em algum lugar entre esses dois extremos, o que espero é que esteja inspirado a praticar e a compartilhar o yoga com todas as pessoas que conhece e com aqueles com quem se importa. Como eu já disse muitas vezes neste livro, adapte o yoga para funcionar na sua vida, de acordo com suas necessidades e para atingir seus objetivos, pois o yoga é para todos. Espero que você o tome para si, torne-o tão natural como acordar todos os dias e tão rotineiro como beber um copo de água. Espero que você tire grande proveito do fato de o yoga realmente curar.

Sua prática regular de yoga tem que conter apenas o que você é capaz de fazer. Você não precisa conseguir — ou mesmo querer — colocar o pé atrás da cabeça ou ficar em outras posturas complicadas para obter os incríveis e transformadores benefícios do yoga. Todas as pessoas que o praticam regularmente irão desfrutar de uma tremenda vitalidade, saúde, energia ilimitada, e um aumento do entusiasmo pela vida. O yoga também nos mostra como nos tornarmos sensíveis às nossas necessidades, desejos, e a nós mesmos, e constrói a intuição de que precisamos para lidar com o estresse, as doenças, e quaisquer dificuldades que a vida jogar em nosso caminho.

O yoga nos mostra como sermos calmos e equilibrados, não importa a circunstância. E em relação às situações que o yoga não cura, uma prática regular nos ajuda a lidar com elas com tranquilidade.

O que resta demonstrar — seja por meio dos esforços de pesquisadores, por histórias pessoais de transformação, ou por práticas e ideias do dia a dia transmitidas através dos séculos — é que o yoga é tão natural em nossa vida como respirar. Já temos dentro de nós tudo o que precisamos para viver uma vida inspirada e saudável, cheia de vitalidade e entusiasmo por cada momento. O que fazer com o que temos só depende de nós.

Sua vida importa. Sua contribuição importa. Tudo é possível.

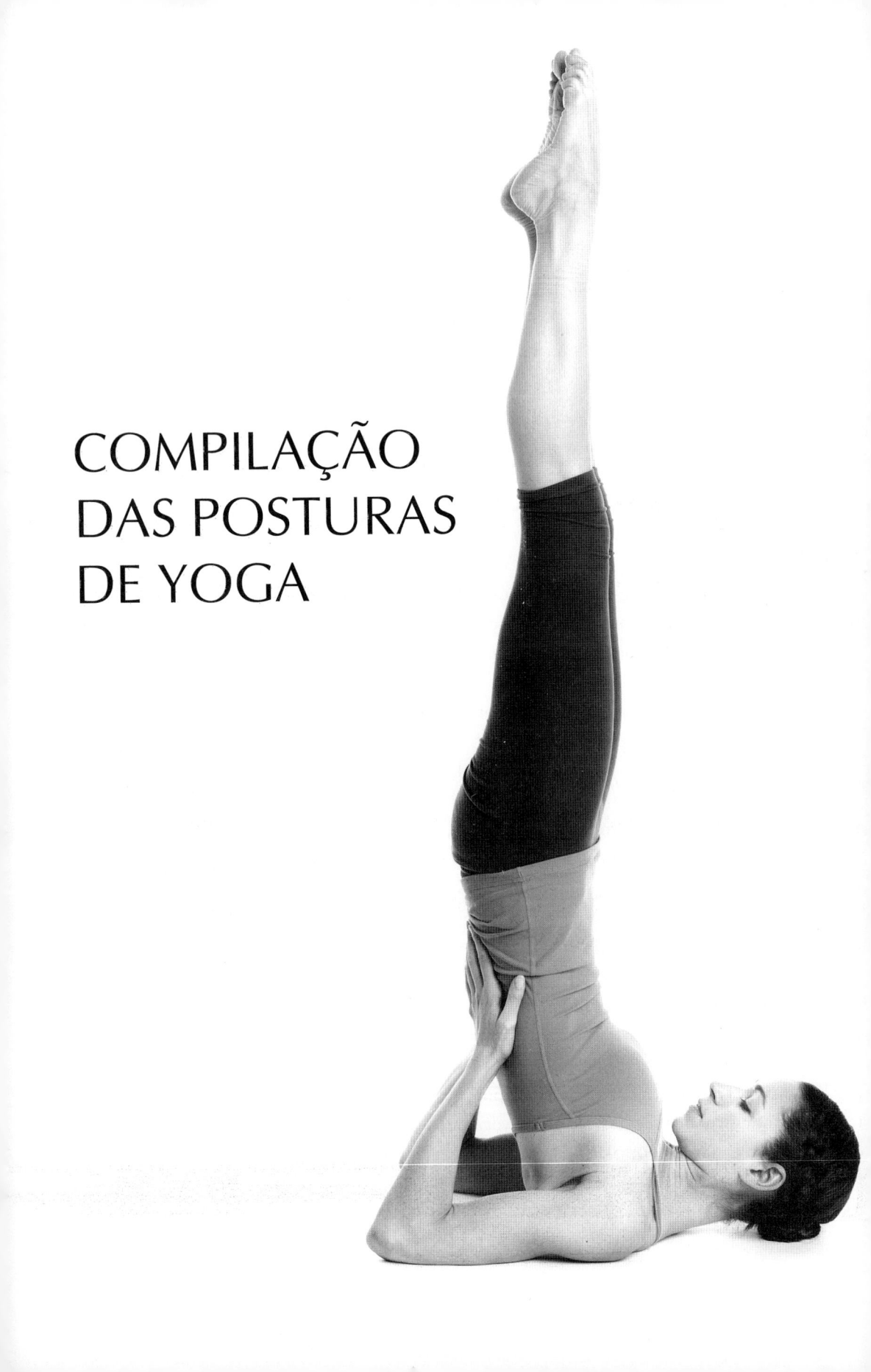

COMPILAÇÃO DAS POSTURAS DE YOGA

As posturas de yoga compiladas aqui foram criadas por experimentação ao longo dos anos para concentrar o praticante em seu interior, para curar o corpo e a mente.

Se você pratica yoga por motivos de saúde, para buscar clareza mental, conexão espiritual, ou todas as opções acima, você pode adaptá-lo ao seu estilo de vida, intenções e objetivos. Lembre-se de respirar, ficar confortável e, acima de tudo, curtir. A prática de yoga nos permite vivenciar o nosso eu por inteiro. Cabe a nós decidir o que fazer com essa experiência.

Este índice inclui alguns dos principais benefícios de cada postura. Lembre-se de respirar longa e profundamente. Namastê!

Posturas em pé

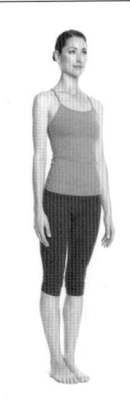

1. Montanha. Melhora a postura, a confiança e a consciência corporal.

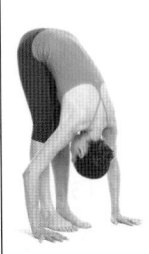

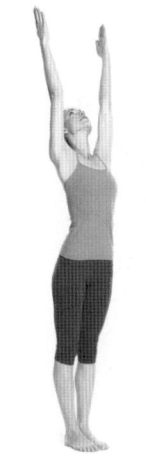

2. De pé, braços erguidos (saudação ao sol). Melhora a postura e expande os pulmões.

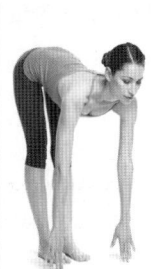

3. Alongamento lateral (puxando o pulso). Melhora a postura e expande os pulmões.

4. De pé, corpo flexionado para a frente. Acalma a mente, alonga os tendões e libera a tensão na parte superior das costas.

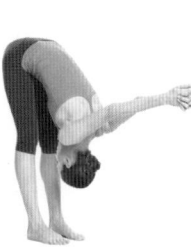

5. De pé, corpo flexionado para a frente em arco (saudação ao sol). Alonga a coluna e os tendões.

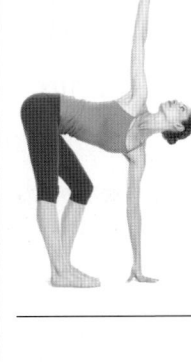

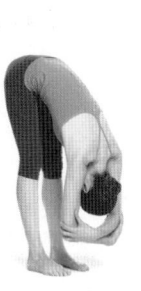

6. De pé, corpo flexionado para a frente (segurando os cotovelos). Alonga os tendões, acalma a mente e libera a tensão da parte superior das costas.

7. Flexionado para a frente com alongamento de ombros. Alonga os tendões e os ombros, e acalma a mente.

8. Alongamento das costas com torção fácil. Alonga a coluna e os tendões.

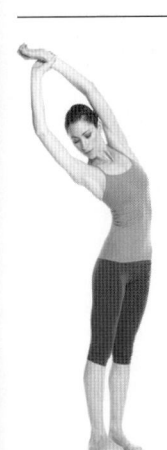

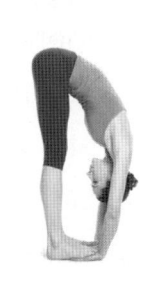

9. De pé, corpo flexionado para a frente (pisando as palmas das mãos). Solta os pulsos, alonga os tendões e acalma a mente.

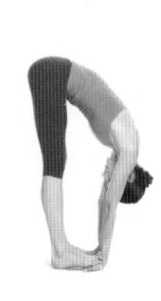

10. De pé, corpo flexionado para a frente (pisando as costas das mãos). Solta os pulsos, alonga os tendões e acalma a mente.

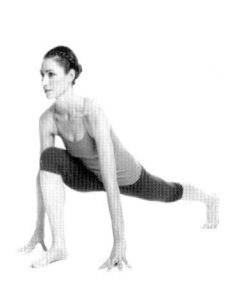

11. Afundo baixo. Abre os quadris e alonga a coluna.

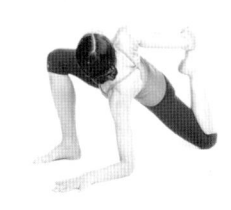

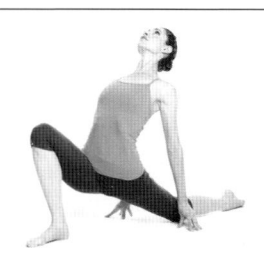

12. Afundo baixo (joelho no chão e arco). Abre os quadris e alonga a coluna.

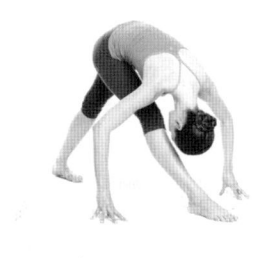

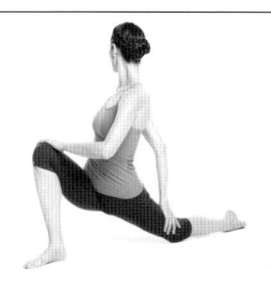

13. Afundo baixo (joelho no chão e torção). Abre os quadris, alonga a coluna e promove o afluxo de sangue aos órgãos vitais.

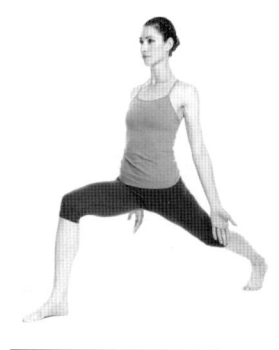

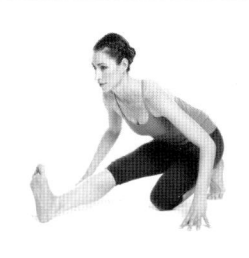

14. Alongamento do corredor. Alonga os tendões e acalma a mente.

15. Lagarto. Abre os quadris e libera a tensão emocional.

16. Lagarto com torção (segurando o tornozelo). Abre os quadris e alonga a coluna.

17. De pé, corpo flexionado, uma perna estendida para a frente. Alonga os tendões e a coluna, e acalma a mente.

18. Afundo alto (braços para baixo). Aumenta a consciência corporal e a força nas pernas, e melhora o equilíbrio.

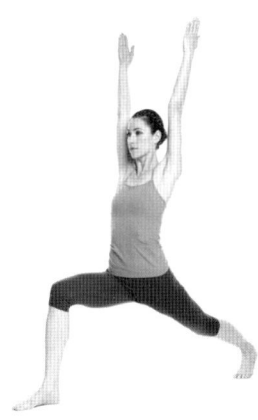

19. Afundo alto (braços para cima). Aumenta a consciência corporal e a força nas pernas, expande o tronco e melhora o equilíbrio.

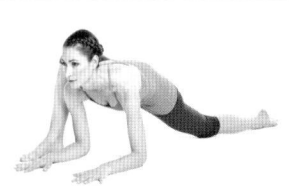

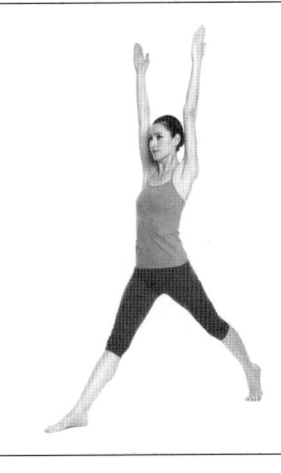

20. Afundo alto (braços e quadris elevados). Aumenta a consciência corporal e a força nas pernas, expande o tronco e melhora o equilíbrio e a coordenação.

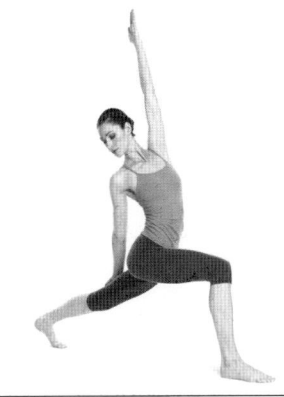

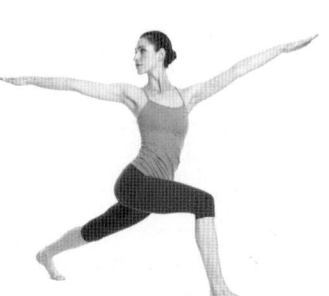

21. Afundo alto com torção. Promove o afluxo de sangue aos órgãos vitais e aumenta a força nos quadris, tendões, ombros e braços.

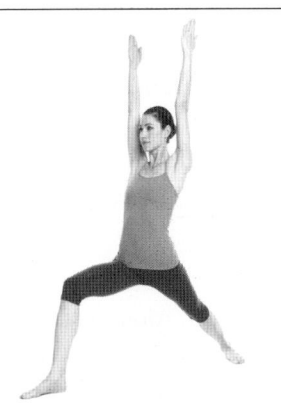

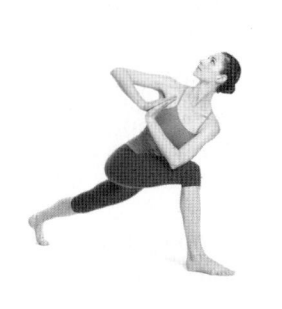

22. Afundo alto com torção e mãos em oração. Promove o afluxo de sangue aos órgãos vitais, tonifica os músculos abdominais e aumenta a força nas pernas.

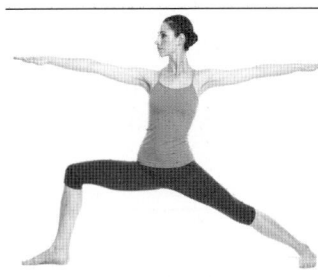

23. Afundo alto com torção e mãos em oração (joelho no chão). Promove o afluxo de sangue aos órgãos vitais, tonifica os músculos abdominais e acalma a mente.

24. Afundo alto com torção invertido. Aumenta a força das pernas e melhora o equilíbrio e a coordenação.

25. Guerreiro 1. Aumenta a força das pernas, abre os quadris e aumenta a confiança.

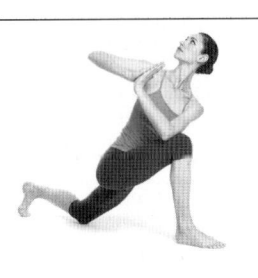

26. Guerreiro 2. Aumenta a força das pernas, abre os quadris e aumenta a confiança.

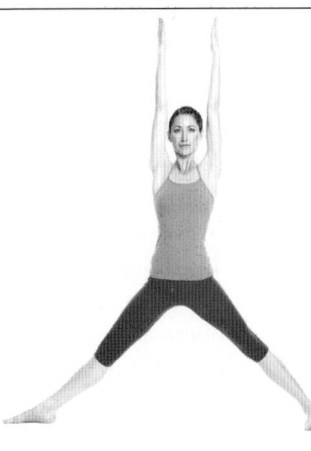

27. Guerreiro 2 (braços levantados, pernas retas). Aumenta a força das pernas, abre quadris e expand os pulmões.

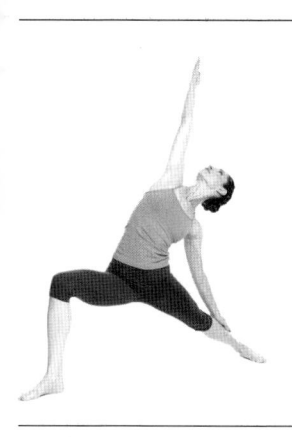

28. Guerreiro invertido. Aumenta a força das pernas, abre os quadris, alonga o tronco e expande os pulmões.

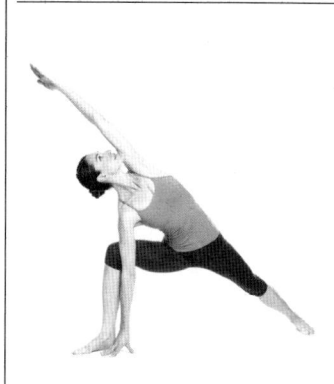

29. Triângulo. Aumenta a consciência corporal e a força nas pernas, e alonga o tronco.

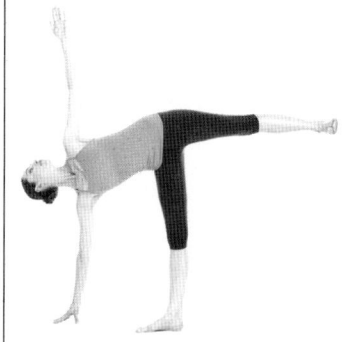

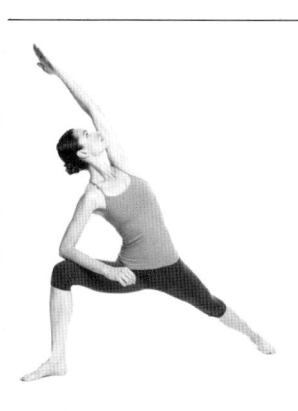

30. Ângulo estendido (cotovelo sobre a coxa). Aumenta a força nas pernas, alonga o tronco e a coluna.

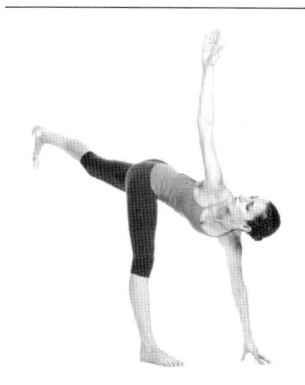

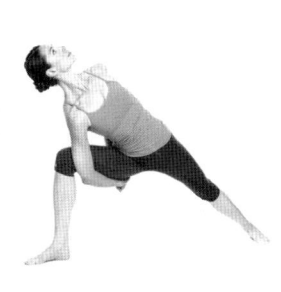

31. Ângulo estendido amarrado. Aumenta a força nas pernas, abre o tronco e os ombros, e melhora a concentração.

32. Ângulo estendido (pontas dos dedos no chão). Aumenta a força nas pernas, abre o tronco e os ombros, e expande os pulmões.

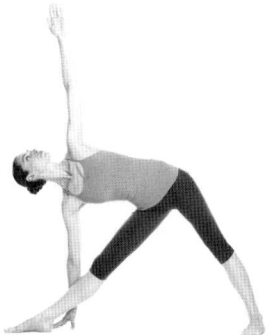

33. Meia-lua. Aumenta a consciência corporal e a força das pernas, e melhora o equilíbrio e o afluxo de sangue aos órgãos vitais.

34. Meia-lua com torção. Aumenta a consciência corporal e a força das pernas, melhora o equilíbrio e abre o tronco.

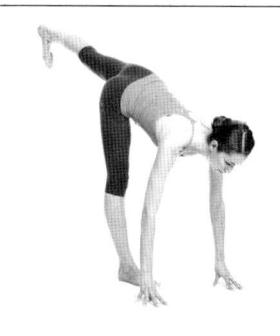

35. Guerreiro 3 (pontas dos dedos para baixo). Aumenta a força das pernas, alonga o tronco e melhora a consciência corporal e o equilíbrio.

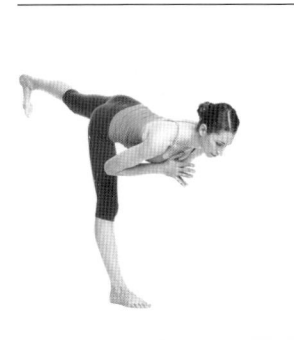

36. Guerreiro 3 (palmas das mãos juntas). Aumenta a força das pernas, alonga o tronco e melhora a consciência corporal e o equilíbrio.

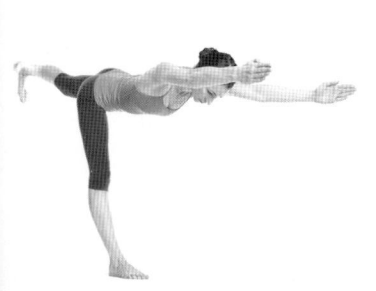

37. Guerreiro 3 (braços esticados à frente). Aumenta a força das pernas, alonga o tronco e melhora a consciência corporal, o equilíbrio e a concentração.

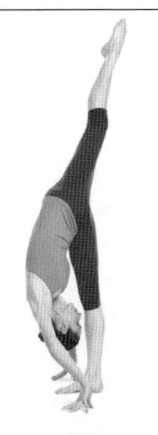

38. De pé, corpo flexionado, perna esticada para cima (*standing split*). Aumenta a abertura e a força das pernas, libera a tensão na cabeça e no pescoço, e acalma a mente.

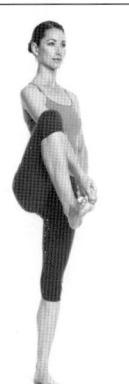

39. Segurando o dedão do pé. Aumenta a força das pernas, melhora o equilíbrio e aumenta a concentração.

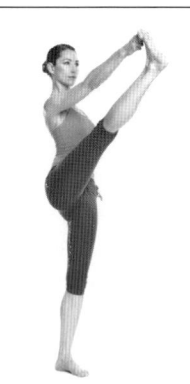

40. Segurando o dedão do pé (perna estendida para a frente). Aumenta a força das pernas, melhora o equilíbrio e a flexibilidade, e aumenta a concentração.

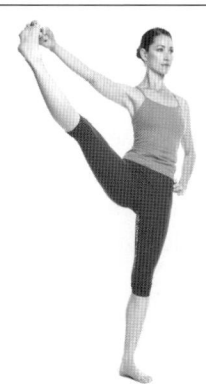

41. Segurando o dedão (perna estendida para o lado). Aumenta a força das pernas, melhora o equilíbrio e a flexibilidade, e aumenta a concentração.

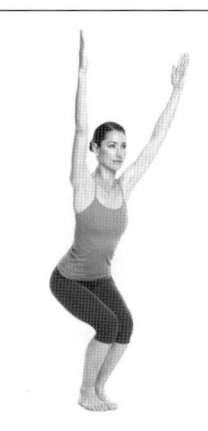

42. Cadeira. Aumenta a força das pernas, alonga o tronco e melhora a concentração.

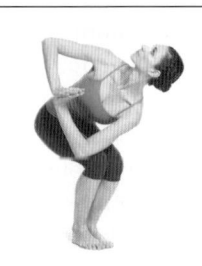

43. Cadeira com torção. Aumenta a força das pernas, alonga o tronco e melhora a concentração e o afluxo de sangue aos órgãos vitais.

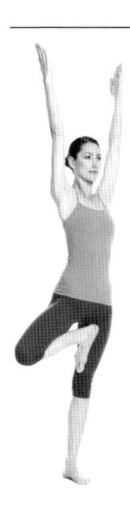

44. Árvore (braços erguidos). Aumenta a força das pernas e melhora o equilíbrio e a concentração.

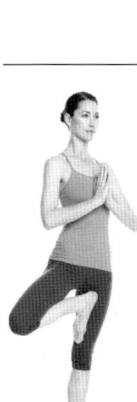

45. Árvore (mãos em oração). Aumenta a força das pernas e melhora o equilíbrio e a concentração.

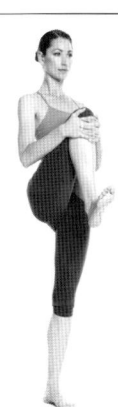

46. Em pé, abraçando o joelho. Aumenta a força das pernas e melhora o equilíbrio e a concentração.

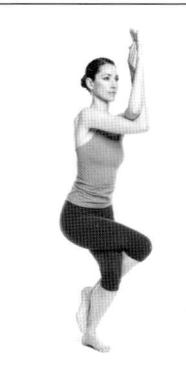

47. Águia. Aumenta a força das pernas e melhora o equilíbrio e a concentração.

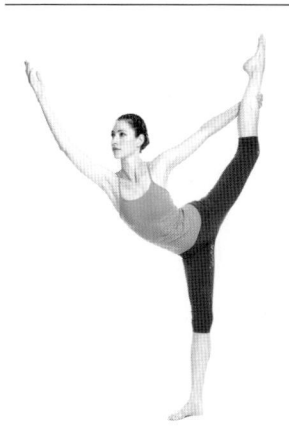

48. Dançarina. Aumenta a força das pernas e melhora a flexibilidade, o equilíbrio e a concentração.

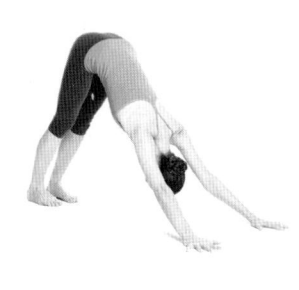

49. Cachorro olhando para baixo. Alonga a parte posterior das pernas, abre os ombros, libera a tensão na cabeça e no pescoço, melhora o afluxo de sangue ao corpo inteiro e acalma a mente.

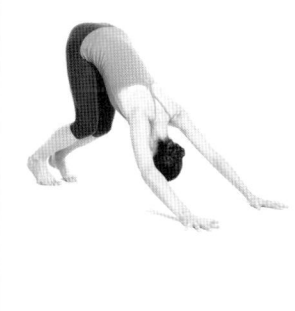

50. Cachorro olhando para baixo (joelhos e cotovelos flexionados). Alonga a parte posterior das pernas de maneira mais suave do que na postura anterior, abre os ombros, libera a tensão na cabeça e no pescoço, melhora o afluxo de sangue ao corpo inteiro e acalma a mente.

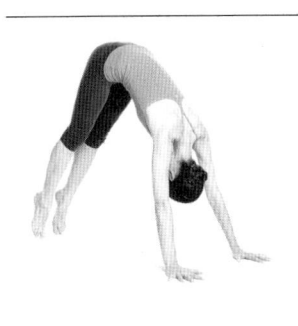

51. Cachorro olhando para baixo (calcanhares levantados). Alonga a parte posterior das pernas, aumenta a força das panturrilhas, libera a tensão na cabeça e no pescoço, melhora o afluxo de sangue ao corpo inteiro e acalma a mente.

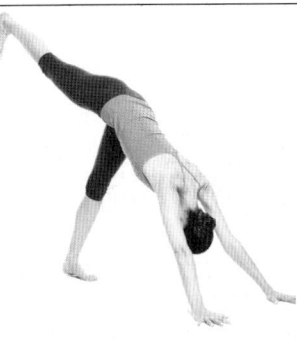

52. Cachorro olhando para baixo com a perna esticada. Melhora a flexibilidade dos tendões, libera a tensão na cabeça e no pescoço, melhora o afluxo de sangue ao corpo inteiro, melhora a circulação nas pernas e acalma a mente.

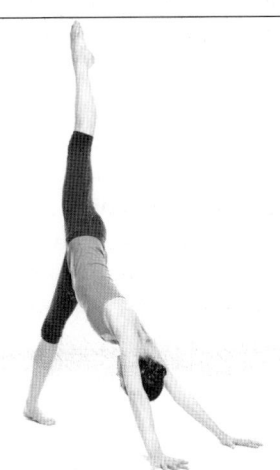

53. Cachorro olhando para baixo com a perna esticada (quadris abertos). Melhora a amplitude de movimentos nos quadris, melhora a flexibilidade dos tendões, libera a tensão na cabeça e no pescoço, melhora o afluxo de sangue ao corpo inteiro, melhora a circulação nas pernas e acalma a mente.

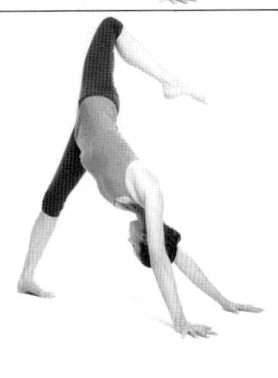

54. Cachorro olhando para baixo com a perna esticada (quadris abertos, joelho flexionado). Melhora a amplitude de movimentos nos quadris, melhora a flexibilidade dos tendões, expande o tronco, libera a tensão na cabeça e no pescoço, melhora a circulação nas pernas e acalma a mente.

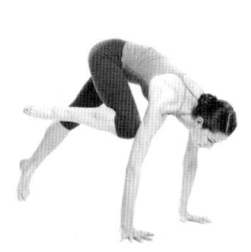

55. Cachorro olhando para baixo com joelho tocando o cotovelo. Aumenta a consciência corporal, fortalece os músculos abdominais, os braços e as pernas, e melhora a concentração.

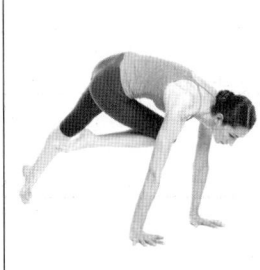

56. Cachorro olhando para baixo com joelho apontando para o braço oposto. Aumenta a consciência corporal, fortalece os músculos abdominais, os braços e as pernas, melhora a concentração e o equilíbrio, e promove o afluxo de sangue aos órgãos vitais.

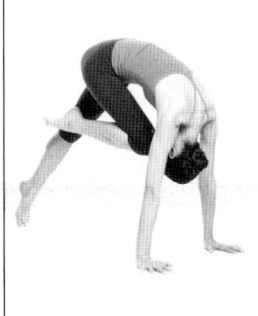

57. Cachorro olhando para baixo com joelho tocando o nariz. Aumenta a consciência corporal, fortalece os músculos abdominais, os braços e as pernas, e melhora a concentração.

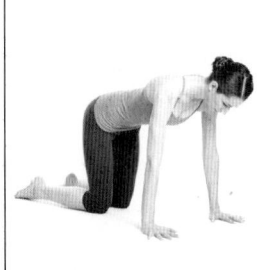

58. De quatro, coluna neutra. Acalma a mente e aumenta a consciência corporal.

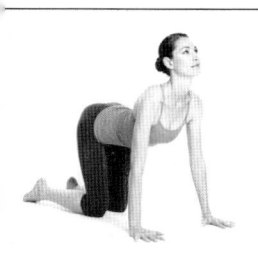

59. Vaca. Alonga a coluna e acalma a mente.

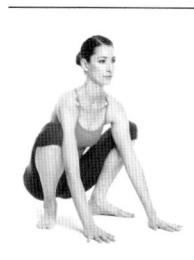

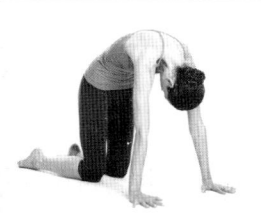

60. Gato. Alonga a coluna e acalma a mente.

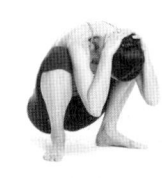

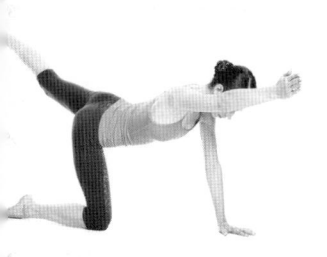

61. De quatro, com perna e braço estendidos opostamente. Aumenta a consciência corporal e fortalece as pernas, os braços e os músculos abdominais.

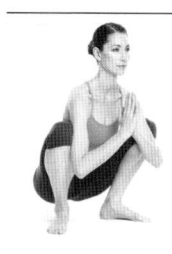

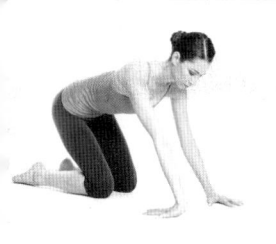

62. De quatro, com soltura de pulso. Libera a tensão nos pulsos.

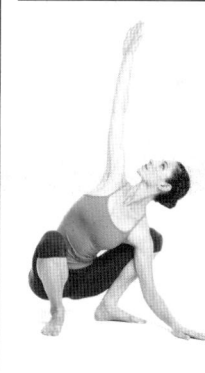

63. De quatro, com soltura de punho. Libera a tensão nos punhos.

64. Agachamento. Abre os quadris e acalma a mente.

65. Agachamento com relaxamento do pescoço. Abre os quadris, libera a tensão no pescoço e acalma a mente.

66. Agachamento com mãos em oração. Abre os quadris e alonga a coluna.

67. Agachamento com torção, braço ao alto. Abre os quadris e os ombros, e alonga a coluna.

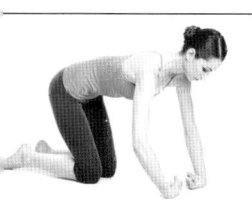

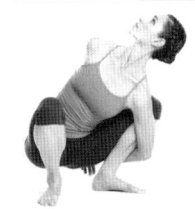

68. Agachamento com torção, amarrado. Abre os quadris, alonga a coluna e melhora a amplitude de movimentos nos ombros.

Posturas sentadas

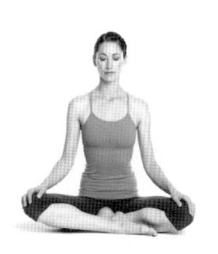

69. Meditação sentada. Abre os quadris, alonga a coluna, melhora a postura, mantém você conectado, e acalma e abre a mente.

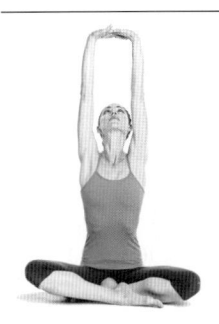

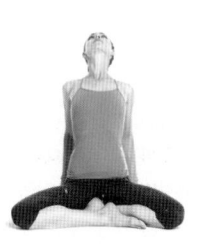

70. Elevação peitoral sentada (pontas dos dedos das mãos no cóccix). Abre os quadris e o peito, e alonga a coluna.

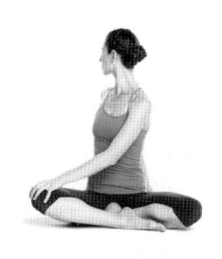

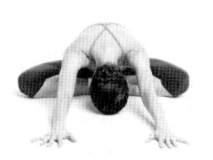

71. Curvatura para a frente fácil (sentado com as pernas cruzadas). Abre os quadris, alonga a coluna e acalma a mente.

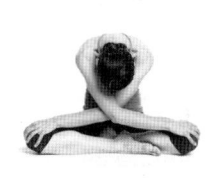

72. Suave curvatura lateral sentada (pernas cruzadas, antebraço no chão). Abre os quadris e expande o tronco.

73. Sentado, pressionando as palmas das mãos. Abre os quadris e expande o tronco.

74. Torção sentada fácil (mão no joelho oposto). Abre os quadris, os ombros, o tronco e melhora a digestão e o afluxo de sangue aos órgãos vitais.

75. Sentado, pernas e braços cruzados, mãos sobre os joelhos. Abre os quadris, e libera a tensão no pescoço e na cabeça.

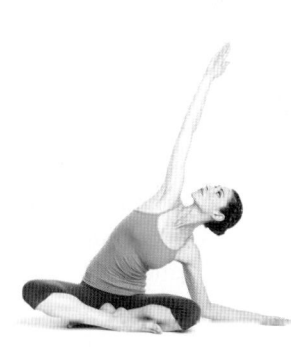

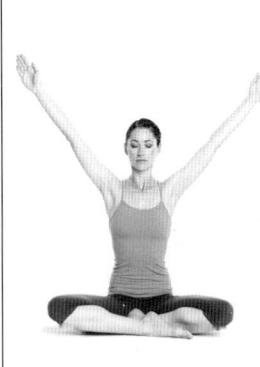

76. Meditação sentada com os braços em "V". Abre os quadris, melhora a concentração, e acalma e abre a mente.

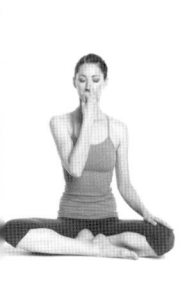

77. Respiração das narinas alternadas. Regula o sistema nervoso, acalma a mente, e melhora a respiração e a capacidade pulmonar.

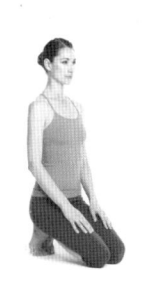

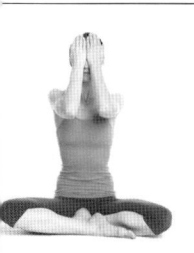

78. Olhos calmos. Alivia a tensão nos olhos e acalma a mente.

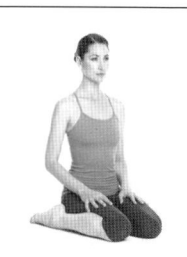

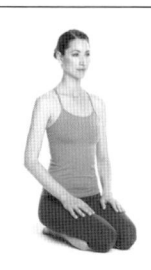

79. Sentado sobre os calcanhares, palmas sobre as coxas. Alonga a coluna, melhora a postura e acalma a mente.

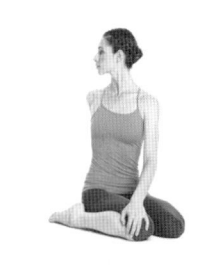

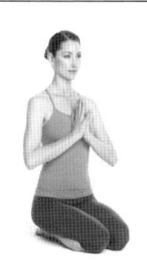

80. Sentado sobre os calcanhares, mãos em oração. Alonga a coluna, melhora a postura e acalma a mente.

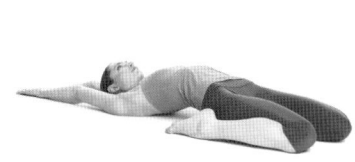

81. Sentado sobre os calcanhares, torção fácil. Alonga a coluna e melhora o afluxo de sangue aos órgãos vitais.

82. Sentado sobre os calcanhares com dedos dos pés dobrados. Alonga a coluna e abre os arcos dos pés.

83. Herói. Melhora a postura e ajuda a digestão.

84. Herói com torção. Melhora a postura, ajuda a digestão e promove o afluxo do sangue aos órgãos vitais.

85. Herói deitado. Alonga a coluna, melhora a saúde dos joelhos e acalma a mente.

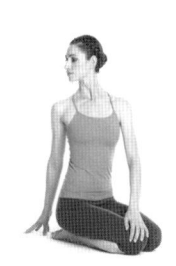

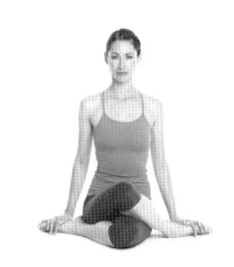

86. Cara de vaca. Abre os quadris e acalma a mente.

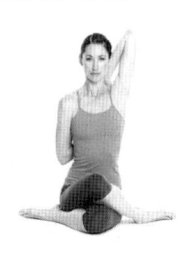

87. Cara de vaca com alongamento do ombro (ereto). Abre os quadris e os ombros e acalma a mente.

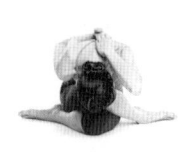

88. Cara de vaca com alongamento do ombro (curvado para a frente). Abre os quadris e os ombros, alonga a coluna e acalma a mente.

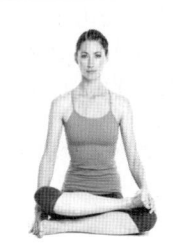

89. Tornozelo no joelho. Abre os quadris e acalma a mente.

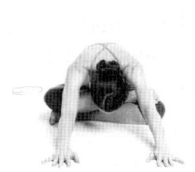

90. Tornozelo no joelho (curvado para a frente). Abre os quadris e acalma a mente.

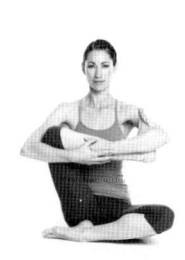

91. Abraço a canela, sentado. Libera a tensão nos quadris e melhora a amplitude de movimentos nas articulações dos quadris.

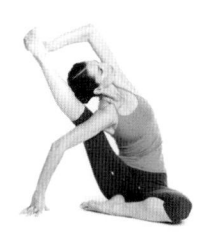

92. Compasso. Libera a tensão nos quadris e tendões, e melhora a amplitude de movimentos nas articulações dos quadris.

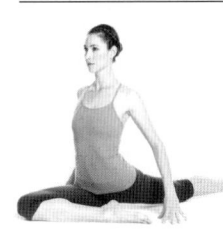

93. Pombo (ereto). Libera a tensão nos quadris.

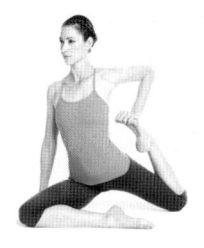

94. Pombo com alongamento da coxa. Libera a tensão nos quadris e frente das coxas.

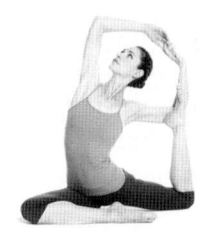

95. Postura do pombo completa. Libera a tensão nos quadris e nas coxas, e alonga a coluna.

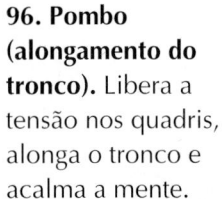

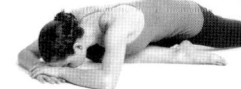

96. Pombo (alongamento do tronco). Libera a tensão nos quadris, alonga o tronco e acalma a mente.

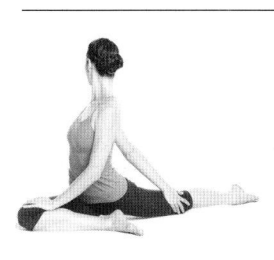

97. Pombo com torção. Libera a tensão nos quadris, alonga a coluna e ajuda a digestão.

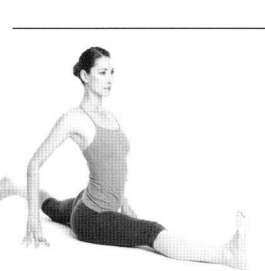

98. Espacate. Libera a tensão nos quadris, melhora a flexibilidade nos tendões e acalma a mente.

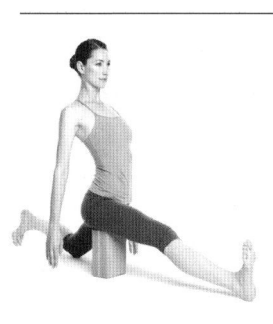

99. Espacate com bloco de yoga. Libera a tensão nos quadris, melhora a flexibilidade nos tendões e acalma a mente.

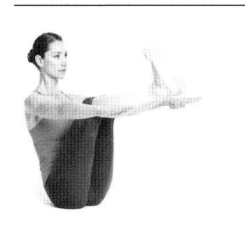

100. Barco. Fortalece os músculos abdominais e aumenta a concentração.

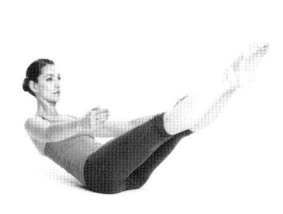

101. Meio barco. Fortalece os músculos abdominais e aumenta a concentração.

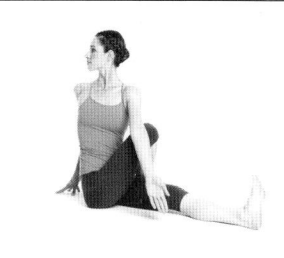

102. Torção sentada da coluna (com uma perna esticada). Alonga a coluna e melhora o afluxo de sangue aos órgãos vitais.

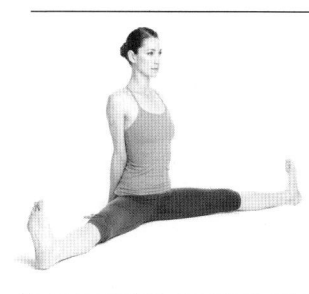

103. Sentado, pernas amplamente afastadas (tronco ereto). Abre os quadris e alonga os tendões.

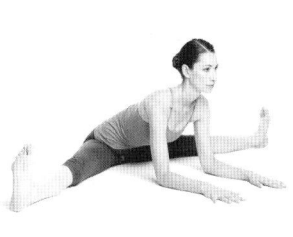

104. Sentado, pernas amplamente afastadas (tronco abaixado). Abre os quadris e alonga os tendões e a coluna.

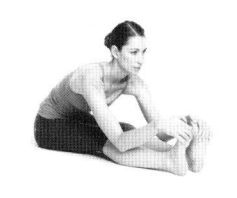

105. Sentado, corpo flexionado, pernas estendidas para a frente. Alonga os tendões e a coluna, e acalma a mente.

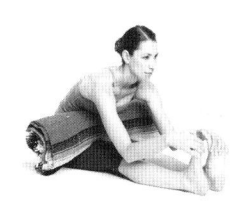

106. Sentado, corpo flexionado, pernas estendidas para a frente (cobertor no colo). Acalma a mente e alonga suavemente os tendões.

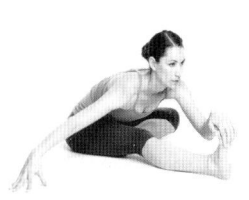

107. Sentado, corpo flexionado, uma perna estendida para a frente. Alonga os tendões e a parte inferior das costas.

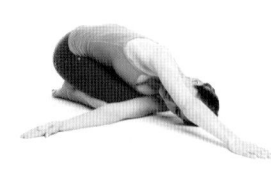

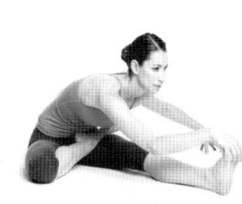

108. Sentado, corpo flexionado, uma perna estendida para a frente (pé sobre a virilha). Alonga os tendões e a parte inferior das costas, e ajuda a digestão.

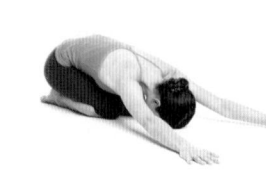

109. Postura da criança com torção. Libera a tensão nos ombros e acalma a mente.

110. Criança. Esfria o corpo e acalma a mente.

Contorções para trás

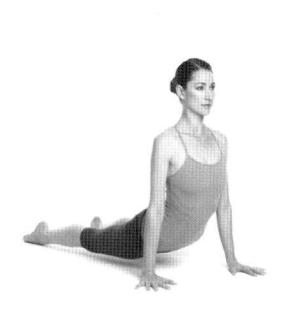

111. Cobra. Alonga a coluna e energiza a mente.

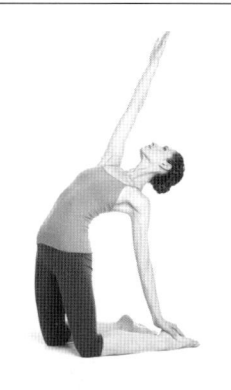

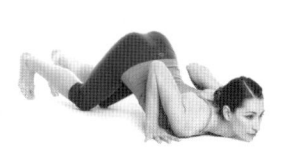

112. Joelhos, peito e queixo apoiados no chão (saudação ao sol). Alonga a coluna e aumenta a consciência corporal.

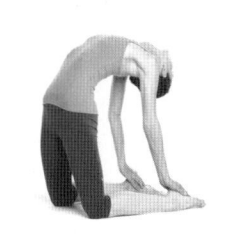

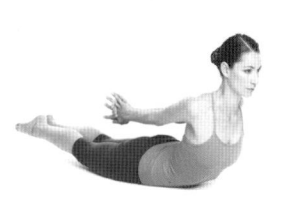

113. Deitado sobre a barriga (mãos entrelaçadas atrás das costas, alongamento). Alonga a coluna e revigora a mente.

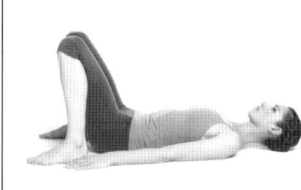

114. Arco. Alonga a coluna e os quadris, e revigora a mente.

115. Nado do camelo. Alonga a coluna e os quadris, e energiza o corpo inteiro.

116. Camelo. Alonga a coluna e os quadris, e energiza o corpo inteiro.

117. Preparação para a ponte. Alonga a coluna, libera a tensão na parte superior das costas e revigora a mente.

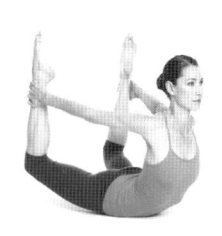

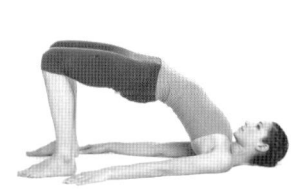

118. Ponte. Alonga a coluna, libera a tensão na parte superior das costas e revigora a mente.

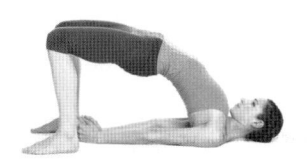

119. Ponte (mãos entrelaçadas). Alonga a coluna, libera a tensão nos ombros, e revigora a mente.

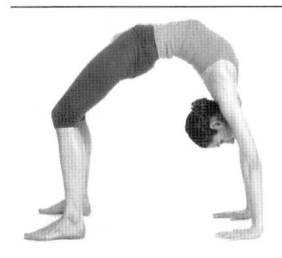

121. Roda. Alonga a coluna e revigora e acalma a mente.

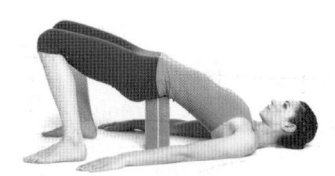

120. Ponte com bloco. Alonga a coluna e acalma a mente.

Inversões e equilíbrio sobre os braços

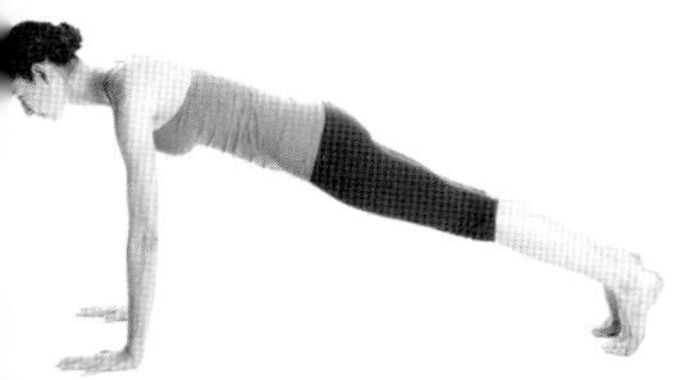

122. Prancha. Fortalece o corpo inteiro e melhora a concentração.

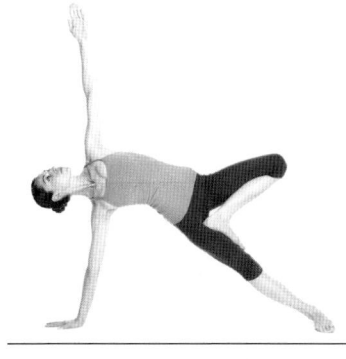

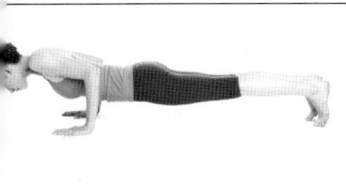

123. Prancha com flexão. Fortalece o corpo inteiro e melhora a concentração.

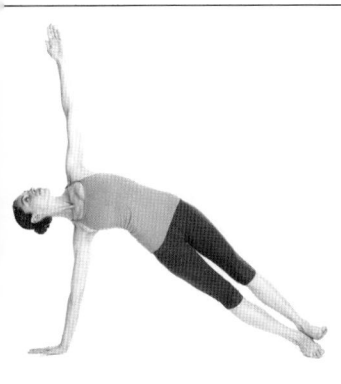

124. Prancha lateral. Aumenta a consciência corporal, alonga as laterais do tronco e melhora a concentração.

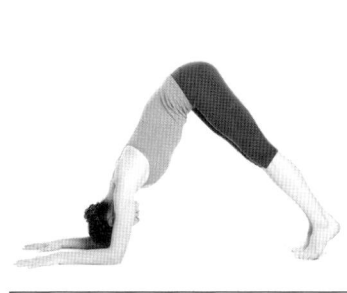

125. Prancha lateral com perna estendida para o alto. Aumenta a consciência corporal, alonga os tendões e melhora a concentração.

126. Prancha lateral com árvore. Aumenta a consciência corporal, alonga as laterais do tronco e melhora o equilíbrio.

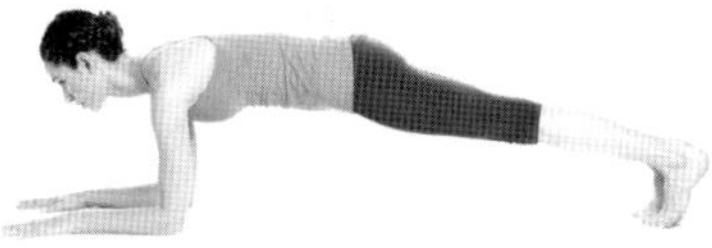

127. Prancha apoiada nos antebraços. Aumenta a consciência corporal, fortalece ombros e melhora o equilíbrio.

128. Cachorro olhando para baixo com antebraços apoiados no chão. Aumenta a consciência corporal, fortalece ombros e melhora o equilíbrio.

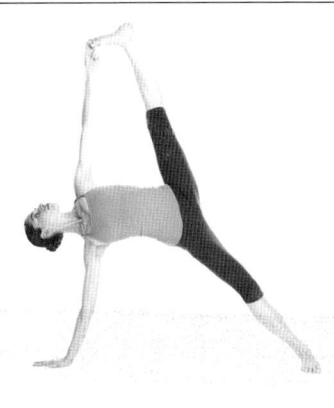

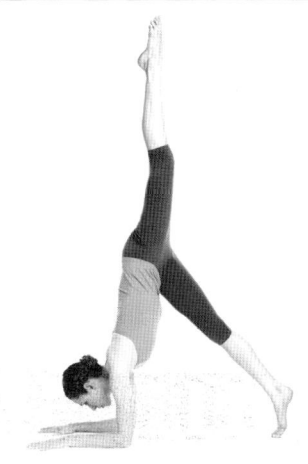

129. Preparação para a postura da cabeça com antebraços apoiados no chão (perna levantada). Aumenta a consciência corporal, fortalece ombros e melhora a coordenação.

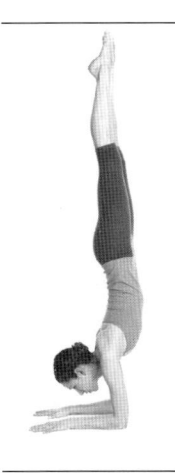

130. Postura da cabeça com pouso sobre os antebraços. Aumenta a consciência corporal, melhora a concentração, fortalece os ombros e melhora o equilíbrio.

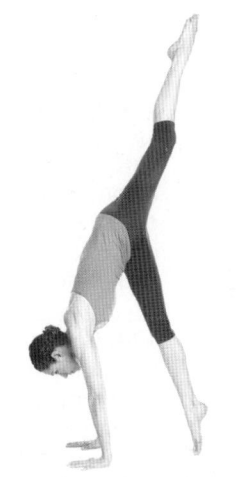

131. Pouso sobre as mãos com balanço. Aumenta a consciência corporal, melhora a concentração, fortalece os ombros e melhora o equilíbrio.

132. Pouso sobre as mãos com as pernas em "L". Aumenta a consciência corporal, melhora a concentração, fortalece os ombros e melhora o equilíbrio.

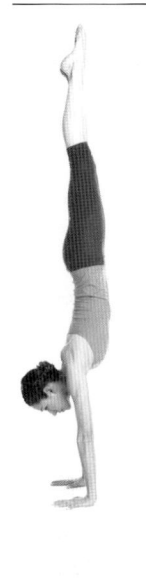

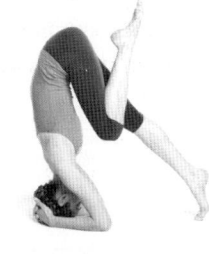

133. Pouso sobre as mãos. Aumenta a consciência corporal, melhora a concentração, fortalece os ombros e melhora o equilíbrio.

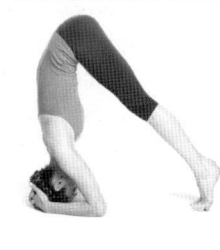

134. Preparação para a postura da cabeça (pés no chão).

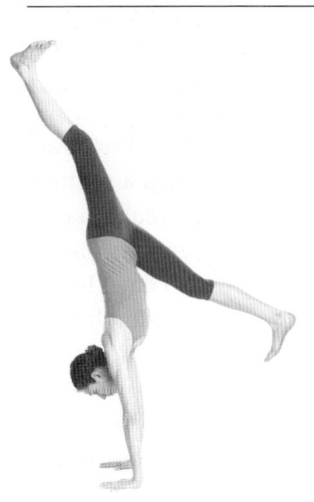

135. Preparação para a postura da cabeça (um pé no quadril).

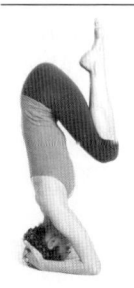

136. Preparação para a postura da cabeça (dois pés nos quadris).

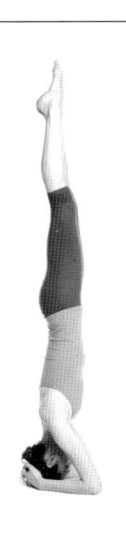

137. Postura da cabeça. Acalma a mente, aguça a concentração e melhora a circulação.

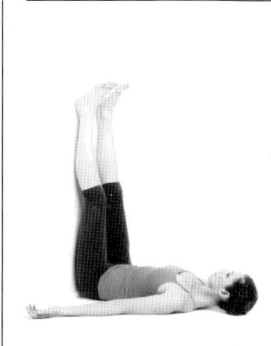

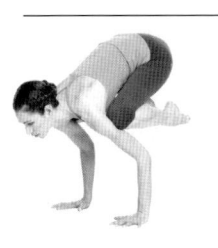

138. Corvo. Aumenta a consciência corporal e a confiança, e fortalece os músculos abdominais e os braços.

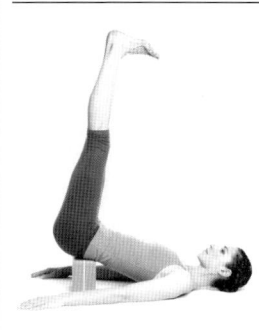

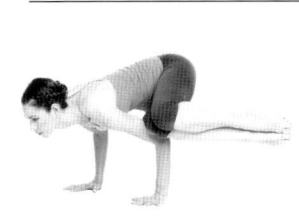

139. Corvo lateral. Aumenta a consciência corporal e a confiança, e fortalece os músculos abdominais e os braços.

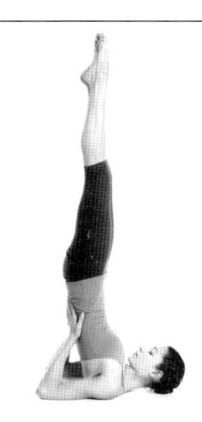

140. Arado. Libera a tensão no pescoço e na parte superior das costas, e acalma a mente.

141. Pernas na parede. Melhora a circulação e relaxa a mente.

142. Vela com apoio (com bloco de yoga). Melhora a circulação e relaxa a mente.

143. Vela. Melhora a postura, regula o funcionamento da tireoide, melhora a circulação, corrige o desequilíbrio no sistema nervoso, aguça a mente e relaxa o cérebro.

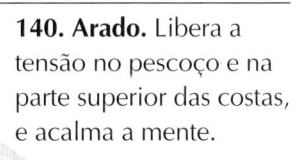

Posturas deitadas

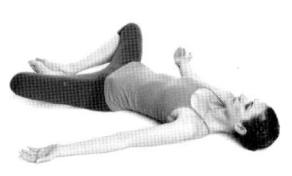

144. Borboleta deitada. Alonga a coluna e os quadris e melhora a criatividade.

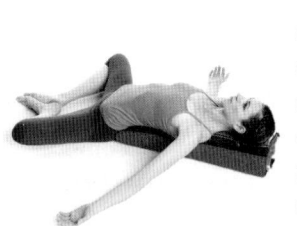

145. Borboleta deitada, alongamento da coluna (com cobertor). Alonga a coluna, libera a tensão nos quadris e o estresse emocional.

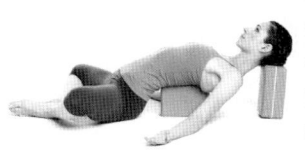

146. Borboleta deitada, alongamento da coluna (com blocos de yoga). Alonga a coluna, libera a tensão nos quadris e o estresse emocional.

147. Ponte apoiada em dois blocos/ Alongamento da coluna com as pernas estendidas, deitado (com blocos). Alonga a coluna, libera a tensão nos quadris, na parte inferior das costas e o estresse emocional.

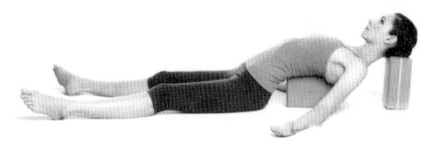

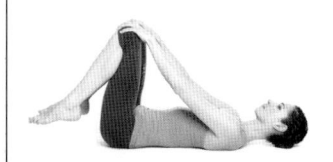

148. Balanço/ Deitado, pernas flexionadas para o alto e mãos nos joelhos. Libera a tensão nas costas e nos quadris e acalma a mente.

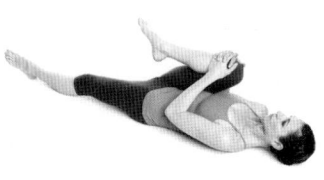

149. Abraço deitado a joelho. Libera a tensão nos quadris e acalma a mente.

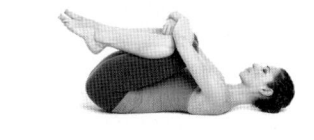

150. Abraço nos joelhos flexionados. Libera a tensão nas costas e nos quadris.

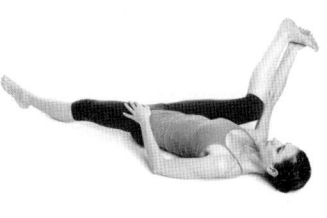

151. Bebê feliz (metade). Libera a tensão nos quadris, nas costas e o estresse emocional.

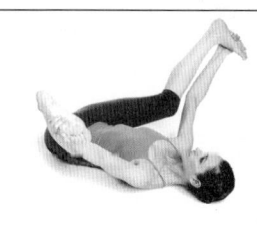

152. Bebê feliz. Libera a tensão nos quadris, nas costas e o estresse emocional.

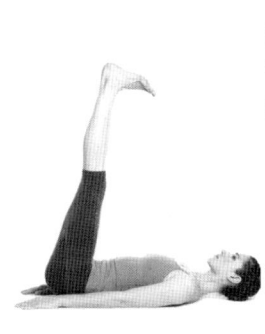

153. Elevação das pernas (pés bem para cima). Fortalece as pernas e o abdômen.

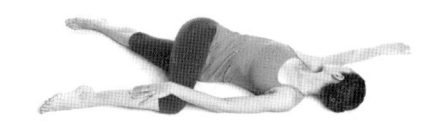

154. Elevação das pernas (pés mais para baixo). Fortalece as pernas e o abdômen.

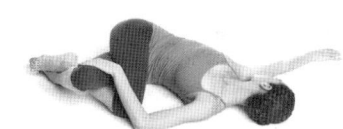

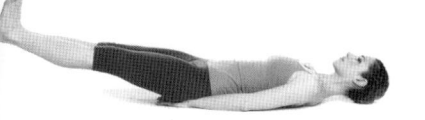

155. Alongamento de tendão, deitado. Libera a tensão nos tendões.

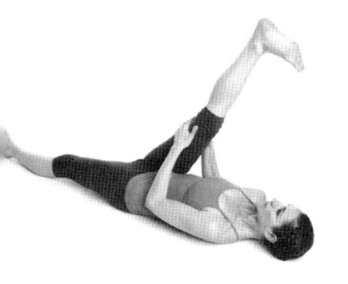

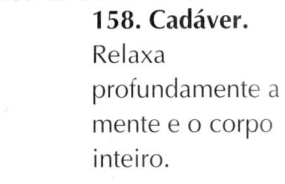

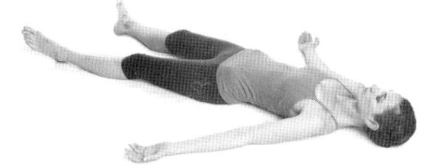

156. Abraço deitado a joelho com torção. Libera tensão na coluna e acalma a mente.

157. Águia deitada com torção. Libera tensão na coluna e acalma a mente.

158. Cadáver. Relaxa profundamente a mente e o corpo inteiro.

Agradecimentos

Muitas pessoas fantásticas, que tenho a sorte de conhecer, ajudaram o meu trabalho a sair do nível mental e se transformar em algo concreto, que eu posso compartilhar, ver e segurar nas mãos. Nossas vidas interligadas continuam a me inspirar diariamente.

Obrigada, Will Hobbs, por levar em consideração as minhas ambições em tantas das suas interações diárias. Não é pouca coisa. Heather Jackson, este livro simplesmente não existiria sem você. Você é um anjo e um gênio e estou verdadeiramente agradecida por você ter oferecido e compartilhado comigo sua multiplicidade de talentos, olho vivo, cérebro rico, e sensibilidades incrivelmente determinadas. Eu a admiro muito e espero que este seja apenas o começo. Heather Lazare, obrigada por se empolgar e acreditar neste livro e me acolher tão calorosamente no elenco do Crown Publishing Group.

Amanda Patten, obrigada por seu cálido entusiasmo, por sua sensibilidade e olhos de águia. Kelsey Robinson, Catherine Pollack, Jonathan Lazzara, Stephanie Knapp, Ellen Folan, Rosalie Wieder, e a equipe da Random House, obrigada por sua orientação e inspirado apoio. Simon Green, obrigada por seu esforço e paciência. Durk Snowden, Heidi Kristoffer, Faith Smith, Leslie Lewis, Todd Belt, Dave, e todos os que partilharam as histórias de *A Cura pelo Yoga* comigo, vocês todos são muito comoventes e inspiradores. Michael, nossa vida diária cultiva e refina a linguagem que eu uso para comunicar essas coisas, por isso, eu lhe agradeço. Deepak, você compartilhou e me deu tanto, tão generosamente. Como foi que me tornei tão sortuda?

GRUPO EDITORIAL PENSAMENTO

O Grupo Editorial Pensamento é formado por quatro selos:
Pensamento, Cultrix, Seoman e Jangada.

Para saber mais sobre os títulos e autores do Grupo
visite o site: www.grupopensamento.com.br

Acompanhe também nossas redes sociais e fique por dentro dos próximos lançamentos, conteúdos exclusivos, eventos, promoções e sorteios.

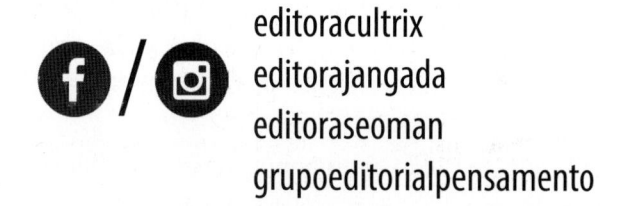

editoracultrix
editorajangada
editoraseoman
grupoeditorialpensamento

Em caso de dúvidas, estamos prontos para ajudar:
atendimento@grupopensamento.com.br